YOU CAN FIX YOUR BRAIN

大脑功能
12周复原方案

从根源上构建逆龄大脑的健康策略

〔美〕汤姆·奥布赖恩◎著　　王树岩　丁　浩◎译

北京科学技术出版社

读者须知

　　医学是随着科学技术的进步与临床经验的积累而不断发展的。本书中的所有建议均是作者结合多年实践经验审慎提出的，虽然如此，图书依然不可替代医疗咨询。如果你想获得详尽的医学建议，请向有资质的医生咨询。因本书相关内容造成的直接或间接不良影响，出版社和作者概不负责。

Copyright © 2018 by Dr. Tom O'Bryan

Published by arrangement with Park & Fine Literary and Media, through The Grayhawk Agency Ltd.

Simplified Chinese Translation Copyrihgt 2022 by Beijing Science and Technology Publishing Co., Ltd.

著作权合同登记号　图字：01-2020-7709

图书在版编目（CIP）数据

　　大脑功能12周复原方案：从根源上构建逆龄大脑的健康策略 /（美）汤姆·奥布赖恩著；王树岩，丁浩译 . — 北京：北京科学技术出版社，2022.9（2024.4重印）

　　书名原文：YOU CAN FIX YOUR BRAIN

　　ISBN 978-7-5714-2421-3

　　Ⅰ. ①大… Ⅱ. ①汤… ②王… ③丁… Ⅲ. ①大脑—普及读物 Ⅳ. ①R338.2-49

　　中国版本图书馆CIP数据核字（2022）第117823号

策划编辑：袁艳艳		邮政编码：	100035
责任编辑：赵丽娜		电　　话：	0086-10-66135495（总编室）
营销编辑：张　宁			0086-10-66113227（发行部）
责任校对：贾　荣		网　　址：	www.bkydw.cn
责任印制：李　茗		印　　刷：	河北鑫兆源印刷有限公司
图文制作：品欣工作室		开　　本：	710 mm×1000 mm　1/16
装帧设计：源画设计		字　　数：	359千字
出 版 人：曾庆宇		印　　张：	20.75
出版发行：北京科学技术出版社		版　　次：	2022年9月第1版
社　　址：北京西直门南大街16号		印　　次：	2024年4月第3次印刷

ISBN 978-7-5714-2421-3

定　　价：89.00元

序　一

我是一名神经内科医生，也是医学营养治疗的忠诚实践者。这几年与功能医学医生一起学习讨论，让我学到了很多国际前沿的分子医学、营养学知识，看到了更精彩的世界。

我在神经内科工作了 31 年，接触到了许多患有大脑退行性改变的病人。如今，不仅老年人会出现脑萎缩、记忆力下降、思维逻辑紊乱的情况，一些年轻人也出现了与大脑相关的健康问题，比如常见的不能集中精力、情绪低落、狂躁、失眠等。

对于大脑退行性改变，药物和手术的治疗效果非常有限，作为西医医生，我们过去一直很悲观地看待这类疾病的预后。遇到这类疾病，我们总是无奈地安慰家属，同时祈祷自己和家人不要患上这类疾病。

然而，营养学就像一扇窗户，让我重新认识了这类疾病的发生和发展过程。我试着给一些阿尔茨海默病、帕金森病、焦虑症、抑郁症患者调整日常饮食结构，没想到取得了令人惊喜的收获。这使我相信世界上还有一条路可以拯救正在老化的大脑。这条路需要遵循大自然本身的规律，以开放的思路和科技的手段去开拓。

很高兴看到有汤姆·奥布赖恩医生这样一批先行者在研究大脑功能的复原。汤姆·奥布赖恩从对病人的仁爱和严谨的治学精神出发，为读者提供了一套完整的大脑功能复原方案，读起来非常过瘾。

汤姆·奥布赖恩是一位功能医学医生，他思路开阔，敏锐地察觉到了人们当前在大脑健康领域遇到的严重却容易被忽视的问题，并开始付诸行动去解决这些问题。这本书的内容很全面，主要介绍了如何预防大脑退行性改变，以及与大脑功能相关的"健康三角"。这个"健康三角"有四个面，分别为人体结构、生物化学因素、心态和电磁场暴露。任何一个面出现问题，都会引发大脑功能紊乱。作者对每一面都进行了详细介绍，许多内容我也是第一次读到。

大脑出现问题造成的损失比其他任何身体部位出现问题造成的损失都大。大家一直不敢触及此区域，主要原因是大脑比较神秘和复杂，且受损后的修复能力较差。当前人们经常用脑过度，不懂得保护大脑这一重要器官。外界环境几乎随时随地都会影响大脑健康，大脑功能在不知不觉中发生了退变，导致人体出现脑雾、抑郁、失眠、烦躁、记忆力下降、头痛等症状。

近年来的研究表明，大多数大脑功能问题具有共同的诱因——神经递质的紊乱、线粒体功能障碍、肠-脑轴的问题、毒素的侵害、电磁辐射等。一旦消除了这些诱因，许多过去所谓的"不可治愈"的病症也就有了解决之道。大脑功能可以复原，帕金森病、阿尔茨海默病等退行性改变，其实也是有解决方案的，主要抓住以下两个关键点：找到问题的根源并消除、采用修复脑细胞的营养方案。

这本书特别强调了营养的重要性，并详细给出了有助于大脑功能复原的饮食选择方案和食谱。

非常感谢作者汤姆·奥布赖恩，他怀着仁爱之心，给广大读者奉献了一场大脑健康的盛宴。感谢功能医学医生王树岩和丁浩，正是他们的敏锐眼光和辛勤翻译，使得这本好书的中文版能这么快呈现在读者面前。

希望有更多与大脑健康有关的书籍涌现出来，欢迎更多的人参与到与大脑健康相关的工作中来。

——夏萌

曾任职于北京天坛医院、安贞医院神经内科，北京安贞医院临床营养科创始人，中国抗衰老促进会创新与应用分会副会长，中国医药卫生事业发展基金会功能医学专业委员会营养学组组长，中国医院协会疾病与健康管理专业委员会常务委员

序 二

2009 年我的《海曼博士让你 6 周吃出好心情》（*The UltraMind Solution*）出版后，人类对大脑结构及其功能的认识已经发生了很大变化。短短 10 多年来，影像检查技术得到了快速发展。一项又一项研究表明，改善生活方式（包括饮食和运动）有助于大脑功能的恢复。但不幸的是，截至目前，仍有许多人在与"大脑损伤"相关的各种疾病中苦苦挣扎。

医生们创造出很多术语来描述"大脑损伤"，如抑郁、焦虑、失忆、脑雾、慢性疲劳等。大脑受损可能导致精神分裂症等精神障碍性疾病，以及阿尔茨海默病、帕金森病等神经退行性变性疾病。虽然这些疾病的症状看起来大不相同，但它们之间可能存在一种潜在的共性，那就是都是由免疫性炎症引发的。

如果你和其他数以百万计的人一样，发现自己存在情绪问题、记忆力不佳、晚上睡不好觉、总是感到疲劳或者思维紊乱，那么你的大脑很可能出现了损伤。如果去看医生，医生可能告诉你这是衰老导致的，或者对你说："你没什么问题，不要胡思乱想。"还有一些医生会说："这种病没法治。"医生这样的回答可以说是"不妥当"，甚至可以说是"危险的"。面对这些问题，不要灰心，因为人的健康和生活方式是可以通过自己的努力改变的。

开始阅读本书，你就已经迈出了保持健康的第一步。我与汤姆·奥布赖恩博士相识多年，他是全球杰出的自身免疫性疾病治疗专家。自身免疫是指我们身体的免疫系统攻击自身器官（包括大脑在内）和组织以进行自我保护的一种机制。

汤姆·奥布赖恩博士每年都会在全球范围内培训数万名医生和其他医务人员，帮助他们认识自身免疫及其对身体健康造成的影响。他用解决病根问题的功能医学的方法，以及"身心一体"理论，可以帮你消除疲劳和脑雾，增强记忆力与认知能力。

你即将了解到的健康知识不属于传统医学体系。要知道，传统医学体系目前还无法解决你的问题。你将在本书中学到一些改变日常生活习惯的策略，汤姆·奥布赖恩博士的建议简单而合理。你可以通过对食物的选择——食用有益的食物并避免有害的食物，做到不再"火上浇油"，以一种自然而健康的方式减轻炎症。你还可以通过加强对自身的关注，使自己的思维变得更清晰，使身体状况得到改善，从而最终提高生活质量。

——马克·海曼（Mark Hyman）

医学博士、克利夫兰（Cleveland）医学中心功能医学部主任、

《纽约时报》畅销书作家

序 三

写这篇自序的第二天是我的孙女米娅（Mia）的两周岁生日。米娅是早产儿，自出生以来就受尽了磨难。大家都知道，早产引发的多发性脑出血和其他并发症会对早产儿的健康造成极大威胁。过去，这些并发症甚至可能导致患儿死亡。每当她顺利度过一天，我都会感谢医疗科技的进步，让她有继续活下去的机会。如今，两岁的米娅朝气蓬勃、精力充沛，各方面表现都很优异。她对世界充满了好奇心，从不放过对任何一个角落和任何一本书（只要书中有插图）的探索。米娅的大脑渴望学习一切新知识、处理各种信息，不断将新的神经回路构建成不断扩大的脑纤维网络。随着大脑的不断发育，米娅成长为一个快乐、顽皮、迷人的孩子，她每天都在不断地创造"生活的乐趣"。

当我们驾车行驶在公路上时，手机导航可谓最实用的工具，它能帮我们规划出最佳路线。如果前方正在施工，它会提示你，并给出替代路线。本书就是指引你通向健康的路线图。

谨以此书献给我的孙女米娅和亲爱的读者们，愿你们都能拥有健康的大脑，让它引领着你们在人生中不断前行，并使你们享受到生活的乐趣。

汤姆·奥布赖恩

推荐语

如果你感到自己思维混乱，请立即阅读本书！汤姆·奥布赖恩博士的这本新书将帮你绘制一幅清晰的路线图，引导你获得更清晰的思维和更健康、更有活力的生活。

——杰森·卡尔顿（Jayson Calton）、米拉·卡尔顿（Mira Calton）

畅销书《微量营养素奇迹》（*The Micronutrient Miracle*）作者

在健康研究领域，汤姆·奥布赖恩博士总能高瞻远瞩，以独特而有洞察力的方式找到各要素之间的内在联系。本书从自身免疫和毒素的双重视角，提出大脑健康的优化方案。这一方案在科学上很可靠，也简单易行，并且每周只需花 1 小时即可。本书还提供了各种成熟的技术和高效的技巧，使读者的身心与环境融为一体。总而言之，本书可谓一个神奇的"健康包"！

——迪安娜·米尼希（Deanna Minich）

美国营养学院院士（FACN）、营养学专家、美国功能医学研究院认证医师（IFMCP）、

《完全排毒》（*Whole Detox*）与《彩虹饮食法》（*The Rainbow Diet*）作者

无论你是想消除脑雾、缓解焦虑和注意缺陷与多动障碍（ADHD），还是想改善情绪、获得高质量的睡眠、提高记忆力和工作效率，本书都是你的必备读物。

——特鲁迪·斯科特（Trudy Scott）

注册营养师、《抗焦虑饮食方案》（*The Antianxiety Food Solution*）作者

为帮助人们通过适当的方法改善健康状况，汤姆·奥布赖恩博士倾力为我们奉献了这部兼具启发性和实用性的著作。

——詹姆斯·马斯克尔（James Maskell）

医药革命公司（Evolution of Medicine）创始人兼 CEO

汤姆·奥布赖恩博士的新书为你提供了修复大脑所需的全部工具，运用这些工具能使你的大脑充满活力。书中的内容深入浅出，通俗易懂。本书将为你带来希望，引领你踏上大脑修复之旅。我主要研究心血管疾病，而治疗大脑功能障碍与治疗心血管疾病具有相通之处，因此书中的治疗建议确实对这两种病症都有效，这也是我强烈推荐本书的原因。

——马克·休斯敦（Mark Houston）

医学博士、范德堡（Vanderbilt）大学医学院临床医学副教授

强烈推荐汤姆·奥布赖恩博士的这本新作，通过本书，你不仅可以预防认知功能减退，甚至可以逆转它。在治疗方面，汤姆博士的综合疗法可谓切中要害。

——吉尔·卡纳汉（Jill Carnahan）

医学博士、美国功能医学研究院认知功能减退课程讲师

感谢汤姆·奥布赖恩博士对脑科学做出的如此清晰的阐释，感谢他为人们提供的逐步恢复健康的方法，这种方法简单实用、效果显著。

——杰弗里·史密斯（Jeffrey Smith）

责任科技研究所（The Institute for Responsible Technology）创始人、《种子的骗局》（*Seeds of Deception*）和《转基因赌局》（*Genetic Roulette*）作者

作为汤姆·奥布赖恩博士的开创性著作，本书深入研究了炎症与大脑功能减退的关系，为读者提供了恢复和保持大脑健康所需的各种必备工具。

——史蒂文·艾森伯格（Steven Eisenberg）

博士、内科肿瘤学和血液学专家、cCARE.com 联合创始人、DrSteven.com 创意总监、CancerMoonshot.com 联合策划

对于所有希望保持大脑健康和预防神经退行性变性疾病的人而言，本书是必备读物。汤姆·奥布赖恩博士基于功能医学原理，从修复肠道、降低毒素负荷和减轻炎症的角度，为大脑修复提供了全面指导。此外，本书还提供了各种实用小窍门、个人成功经验和美味可口、易于制作的食物食谱。

——桑德拉·沙因鲍姆（Sandra Scheinbaum）

博士、美国功能医学研究院认证医师、功能医学指导学院 CEO

本书是汤姆·奥布赖恩博士为使患者改善记忆力、提高工作效率而编写的一本实用指南。可以肯定的是书中的方案能使大脑功能重回良好状态，帮你提高生活质量。这些方案简单易行，能够引导人们在生活方式方面做出必要且影响持久的改变。

——玛赛尔·皮克（Marcelle Pick）

妇产科执业护士、《核心均衡饮食法》（*The Core Balance Diet*）作者

前　言

亲爱的读者，我想用一点篇幅和你谈谈即将开启的这段激动人心的旅程。我知道不少人已经受够了各种健康信息的"轰炸"。虽然我们尝试过各领域专家的建议，但病情似乎没有任何好转，我们的付出与收获不成正比。其实这并不奇怪，太多的信息让我们不知所措。为了找到所谓"正确"的方法，很多人从一个专家换到另一个专家，从一种理念转到另一种理念。因为急于求成而将所有专家的建议都试了一遍，结果发现没有哪种建议能使我们的病情很快好转。于是，只能一次又一次地失望。

其实，恢复健康与活力，拥有更强的大脑功能，并非一定是难事。你完全可以采取一种更简单的办法来获取与健康有关的信息，并将其融入自己的生活之中，那就是循序渐进，而非一步到位。通过阅读本书，你会了解到，改善健康的方法因人而异：对别人有效的方法未必对你有用，对你的儿子有效的方法未必对你的女儿有用。本书的目标就是教你找到适合自己的健康信息。

我们生活在一个力求所有事情（包括恢复健康）都一步到位的时代。我们的常规理念是疼痛就吃药，吃药就能好。换句话说，我们太过于急功近利。但问题是这种急功近利导致我们无法弄清某些病症的潜在发病机制。例如，究竟是什么机制导致你的身体（包括大脑）在几十年甚至几年里功能逐渐失衡，并最终出现症状的。

针对此类情况，我们需要重新设定期望值，不要指望一步到位。如果能在 6个月内使你彻底恢复身心健康，让阔别多日的朋友见到你时发出赞叹："哇，你看起来变化真大！你是怎么做到的？"你愿意为此每周抽出1小时的时间吗？

我认为"1"是个强大的数字。我曾经去过位于意大利佛罗伦萨的伽利略博物馆，参观过一件极为神奇的展品——伽利略的一根手指。虽然只是一根手指，却象征着伽利略本人和他所创造的一切。当看到这根手指时，我意识到虽然无法通过这一次参观了解有关伽利略的所有知识，但只要记住其中的一条，并为我所用，便不虚此行。

所以，现在我只要求你每周抽出1小时的时间。如果想要改变导致目前种种症状的潜在机制，这1小时非常关键。随着时间的推移，一点点改变的积累也会带来巨大的变化。

因此，请不要急于求成。你不必一口气将本书读完，也不必采纳书中的所有方案。我一般会告诉患者，棒球比赛取胜的关键是靠安打的累积而得分。所以，每周给自己定一个恰当的目标，然后学以致用就可以了。

举一个简单的例子。你在给车加油时一定闻到过难闻的气味吧？这种气味就是汽油中的苯发出的。苯是一种强致癌物，也是一种神经毒素（可影响大脑功能）。当人吸入苯后，这种物质可通过肺部进入血液，然后抵达大脑，在大脑中引发免疫反应，产生炎症，从而对神经细胞造成损伤。虽然大多数人无法做到完全不接触汽油，但我们可以采取措施尽量避免吸入苯。下次加油时，请注意自己所处的位置。如果闻到了苯的气味，说明你处在下风口。此时，只需绕到加油管的另一侧，让自己处于上风口。如果你每次加油都注意这一点，就能极大地降低苯的累积吸入量。现在你明白了吧？一些简单的办法就可以解决大问题。

每周学习一些新知识并付诸实施，如此不断累积，不知不觉中你便会出现可持续的、永久性的改变，这种改变最终将使你赢得"健康之战"。

接下来的建议可能会改变你的生活态度。当你阅读本书时，请务必记得要善待自己。我的一位好友认为，"友善"与"善良"的区别是：前者是指为人处世应尽量小心，以免伤害他人和自己；后者则是指知道了真相，但以一种不责备对方的方式说出真相。

我在人生低谷期曾读过一本书，书名叫《当生命陷落时》（*When Things Fall Apart*）。作者佩玛·丘卓（Pema Chödrön）在书中阐述了藏语中"慈"（maitri）的概念，她认为藏语中的"慈"就是善待自己并对自己无条件友好，这个概念打动了我。在此之前，我从来没有善待过自己；相反，我经常使自己陷入困境，总是为自己设立各种目标，总是认为自己的努力远远不够，根本没有意识到人生中最重要的是旅途本身，而非取得的成就。

假如你阅读了本书并采纳了书中的建议，感觉收效显著。但某一天，你突然暂时"忘记"了所学的东西，吃了一些明知不该吃的东西，或者偷了一天懒没去锻炼，或者未能注意自己的心态，请不要自责。事实上，所有人都有过类似的经历，我将其称为"圣诞曲奇综合征"。

尽管我一直坚持无麸质生活方式，但彻底戒掉圣诞曲奇仍然花了我8年的时间。8年的时间，何其漫长！每到圣诞节，母亲都会制作各式各样的美味曲奇等我回家品尝。不知你是否注意到，虽然已经成年，但每次我们回到父母家可能都会做出一些幼时常有的行为，并且这种行为在你面对家人时几乎成了一种本能的反应。每年我都会告诫自己：今年绝对不吃圣诞曲奇了，因为吃完之后总是感觉很糟，满足一时的口腹之欲会带来长期的不良影响。但在告诫自己之后的第二天早上醒来看到盘子里满满当当全是我爱吃的各种曲奇时，我喝着咖啡又开始盘算起来：为了哄妈妈开心，还是吃一块吧。有时我甚至在意识到自己的动作之前就已经本能地吃了一块！整个圣诞假期，我差不多每天都会吃两三块圣诞曲奇，直到感觉自己像霜打的茄子一般无精打采：我的活力下降了，头脑也开始混乱。假期过后，回到自己家中，感觉身体和精神状况都差到了极点。我通常需要一周的时间才能恢复正常，然后发誓以后绝不再碰曲奇了。但到了第二年圣诞节，再次回到父母家中，相同的一幕又会再次上演。

我做的这件事很愚蠢吗？普通人都可能会做吗？我想了很久，最终明白了一个道理：一个人只有在长时间或高频率地遭受痛苦折磨后，才有动力做出必要的改变。我的状况已经到了必须做出改变的时候。但在戒掉曲奇之前，我首先学会了不苛责自己。换言之，我领悟到了"慈"（仁爱之心）的意义。我意识到正是潜意识里与家人的相处模式激发了我原以为已经被抑制的另一面，触发了我对圣诞曲奇的扭曲的渴望。于是，我不再感到内疚，而是选择从另一个角度宽慰自己：我已经尽力了，而且下次我可以做得更好。"慈"的信念成为我战胜不健康的生活习惯的力量。神奇的是就连我的母亲也受到了启发，后来她开始为我做无麸质曲奇了。

那么，令人上瘾的东西是什么呢？对于一些人而言，可能是某种食品；对于另一些人而言，可能是香烟或酒。大多数人会因各种事情而惩罚、责备自己，认为自己本可以做得更好，认为自己还不够努力。但有些事情，特别是类似改善健康状况这种重要的事情，我们只能尽力而为。如果我们能真正做到善待自己，就应该每天为自己的表现进行一次评价，并告诉自己："我正在尽最大的努力，而且相比上个月或去年，我的生活已经有所改善。那么，接下来我应该采取什么措施使今后的收获更大呢？"这种心态比"我又把事情搞砸了，我本可以做得更好"的心态强多了。

无论你现在感觉如何，都不要过分期待马上出现奇迹。相反，你应该脚踏实地、心怀"慈"念，一步一个脚印地做出改变。只有对自己足够仁慈并无条件地宽容，领悟本书中的各种知识，你才能恢复良好的健康状况，感受到生命的活力，最终取得胜利。

此外，如果你在健康之路上偶尔抵挡不住圣诞曲奇之类的诱惑，那就好好享受一下吧。在放纵自己时不要觉得内疚，你要记住，你正处于一段旅途中，之后的一切都会变得更好，而在这一瞬间，曲奇尝起来确实味美。从这一点来看，"吃曲奇"也是另一种形式的仁爱之心。

你应始终铭记，重要的是循序渐进，而非一步到位。

怀着仁爱之心的汤姆博士

目　录

绪　论

　　本书的写作目的是提供改善大脑健康状况的方法和具体实施步骤，帮助你和家人维持大脑的最佳健康水平。无论你的大脑健康状况如何，都能按照本书中的方法使大脑的活力得到立竿见影的提升。你的记忆力或许因此提高，脑雾也会消失，再也不会感到无精打采。我知道如何带来健康方面的持久改变，并且愿意与你分享我的经验。

　　作为一名医务人员，我在整个职业生涯中都在努力求变。当我介绍新概念时，会通过多种方式与我的患者或参加培训的医生沟通，帮助他们更好地理解这些概念。所以，众多媒体认为，我擅长将科学知识化繁为简。2013 年，我举办了麸质峰会（The Gluten Summit），约有 11.8 万人参加了这场在线研讨会。目前，你可以在网上搜索到数百个类似的研讨会，内容几乎涵盖所有与健康相关的主题。

　　之后，我还制作了名为《背叛：他们不会告诉你的自身免疫性疾病解决方案》（Betrayal：The Autoimmune Disease Solution They're Not Telling You）的纪录片。该纪录片的访谈对象主要包括 85 名全球顶级的自身免疫性疾病研究人员、采取相关治疗措施的医生，以及遵循临床医生建议而治愈了类风湿关节炎、多发性硬化症、系统性红斑狼疮等自身免疫性疾病的患者。

　　我在我的第一本书《免疫革命》（The Autoimmune Fix）中探讨了自身免疫反应产生的原因，以及通过改善生活方式预防和治愈自身免疫性疾病的方法。这种预防模式以及"预测性自身免疫"概念的提出是一项开创性成果，我很自豪能将这些概念介绍给读者。

阅读本书，你会了解到自身免疫反应影响大脑健康的机制。你几乎可以替换身体内的所有器官，却不能替换你的大脑。我敢打赌，大多数人都会和我一样，将大脑视为最重要的器官，希望它永远保持最佳状态。本书中的知识有助于你恢复大脑健康。

恢复大脑健康的关键在于改变生活方式，本书对此进行了大量介绍。当然，前提是找到大脑健康问题产生的根源。我经常告诉患者：有了症状才去看医生，其实已经晚了。如同你已经从瀑布上掉下来，掉进了下面的水潭。起初你会庆幸自己还活着，然后开始向水面上游，可是不断有水从上方冲下来，你很难浮出水面。

如果你有脑雾、无法睡个好觉，或者经历过癫痫发作，或者你的孩子被诊断为注意缺陷障碍或注意缺陷多动障碍，这说明你或你的孩子已经深陷某种脑部问题的"水潭"。此时你肯定特别关心自己或孩子能否再次"浮出水面"，这一点我完全理解。我们都在寻找一种更好的"救生衣"（通常是各种能快速起效的疗法或特效药），使我们在"水潭"中活下来。"救生衣"有时很重要，人们需要"救生衣"救命。患者需要特定的"救生衣"消除症状。例如，高血压患者需要药物来降压，高胆固醇血症患者需要药物来降低胆固醇，偏头痛患者需要药物来缓解疼痛。但是，"救生衣"无法阻止瀑布的水流继续冲向你。例如，服用安必恩（一种治疗失眠的处方药）可以在短期内缓解失眠症状，但失眠并不是缺乏安必恩导致的。所以，我们需要了解失眠的根源。

如果你希望身体康复，就要将自己从湍急的水流（症状）中解救出来，然后逆流而上，找出导致自己落水的原因。通过阅读本书，你将学会从不同角度思考自己及家人的健康问题，并找到你们落水的原因。恢复健康的秘诀在于，如果大脑功能出现了问题，治疗时不仅要关注大脑本身，虽然你可能需要服药对大脑进行治疗，但是还要逆流而上，找到问题的源头，该源头通常在身体的其他部位。一旦找到源头，你就可以脱离湍急的水流，并脱下"救生衣"。当然，停止用药需要得到医生的许可，不要在未经医生许可的情况下擅自停药。

我们有时无法阻断瀑布的水流，因为消除目前的某些潜在诱因已经超出了我们的能力范围，但本书提供的知识可助你脱离"水潭"。例如，我们无法使你呼吸的空气变清洁，也无法清除你的食物中含有的化学毒素，但我可以为你提供一些保护手段，避免致病因素对你造成严重的影响。例如，本书案例中提到了我的好友戴尔·布来得森（Dale Bredesen）博士，他发现了阿尔茨海默病的5种类型，其中一种是"吸入性阿尔茨海默病"，这种疾病的发病原因是污染的空气损伤了人的记忆力。

例如，墨西哥城的一些儿童出现了与阿尔茨海默病早期症状相似的症状，原因是该地的空气质量较差。[1] 我为这些儿童的健康状况感到担忧，但我对改善他们所处环境的空气质量无能为力。美国的空气污染同样是个大问题。不知你是否已经注意到，洗车后仅几个小时，你的爱车挡风玻璃上就会重新蒙上一层灰尘。造成这种现象的原因是空气中的悬浮物落在了挡风玻璃上。同样地，我们每次呼吸都会将这些悬浮物吸入肺内，所以你需要在卧室内安装一套高质量的空气净化系统，因为你每天会有6~8小时待在卧室里。我们无法在一夜之间改变世界，但或许有办法将外界环境对身体健康的不良影响降到最低。

我们一同前行

脱离深渊其实并不难。但令我始终感到困惑的是为什么那么多健康专家没有将这些关键信息传递给患者？在我44岁那年，我的左眼被诊断出患有白内障。在确诊之前，我看过3位眼科医生，他们为我做了相关检查，但都没有发现问题。最后，一位内科医生问了我一个最普通的问题："你觉得你的健康状况有什么问题吗？"我答道："嗯，你是知道的，我的视力有点下降，但眼科医生说我的视力没什么问题。"内科医生和我一样困惑，于是他检查了一下我的眼睛，结果发现我患有白内障。

我再次让眼科医生进行检查，结果证实了内科医生的发现，这令眼科医生颇为尴尬。他告诉我，在我这个年纪，身体健康的人很少患白内障。更为罕见的是我只有一只眼睛患有白内障。对此我非常疑惑，眼科医生也是一头雾水。

作为一名功能医学从业者，我认为人的身体（包括大脑）不会无缘无故地出状况。我开始自己研究，结果发现铅中毒是白内障的一大诱因。我无法想象自己的症状是铅中毒引发的，但为了确定根源，我还是主动进行了重金属检测。结果令我大吃一惊，在我的职业生涯中曾为别人做过数百次的重金属检测，而我体内的铅含量水平是最高的。

我是土生土长的底特律人，我家在福特胭脂河工厂的对面，该工厂拥有20世纪 50 年代福特汽车公司建造的最大装配线。虽然现在的人们很难相信，但事实上那时没有（或只有极不完善的）空气质量标准。所以，童年时的我几乎每天都暴露于铅污染之中。如今，我们每个人都会受到环境毒素暴露的影响。所以，为了健康我们必须回到上游，找出我们掉入水潭的根源，该根源才是使我们的薄弱环节（我的薄弱环节是眼睛）出问题的罪魁祸首。

再看一个例子。就在我写这篇绪论时，一位名叫利昂娜（Leona）的女士来找我看病。12 年前，她被诊断出患有一种自身免疫性疾病——硬皮病。患这种病后，皮肤和结缔组织会逐渐硬化和收缩，而且这种症状可能出现在身体的任何部位。此前她找过 8 位医生，但这些医生（其中不乏一些知名专家，有的还是世界级专家）均对此束手无策。就诊时，她还带来了一个内含 84 页检测结果的文件夹。据她说，这些医生（其中不乏一些知名大学的系主任，甚至还有硬皮病领域的世界级专家）在为她检查时，从来不问她的生活经历。莱昂娜的症状包括脑雾、短期记忆力减退和脑疲劳（大脑无法获得必需的能量以维持清醒状态）。为了阻止病情的恶化，她服用了一种强效的类固醇药物，但是药物仅能稍微缓解她的症状，无法从根本上解决她的大脑问题。

我向莱昂娜解释了我的"瀑布理论"并告诉她，需要她和我一起努力，共同找出她从瀑布跌入水潭的原因。

我们决定从头开始，按照"生命矩阵"（Living Matrix）功能医学研究提供的治疗方案进行治疗（具体方法见本书第五章）。

我至今还记得我和好友史蒂文·马斯利（Steven Masley）博士的一次谈话，他在美国营养学院（American College of Nutrition）的会议上听过一次演讲。演讲中，一位来自挪威的研究人员解释了多氯联苯（PCBs）是如何通过母乳转移给婴儿的。众所周知，挪威人血液中的多氯联苯含量异常高，这主要是由他们以鱼类为主的饮食结构造成的（农业径流污染使峡湾地区的鱼类暴露在极高含量的多氯联苯之下）。如果一位母亲长期暴露在多氯联苯的污染之下，体内累积了太多毒素，当毒素水平超过毒素负荷的阈值时，她就无法通过身体的排毒机制将这些毒素全部清除。于是，剩下的多氯联苯就被储存在亲雌激素的组织（如乳腺组织）中。婴儿出生后，母亲乳房中的乳腺细胞开始分泌乳汁。如果多氯联苯已经在这些细胞中累积了多年，那么分泌出的乳汁中也会含有多氯联苯。而多氯联苯仅是众多可以通过母乳传给婴儿的神经毒素之一，这些神经毒素可能抑制大脑的正常发育，破坏大脑功能。我认为多氯联苯还可能与自闭症高发相关。

　　我向莱昂娜解释了多氯联苯的问题。她想了一会儿，然后哭着说："是的，我小时候也是由母乳喂养。我家位于一个郊区小镇，那里有一座钢铁厂和一座煤矿。没人希望住在那里，因为空气和土壤都受到了污染。我母亲是在那个小镇出生并长大的，所以她体内的毒素含量可能较高。我家有一个小农场，我小时候经常和其他孩子一起去农场的玉米地里玩耍，那时常有喷洒农药的飞机从头顶飞过。我们在地里到处跑，在喷完农药的庄稼地里跳舞。可能从那时起，毒素就已经在威胁我的健康了。但在来您这儿之前，从来没有人问过我这些。奥布赖恩博士，我刚刚讲的这些是不是就是您书中提到的环境毒素，也就是自身免疫性疾病的诱因？"

　　我握住了她的手说："当然，这是毋庸置疑的。你母亲体内可能累积了大量的毒素。在她怀孕期间，你可能已经吸收了那些损伤大脑的化学毒素。她的乳汁中也可能含有高水平毒素。"我告诉她，我们会共同努力，解决损害她健康的根源性问题。但我为她在求医问药过程中浪费的时间而感到惋惜，竟然没有人为她做重金属、化学毒素及食物敏感性检测！毒素让我患上了白内障，而同样的问题让莱昂娜患上了全身性硬皮病，大脑乃至全身皆受其害。

本书的框架

　　在接下来的内容中，我们会共同探讨外界因素对人体的影响，以及它们影响大脑健康的机制。首先，你需要了解大脑的工作方式，以及自身免疫级联反应是如何影响大脑功能的。其次，你将了解影响人体健康的各种机制，尤其是它们影响大脑健康的方式。在所有身体系统中，对大脑健康影响最大且最重要的是消化系统，其中肠道菌群的作用非常关键。本书将带你了解肠道菌群失调对大脑功能造成的直接影响，以及毒素暴露对人的思维造成的影响。此外，本书还会介绍如何根据特定的症状确定需要重点关注的身体机制，以及消除这些症状或者在症状显露之前就解决潜在问题的最佳方法。

　　本书中，你还会了解"脑漏"的概念。如今，人们已经了解了肠漏与麸质敏感之间的关系（如果你对此不了解也没关系，继续阅读下文吧），但大多数人不知道人的血脑屏障也会遭受类似的损伤。在本书中，我将脑漏概括为B4，即血脑屏障被突破①。通过阅读本书，你将了解到最新的 B4 检测手段，判断自己是否出现了脑漏，并学习修复"撕裂的滤网"（滤网即血脑屏障，撕裂即血脑屏障被突破），即治疗脑漏的方法。学习治疗脑漏的方法至关重要，因为如果你不采取相关措施，自身免疫级联反应每天都会持续，而不断出现的炎症会造成很多问题，并最终演变为你无法忽视的各种症状。

本书对戴尔·布来得森博士的研究成果，以及他对阿尔茨海默病的重新定义也有阐述。我知道，人们畏惧阿尔茨海默病甚于癌症。坦白地讲，人们产生这种心理无可厚非。好消息是布来得森博士已经治愈了 100 多名阿尔茨海默病患者，这些患者的大脑得到了完全康复。更重要的是他已经发现可能导致阿尔茨海默病的 100 多种机制，而这些机制的发端大多不在大脑内。例如，有些机制的触发因素是外界环境中的毒素，不恰当的思维模式、运动与饮食方式，甚至不正确的站姿或坐姿等。所以，你必须关注自己所处的外界环境；必须观察自己的骨骼、韧带和肌肉，以及站立、坐下和睡觉的姿势；必须审视自己的思维模式、运动和饮食习惯。为了确定哪些机制与你的疾病相关，我们需要对以上因素逐一进行研究。

此外，本书还介绍了"健康三角"的概念。该概念是由整脊疗法医生乔治·古德哈特（George Goodheart）提出的。古德哈特是应用运动机能学的创始人，也是我早期的导师。古德哈特认为，任何健康问题，无论是消化系统、心血管系统、内分泌系统、神经系统，还是运动系统问题，都可以从 3 个角度考虑。

·身体结构

从整脊疗法、物理治疗和运动的角度看待健康问题，即观察肌肉、骨和关节的运动情况。你需要观察你的坐姿、睡姿、使用的枕头、鞋子的磨损情况等，这些都会影响你的身体健康。事实上，数以千万计的人在接受整脊疗法后受益良多。举例来讲，如果你的复发性头痛是由姿势不当导致的，那么服用任何药物可能都无法从根本上缓解病情。此时，你必须找到导致你头痛的根源并消除，这样才能使大脑功能恢复正常。

---

① 编者注：血脑屏障被突破的英文表述"a breach of the blood-brain barrier"中有 4 个单词的首字母都是"B"，因此称为"B4"。

·生物化学因素

包括你吃的食物、喝的饮料以及摄入的其他物质（如吸入的空气）。阅读本书你会找到以下问题的答案：为什么麸质、乳制品和糖会对大脑造成伤害？免疫系统是如何对这些物质做出反应的？如何避免食用含这些物质的食物？

·心态

包括可影响人体健康（包括大脑功能）的情感与精神。你听说过"发臭思维症"吗？这是一种真实存在的病症。研究表明，人对生活的消极态度，以及不恰当的生活压力处理方式，可能成为多种疾病的诱因。

20 世纪 90 年代初，我意识到除了"健康三角"外，其实还存在影响健康的第4 个因素——电磁场暴露。在过去的二三十年中，第 4 个因素已经对我们的生活造成了实质性的影响。如今已有数百项研究表明，第 4 个因素与大脑神经退行性变性疾病（阿尔茨海默病、帕金森病等）存在显著的相关性。由下图可知，"健康三角"与第 4 个因素构成了一个"金字塔"。该"金字塔"的塔基是身体结构，其余 3 个因素分别为生物化学因素、心态和电磁场暴露。电磁场暴露（第 4 个因素）与其他3 个因素同样重要，只是绝大多数人都忽略了它。

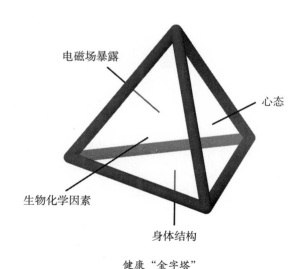

健康"金字塔"

在过去的 20 年间，电磁辐射对人体（特别是大脑）的持续"轰炸"引发了新型的免疫系统攻击，这是科技带来的意想不到的副作用。电磁辐射同样会对人体造成潜在危害。当你走进一家餐厅并搜索到多个无线网络信号时，就能对电磁辐射的普遍性略知一二了。有时候，你甚至能搜索到 6 ~ 10 个可用的无线网络，这意味着环境中存在 6 ~ 10 种不同的电磁频率，它们会不断冲击你的大脑，有时还会对身体的其他器官造成不良影响。电磁辐射的影响虽然微弱，但具有累积效应。通过本书，你将了解有关电磁场的信息：它是如何成为影响大脑功能和损害人体健康的罪魁祸首的，以及你需要采取哪些措施预防其带来的危害。

接下来，就让我们一起开启健康之旅吧，希望可以带你脱离"水潭"。实现该目标的第一步是了解自身免疫的基本原理，以及人体的最佳防御系统如何对你的大脑健康造成严重破坏。

第一部分

影响大脑功能的因素

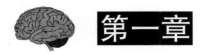

第一章

自身免疫对大脑功能的影响

　　自身免疫是指人体免疫系统攻击自身组织（包括大脑）的一种反应。当人体接触到任何可触发免疫反应的物质（如麸质、化学毒素和病原体，这些统称为抗原）时，免疫系统就会被激活，以抵御这些物质的入侵，而且这种免疫反应随时都有可能出现。对于人类生活来说，免疫系统就像电脑的后台运行系统，我们一般感受不到它的存在，但它一直在默默保护着我们。如果最初的免疫反应不够强烈，免疫系统就会释放抗体来对付抗原。但是，如果免疫反应持续时间过长，大脑或其他身体组成部分就可能受到损伤，导致受损的器官无法正常工作。最初的损伤通常症状轻微，如流鼻涕、肌肉酸痛或轻度脑雾。但如果免疫反应一直持续，人体组织功能就会受到严重破坏，最终你将患上与该组织有关的疾病。免疫反应造成的损伤不限于某个特定组织，事实上，损伤可能发生于包括大脑在内的任何组织。

　　目前已知的自身免疫性疾病有 70 多种，而自身免疫性疾病引发的症状多达 300 余种。常见的与自身免疫相关的疾病包括阿尔茨海默病、帕金森病、心血管疾病、中风、糖尿病、多发性硬化症、牛皮癣、类风湿关节炎、红斑狼疮、硬皮病等。你可能会问为什么自身免疫引发的疾病范围如此之广，且其中很多都会对大脑造成影响。事实上，虽然这些疾病之间存在很大差异，但它们都与自身免疫反应导致的抗体水平升高和炎症有关。

与免疫系统相关的基础知识

我们可以将免疫系统比作保护人体的武装部队。该武装部队由 5 个军种（医生称其为免疫球蛋白，即抗体 IgA、IgG、IgE、IgM 和 IgD）组成，每个军种都发挥着不同的职能。人体内还有 4 种免疫系统，这些系统虽独立运转却遵循相同的原则，彼此保持联系。在这 4 种免疫系统中，最大的一种位于肠道内。人体全部免疫系统的 70% ~ 85% 位于肠道内。肝脏也是重要的免疫器官，其中含有大量的库普弗（Kupffer）细胞[①]。血液中的白细胞是人体的第 3 种免疫系统。

大脑也具有强大的免疫功能，主要由神经胶质细胞发挥作用。血脑屏障是对进入大脑的物质进行过滤的系统，神经胶质细胞在血脑屏障中担任"哨兵"角色。神经胶质细胞能引发人体内强大的免疫反应，因为它们拥有的不是仅有 6 发"子弹"的"左轮手枪"，而是"大炮"。任何想要入侵大脑的外来物质都会引发神经胶质细胞"发射炮弹"。

从进化的角度来看，人类之所以能成为地球上的优势物种，是因为人类能够进行逻辑严密的推理，而许多低级物种却不能。人类的大脑拥有"思维"区域，即大脑皮质，这是人类能够进行逻辑推理的关键，对人类的生存至关重要。约有 608.4 亿个神经胶质细胞保护着至关重要的大脑皮质，确保一旦有任何物质想要穿过血脑屏障，就会有一支"军队"来对付它。而大脑皮质内的神经元数量仅为 163.4 亿个。因此，在这一区域中，神经胶质细胞与神经元的比例几乎接近 4∶1[②]，说明大脑皮质中的思维细胞值得我们不惜一切代价进行保护。而小脑的情况正好相反，其中的神经元多于神经胶质细胞。小脑是脑部较原始的运动指令中心，这可能是与脑部相关的自身免疫性疾病（如帕金森病、多发性硬化症）通常会影响人的运动功能的原因所在。

人体上述免疫系统中的每一种都有两个分支。一个为存在于所有生物体内的古老分支，即先天免疫系统，就像自卫用的手枪，可以发射化学子弹、产生炎症来

---

① 编者注：库普弗细胞是肝脏中的一种特殊的巨噬细胞。

② 编者注：数据来源：CD38 positively regulates postnatal development of astrocytes cell–autonomously and oligodendrocytes non–cell–autonomously（https://www.vedantu.com/biology/neuroglia）。

消除威胁。另一个为适应性免疫系统，该系统只有当人体需要后备支持，产生更严重的炎症时才会被激活。

在面对环境中的多种威胁身体健康的因素（细菌、病毒、寄生虫、致敏性膳食蛋白质、化学毒素等）时，先天免疫系统会释放细胞因子，我将这些如同化学子弹的细胞因子称为"现场急救员"，它们能识别并消除可构成威胁的物质。人体内存在多种细胞因子，免疫系统会根据威胁的类型决定释放哪一种。

如果细胞因子的防御无效，免疫系统就会召唤"大炮"。此时，适应性免疫系统就派上用场了，该系统会发射一种名为"抗体"的"炮弹"。抗体只针对特定的目标。无论在何处发现入侵者，该系统都会向其发射"炮弹"。如果你的血液检查结果中显示抗体水平升高（抗体指标旁有"H"标记），说明你的免疫系统已经不堪重负，该系统正在加班加点地发射"炮弹"，以消灭入侵者。此时抗体进入血液循环，四处寻找要攻击的目标。

更为关键的一点是，即使构成威胁的因素连同受损的细胞已被消除，适应性免疫系统产生的抗体仍会继续在血液中存留 2 ~ 6 个月。即使你没有出现任何症状，仍然要警惕抗体水平的升高，因为这是一个信号，表明免疫系统在疾病出现之前正在用最后的方式应对感知到的威胁。

当我们先天免疫系统的细胞因子（"现场急救员"）逐渐耗竭，无法继续发挥作用时，抗体水平同样会升高。忙碌的生活方式和不健康的饮食习惯会使我们的免疫系统不堪重负。生物化学因素、身体结构、心态、电磁场暴露等都会使先天免疫系统的细胞因子耗竭而无法发挥作用。例如，你抽烟已经很多年、经常喝苏打水、长期吃过多的糖等造成的伤害，现在看起来可能只是反复发作的感冒、健忘或者下午 3 点时的精力不济，但这些症状正是先天免疫系统细胞因子耗竭的信号。

控制炎症是关键

当先天免疫系统的细胞因子耗竭时，"大炮"就会被频繁地调用，体内便始终存在高水平的抗体。这些抗体在攻击和摧毁抗原的同时，也会引发炎症：具有免疫增强作用的白细胞和抗体会更多地被引导至需要修复的特定身体部位（包括大脑）。在某些情况下，如你手上有一个小伤口时，你会看到或感受到炎性屏障的存在，其通常表现为疼痛、发红和肿胀。然而，大多数炎症主要出现于身体内部，如果不进行高精确度的血液检测，你甚至察觉不到它们的存在。在免疫系统杀死足够多的细胞，以致器官或组织无法正常运作之前，你不会出现任何炎症。炎症通常在初始阶段较轻，随着时间的推移而逐渐加重。众所周知，自身免疫性疾病极易被忽视，因为这种疾病的症状在初始阶段的表现较为温和。这也是自身免疫性疾病平均需要 3 ~ 7 年才能最终确诊的原因。例如，帕金森病患者确诊之前会被由炎症导致的慢性便秘折磨多年，但大多数人不会想到去神经科检查大脑是否健康。[1]

但是，请不要曲解我的意思，炎症同样是免疫系统保护人体健康的重要方式。明确这一点很重要，因为炎症并不怎么受欢迎。事实上，炎症本身并没有坏处，只有过度的炎症才会造成身体损伤。正常情况下，当抗原被消除且身体损伤得以修复（如手指上的伤口愈合）后，炎症反应就会自动消退，先天免疫反应也会逐渐消失。但如果炎症反应导致使用"大炮"，适应性免疫系统就会产生抗体，而抗体会在人体内持续存在数月，甚至在威胁被消除后仍然存在。如果你的先天免疫反应无法消除抗原，从而导致使用"大炮"；或者当你持续暴露于某种未知的物质中，比如含麸质的口红、含麸质的正畸固定器或食物，上述情况就有可能发生。

当大脑中的炎症失去控制时，你可能会出现一些症状，比如记不清过去发生的事情，而是将其归因为"自己变老了"。此外，你还可能感到迷茫、压力大或过度焦虑。但无论专家给出何种解释，四五十岁便出现大脑功能异常都不是正常现象，因为这意味着身体某些功能已失调，而这很可能是大脑自身免疫反应造成的结果。以上就是本书将重点探讨的内容。如果你掌握了这些内容，那么你就有可能在 80 岁甚至 90 多岁的时候仍然保持敏锐的思维。

过度的炎症或慢性炎症会使问题恶化，而无法解决问题。过度的炎症是炎症级联反应的开始：炎症一旦超出正常范围就会损伤细胞，持续的细胞损伤会导致组织损伤，持续的组织损伤又会导致器官产生炎症，而持续的器官炎症则会引起该器官内抗体水平的升高，造成轻微但令人烦恼的功能障碍。持续的炎症、抗体水平升高和轻微的功能障碍会演变为代偿功能障碍，导致更加明显的症状或体征。代偿功能障碍又将进一步引起器官或组织损伤，而器官或组织的持续损伤最终会导致更严重的症状，使你开始焦虑。此时，你一般会选择去看医生，向医生描述你的症状。这意味着你已经从瀑布上方跌入了水潭，正奋力地在湍急的水流中保持漂浮状态。医生会为你开一些药，并希望这些药成为能使你漂浮起来的"救生衣"。但就算医生让你服用的是电视中宣传的最新、最好的药物，服药后也可能出现各种严重的不良反应。

那么，为什么炎症会失去控制呢？为什么"大炮"会开火，从而造成这种混乱的局面？你需要找到自己掉入"水潭"的原因。认为仅凭穿一件很好的"救生衣"就能治好甲状腺问题、糖尿病、大脑问题和关节炎是不现实的，这也是目前传统医学存在的问题之一。

慢性炎症就像一盏一直亮着的灯。不知你是否去过有自动照明装置的卫生间，我最常去的一家餐厅里就有这样的卫生间。在探测到有物体运动后，开关就会自动打开，灯会在一段时间内保持亮着。这与免疫系统的作用机制类似。如果你在卫生间内不停地走动，灯就会一直亮着，并且会在停止走动后继续亮几分钟。同样，如果人体持续暴露在致敏环境毒素中，无论是接触了新的毒素，还是细胞内累积的化学毒素含量过高，免疫系统都会持续、大量地制造炎症，以保护人体不受伤害。所以，炎症并非身体"失控"，而是人体的一种保护机制。

在上拳击课、武术课，或者参加足球、橄榄球等运动时，你的头部每次被击中时都会开启产生炎症的"开关"。令人震惊的是99%的美国职业橄榄球大联盟运动员都患有炎症性脑损伤或慢性创伤性脑病，而这些损伤会使生活质量降低，甚至威胁生命。大学的橄榄球运动员同样面临此类风险，其中91%的人曾有患炎症性脑损伤的经历。即使在高中球员中，炎症性脑损伤的患病率依然高达21%。[2]同样地，如果你坚持食用致敏食物（如小麦或牛奶），炎症的"开关"也可能一直处于开启状态。我们必须找出开启炎症"开关"的原因，而不是仅仅穿更好的"救生衣"消除炎症。

过度的炎症会影响身体健康链中的薄弱环节，即你身体（包括大脑）中最先或最容易失控的部位。该环节由你的遗传基因（家族遗传病史）和个人经历决定，比如你的生活方式导致你暴露在环境毒素中，并造成毒素在体内累积。例如，每周食用金枪鱼可能引起汞含量过高相关的健康问题。你的薄弱环节出现的症状既可能表现为关节疼痛，也可能表现为疲劳或注意力不集中。如果薄弱环节是甲状腺，你可能会发现自己畏寒或者减肥困难；如果薄弱环节是肝脏，你可能会发现酒精对你的影响比以前更大了；如果薄弱环节是大脑，你可能会忘记一些简单的事情，比如钥匙放在哪里；如果你对麸质敏感，症状可能会表现为慢性便秘。薄弱环节出现的症状还可能表现为肝病、痤疮或注意缺陷障碍。更重要的是包括癌症、心脏病、阿尔茨海默病、帕金森病、糖尿病、多发性硬化症、牛皮癣、类风湿关节炎和系统性红斑狼疮等在内的很多疾病都与过度的炎症有关。

如果薄弱环节是大脑，炎症可能会对大脑功能造成损害，引发头痛、记忆力减退、癫痫、焦虑、抑郁或精神分裂。事实上，研究人员发现，作为一种生存机制，炎症能保护大脑免受各种已感知到的威胁因素的伤害，因此它拥有最高的优先级。[3]炎症影响大脑功能的方式取决于它出现的位置。例如，当大脑中的炎症影响神经信号的传递时，人可能就会患健忘症。抑郁症通常是由大脑额叶内的炎症引发的，癫痫发作则是大脑后部枕叶出现炎症的表现。

我通过研究发现，大脑疾病或功能障碍的一个共同特征是均由炎症引发，炎症也是导致各种症状出现的主要原因，因此我们应特别关注大脑炎症。事实上，几乎每个人都存在一定程度的大脑炎症（你将在下一章了解到它是如何产生的）。大脑炎症可由健康"金字塔"的任何一方面因素导致，正是它导致有的人35岁就感觉自己"老了"，连钥匙放在哪里、车停在何处都不记得了。

我们必须关注引发脑部症状的潜在炎症，并在它们变为大脑相关疾病或功能障碍之前采取措施，因为防止人从瀑布上方跌入水潭比将人从水潭中救出来容易得多。成千上万的临床医生已经意识到，你在本书中学到的这类抗炎保健方法可以预防甚至在某些情况下消除这些大脑症状。

随着婴儿潮一代[①]（包括我在内）的逐渐老去，阿尔茨海默病等痴呆症的发病率将持续飙升。美国阿尔茨海默病协会预计，到21世纪中叶，美国每33秒就会有一个人患阿尔茨海默病。[4]我们可能都听说过心脏病患者康复的案例，但很少听说有人患上脑部退行性疾病之后彻底治愈的。几乎所有人的大脑都存在不同程度的炎症，所以我将大脑作为本书的研究重点。如今，科研证据已清晰地表明，脑部疾病是可以预防的。至于如何预防，请看下文。

我们可以将大脑发炎笼统地比作大脑"着火"，而我们的任务是"灭火"。那么，应该怎么做呢？首先应确定"着火点"的位置及"燃料"来自何处，然后才能采取相应的"灭火"措施。"灭火"时应避免"火上浇油"，并修复受损的组织。此时你必须消除引发慢性炎症的抗原，从而使大脑得到修复。

---

① 编者注：婴儿潮一代特指美国在第二次世界大战后的"4664"现象：1946—1964年出生的婴儿高达7 600万。这一人群被通称为"婴儿潮一代"。

戴尔·布来得森博士供职于加州大学洛杉矶分校，也是阿尔茨海默病研究中心巴克（Buck）衰老研究院的负责人，他目前仍在研究阿尔茨海默病的治疗方法。2014 年 11 月，他在《衰老》（*Aging*）杂志上发表了一篇论文，对自己的研究成果进行了概述：在 10 名阿尔茨海默病患者中有 9 名患者的病情在 5 年内有了好转，他们离开了保健机构，再次回归家庭，并重新回到了工作岗位。

这一切是如何实现的呢？布来得森博士研究了阿尔茨海默病的发病机制，并对发病组织进行了修复。他遵循功能医学的原理，扑灭了脑部的"火"。他共发现了 37 种引发脑部炎症的物质，并将其一一清除。如果你坚持读完本书，就会了解他是如何创造这一奇迹的。

自身免疫的另一大谜题：分子拟态

我们需要了解两种抗体：一种是前文讨论过的抗原抗体（针对外部入侵者），另一种是自身抗体（攻击自身组织的抗体）。人体内每天都会出现细胞损伤，这种损伤可能是由细胞衰老、体内分泌的激素、接触的化学毒素或者过度的阳光照射造成的。事实上，人体内的细胞每 7 年就会全部更换一遍。其中某些细胞的更换速度非常快，比如肠道内壁细胞每 3 ~ 7 天就会更换一次；有些细胞的更换速度则会慢很多，比如构成骨骼或大脑的细胞。

身体会清除老化受损的细胞，为新细胞的生成腾出空间，而产生自身抗体正是人体完成这种细胞更换的手段之一。为完成细胞更换，人体内应维持正常水平的自身抗体。免疫系统每天都会产生一定数量的自身抗体，以清除特定的受损细胞，但当人体接触到抗原（如致敏食物、霉菌、毒素、寄生虫等）时，先天免疫系统就会被激活，于是炎症循环便开始了。如前文所述，如果受到以上因素持续影响，先天免疫系统就会超负荷，从而激活适应性免疫系统，产生强效抗体，但这些抗体攻击的精准度远不如自身抗体。

你可以设想一下浑身是血的终结者一边开车追坏人，一边手持机枪朝车窗外疯狂扫射的场景，这与适应性免疫系统感知到毒素而产生抗体的情形类似。终结者可能最终会射中正在追捕的坏人，但在此之前，他已经在途中制造了大量的玻璃碴儿等碎片。当人体接触到麸质或其他毒素并因此产生抗体后，类似的情况就会发生。在人体内，免疫系统拼命摧毁的抗原残片就相当于玻璃碴儿等碎片，我将这种战斗后的混乱场面称为免疫反应的附带伤害。

附带伤害发生后，人体会通过制造自身抗体来清除受损细胞。这本身是一种正常现象，但如果抗原持续存在（比如你每天都食用小麦制品），就会造成过度的附带伤害，因此身体不得不产生过多的自身抗体来清除受损细胞。[5] 此时，人体组织内的自身抗体水平也会升高，从而引发更多的炎症。持续升高的自身抗体水平使你被列入自身免疫性疾病谱之中。如果该过程持续下去，人体组织会受到更多的损伤，受损的组织则开始出现症状。随着损伤加重，功能障碍则更加明显，你不得不去看医生，并最终被诊断为典型的自身免疫性疾病。其实，你的发病机制早在几年前就开始出现了。无论你的薄弱环节在何处，疾病都会通过这些薄弱环节损害身体。

接下来，本书会引入一个极其重要的概念——分子拟态。分子拟态是导致大脑功能障碍或疾病（包括阿尔茨海默病、抑郁症、焦虑症、癫痫和精神分裂症）的常见因素之一，但大多数医生在医学院都没有学过相关的知识。抗体也容易误伤与毒素非常相似的其他分子。传染病的病原体、致敏食物或细菌之所以能够扰乱人体的免疫系统就是因为它们与人体组织的结构相似。

例如，如果将蛋白质比作珍珠项链，人体消化系统的工作是产生酶，而酶这种化学物质就像剪刀一样将项链剪成单个珍珠（氨基酸）。氨基酸会被血液吸收，成为身体细胞生成的基础材料。人类食用小麦制品之所以会出现问题是因为我们体内缺乏将小麦蛋白质"项链"分解为"单个珍珠"的酶，人体只能将小麦蛋白质分解成一种名为肽的"珍珠串"。

小麦肽具有一个共同的特征，免疫系统能够识别这种特征并产生针对性的抗体。与免疫系统最常打交道的小麦肽是 α-麦醇溶蛋白，它由 33 个氨基酸组成。

假设 α-麦醇溶蛋白的氨基酸序列为 A-A-B-C-D，每个字母代表不同的氨基酸。当 α-麦醇溶蛋白分子进入血液后，免疫系统便开始产生针对 A-A-B-C-D 序列的抗体。这是好事，因为免疫系统正在保护你免受外来物质的侵害。这些抗体随着血液四处流动，寻找 A-A-B-C-D 序列。一旦确定目标，它们就会发动攻击。问题是人的大脑表面含有一种与 α-麦醇溶蛋白的 A-A-B-C-D 序列相似的蛋白质，因此，抗体在攻击 α-麦醇溶蛋白的同时也可能攻击脑组织。本应攻击小麦蛋白的抗体转而攻击大脑中的薄弱环节，这种分子拟态机制的存在是导致免疫系统针对大脑产生抗体的最常见原因。

分子拟态会加重组织内的炎症，并最终破坏组织。如果不加以抑制，分子拟态还会损伤人体器官，此时身体会产生自身抗体，清除受损的细胞。清除受损的细胞本身并不会出现问题，但如果人体因受毒素暴露（如日复一日、年复一年地在早餐时吃吐司，午餐时吃三明治，晚餐时吃意大利面）而持续产生抗体（在本案例中为 α-麦醇溶蛋白抗体），情况就不一样了。持续产生的抗体会不断地"搞破坏"，导致组织持续受损。为了清除受损的细胞，免疫系统又会针对受损组织产生自身抗体。局部性自身免疫反应将愈演愈烈，这不仅会导致各种症状，而且最终可能会出现全身性自身免疫反应。

以下虽然只是理论数字，但我希望借此阐明一些道理：假如你是一个对麸质敏感的少年，而且每天多次进食含麸质食物，那么你每天会在不经意间杀死总数为 2000 万个脑细胞中的 500 个。500 相对于 2000 万来说的确不值一提，但如果这种情况每天上演一遍，那么你会在一周之内损失 3 500 个脑细胞（当然，这与 2000 万相比仍然微不足道）。然而，如果以年为单位进行计算，将每周损失的 3 500 个脑细胞乘以 52 周，你会在一年之内损失 18.2 万个脑细胞。20 年后，你损失的脑细胞将高达 364 万个。换言之，你在 30 多岁时就已经失去了 18.2% 的脑细胞，这几乎占脑细胞总数的 1/5。缺少了这些脑细胞，你的大脑功能势必受损，可能表现为思维能力下降、睡眠减少、对情绪变化的适应能力减弱或焦虑加重等。虽然人体会不断生成新的脑细胞，但如果摄入麸质或受环境毒素暴露导致你损失的脑细胞超出了正常水平，那么脑细胞的受损速度会超过再生速度，就会导致大脑功能低下，这也是你年纪轻轻就忘记了钥匙放在何处的原因。

早在 1997 年，我就进行过一项研究，研究对象为我的 316 名患者，他们的年龄为 2 ~ 92 岁。我对他们做了一项极为复杂的血液检查，筛查了各种抗体，包括针对小麦、乳制品、玉米、大豆和鸡蛋的抗体，以及针对大脑组织的自身抗体。通过这项研究我有了惊人的发现：在小麦抗体水平升高的受试者中有 26% 的人的小脑自身抗体水平也升高了。这表明他们已经进入了自身免疫性疾病谱，存在患共济失调（由于小脑、大脑、本体感觉和前庭功能障碍导致的运动不协调）的风险。此外，22% 的受试者体内的髓鞘碱性蛋白抗体水平升高了。髓鞘碱性蛋白是一种对神经有保护作用的薄膜状包覆结构。髓鞘碱性蛋白抗体水平升高是多发性硬化症（同样是一种自身免疫性疾病）的主要发病原因。显然，对于约 26% 的受试者而言，脑部是他们的薄弱环节，并且已经受到小麦抗体水平升高的影响。

小脑是控制肌肉运动与身体协调性的器官。有多少 70 岁以上的老人仍能轻松地上下楼梯？很少！而小脑功能受损正是原因所在。老年人无法行动自如的原因并不在于肌肉，而在于脑部，尤其是调节运动功能的小脑。老年人走路时总是小心翼翼，这通常是由于多年来他们的小脑不断受高水平自身抗体的攻击而出现了损伤、发生了萎缩。小脑功能受损是分子拟态（麸质敏感导致脑损伤）产生影响的一个典型例子。

你是否已经进入了自身免疫性疾病谱

你不会一觉醒来突然发现自己的血管堵塞了，或突然发现自己患上了心血管疾病并有心力衰竭的危险。健康状况的恶化通常是一个缓慢的过程。自身免疫机制缓慢地将"残渣"沉积到血管壁上，久而久之才会导致血管堵塞。同样，你也不会一夜之间患上阿尔茨海默病。和心血管疾病一样，阿尔茨海默病也是数十年累积的结果。在患上严重的大脑功能障碍并最终确诊之前一般会经历多个阶段。自身免疫及其所有相关疾病都会随着时间的流逝而恶化。疾病一般"起于微末"，历经数年才"终成大患"。

正如前文所述，人体内都有正常水平的抗体（包括自身抗体），以保护我们免受威胁，并清除受损细胞。但如果自身抗体水平过高，体内损失的细胞数量就会大于再生的细胞数量，于是器官功能退化便开始了。当这种情况发生时，虽然还没有出现症状，但是你已经进入了自身免疫性疾病谱。一旦某个器官或组织损失了大量细胞，那么该器官或组织就无法正常工作了。随着自身免疫机制的持续作用，该器官或组织的功能障碍会继续恶化，直到最终出现严重症状，迫使你就医。如果得不到正确的治疗，你最终会被诊断为自身免疫性疾病，这表明你的自身免疫性疾病已经比较严重了。

一个人是否已经被列入自身免疫性疾病谱，可以通过抗体水平检测来确定（详见第二章）。需要注意的是，即使只是抗体水平的轻微升高，有些人也会表现出明显症状；而另一些人即使抗体水平极高，也可能不会出现任何症状，但这两种人均已进入了自身免疫性疾病谱。因此，我们不应将症状作为自身免疫反应的判断标准。只要抗体水平升高就有可能导致组织功能退化和病情恶化。不幸的是，免疫系统在保护我们不受环境毒素影响的同时，使大多数人都走向了自身免疫性疾病谱的一个危险极端。

那么，确认自己是否被列入自身免疫性疾病谱的最佳时机是什么时候呢？是等器官出现严重的损伤而使身体出现明显的症状时再采取措施，还是在损伤未严重到需要医疗救助时就设法发现组织功能早期退化的迹象？答案当然是后者。对于大脑来说，我认为这种迹象并不难发现。大脑的自身免疫反应早期一般表现为多种令人困扰的症状，如焦虑、抑郁、健忘和疲劳等，而晚期则会演变为多种致死性或严重影响日常生活的疾病，如多发性硬化症、帕金森病和阿尔茨海默病等。

我们都希望拥有完全健康的大脑。本书想要传达的理念是，我们不仅可以延缓大脑功能的退化，还可以使脑细胞再生，有助于大脑重获健康。当然，这需要你了解并实施下列方案：当你处于湍急的"水流"中时，应穿好"救生衣"，离开"水潭"，然后逆流而上，找到免疫系统为保护你而想要攻击的真正对象。

随着年龄的增长，大脑的运行速度会逐渐变慢。20岁以后，大脑处理信息的时间每年都会延长7～10毫秒，这种处理速度的变慢会影响人的记忆力和注意力。但是，仍有不少老年人能成功学会新的语言。因此，如果你的大脑功能已退化到出现明显症状的程度，甚至大脑功能障碍已经影响到了你的生活，那么你极有可能已经进入了自身免疫性疾病谱。

你可以通过第五章介绍的抗体检测来确定自己的预测指标（表明你当前患某种疾病的风险程度）是否为阳性，以及组织功能被破坏到足以使该疾病被确诊的程度所需的大致时间。我们将这种预测能力视为预测性自身免疫科学研究的重要内容之一。尽管我从2007年就开始阅读相关研究论文，并与功能医学从业人员讨论该问题，但传统医学在该领域的研究尚处于起步阶段。自身免疫性疾病研究如今已被视为免疫学的一个分支，医生对自身免疫学的关注度也越来越高。[6]

某些反复出现的症状，如疲劳、精力不足、记忆力减退或情绪变化，可能是免疫系统发出的信号，提醒我们身体的某些方面已经失衡，如你已经"中毒"，而体内的"武装部队"正在试图保护你，在你发病之前这些脑部症状就会出现。最初你可能只有轻微的疲劳感，但仍能强打精神继续工作。随着这种症状的逐渐加重，最终你将彻底无法正常工作，甚至无法起床。

大脑是重中之重

脑部疾病非常令人恐惧。许多人可能都听说过心脏病患者在心脏病发作之后，通过改变饮食习惯和运动锻炼而重获健康的故事，或者癌症患者康复的故事，但很少有人听说脑部疾病患者的病情停止恶化甚至好转。但脑部疾病并非完全不可逆转。下文会带你了解戴尔·布来得森博士所做的卓越贡献，他向人们传授了功能医学人员预防和逆转认知功能下降及阿尔茨海默病的方法。是的，你没有看错，阿尔茨海默病是能够预防和逆转的。我们目前已经了解到，阿尔茨海默病这种自身免疫性疾病的病情发展能够得以终止，在很多情况下甚至可以康复。

在对自身免疫反应有了充分的了解之后，你就可以进行下一步了。本章的目的是让你对自身免疫影响大脑的方式有一个整体的了解。我认为，掌握更多这方面的知识对你大有裨益，如果你想了解更多的细节，可以参阅我的第一部著作《免疫革命》。

你会在下一章学到有关大脑结构和功能的知识，从而准确理解自己为什么出现某一症状，以及这一症状与自身的饮食习惯、化学毒素暴露甚至生活方式之间的关系。逐一消除这些因素就像棒球球员持续累积安打赢得比赛一样，最终将你体内出现自身免疫反应的可能性降到最低。本书第二部分给出的具体建议有助于你恢复健康。

第一周行动方案：学会倾听身体的“语言”

你需要学会关注和倾听身体发出的信息，因为身体从不撒谎。有人熟稔法语和英语，有人能听懂西班牙语，但很少有人能理解身体的“语言”。这也是本书的目标之一：教你学会倾听身体的“语言”——身体发出的信号，从而在各种变化演变为对身体的危害前就注意到它们。即使你的症状十分轻微——只是让你心烦而尚未严重影响你的日常生活，你也要认真对待。

你是否注意到自己身上出现过以下情形或问题？请回答以下问题，其症状覆盖范围较为广泛，从早期的思维障碍到严重的功能障碍，都值得警惕。

· 你是否会忘记熟悉的物品放在哪里，比如钥匙？

· 你是否会忘记熟人的名字？

· 你是否曾经走进一个房间却突然忘了为什么要进来？

· 你是否会在熟悉的地方迷路？

· 你的家人或同事是否注意到你的状态不佳？

· 你身边的人是否注意到你说话时会想不起来某些词汇或名称？

· 你在读完一篇文章后是否很难记住其中的内容？

· 你是否很难记住新朋友的名字？

· 你是否丢过某些贵重的东西或忘记过某些重要的事情？

· 你是否接受过注意力集中程度测试？

· 你是否发现自己有轻度或中度焦虑？

第二章

脑漏

设想一下，你正在厨房做饭，这道美食你已经做过上千次了，所以对它的色、香、味已经再熟悉不过，但这次你却发现它并不像之前那样香气扑鼻。于是，你调整了调味料的比例，但结果于事无补。你开始怀疑自己是不是年纪大了而导致嗅觉出现了问题。在去医院看病时，你将自己的"嗅觉问题"告诉了医生。医生粗略检查了一下，告诉你一切正常。如果这位医生比较负责，他可能会将你转诊至耳鼻喉科专家那里。但经过检查，耳鼻喉科专家同样没有发现什么问题。

感觉有些东西闻起来和以前不一样了，其实是身体在向你发出一种警示信号。事实上，上述两位医生的结论都是正确的，你的鼻子的确没有什么问题，其他部位可能出现了更严重的问题，因为嗅觉丧失是由大脑功能退化引起的。这就像汽车仪表盘上的水温表，旨在提醒你在"红灯亮起"前检查汽车的状况。

最新研究表明，在未来 5 年内，70 岁以上的嗅觉丧失患者的全因死亡的风险比普通人高 48%。[1] 与血液检查结果一样，嗅觉丧失也是一种生物学指标，能够揭示"潜在的生理或病理过程"。其实，你的大脑功能在嗅觉丧失之前很多年便开始缓慢而持续地。换句话说，这种生物学指标的异常在疾病被确诊前就已经出现了。嗅觉皮质区与大脑中受帕金森病和阿尔茨海默病影响的区域——黑质区有关。嗅觉丧失当然是不正常的表现，但这种现象却很常见。这只是我可以选择的数千个例子中的一个，它体现了大脑对身体功能的影响。

好消息是，2017 年的一项研究发现，虽然一些受试者生前已经具有阿尔茨海默病生物学指标并丧失嗅觉，但由于他们保持了良好的整体健康状况，因此生前并未患阿尔茨海默病。[2] 因此，我认为"当你身体得到了修复时，大脑也会得到修复"。

为了理解大脑和身体其他部位之间的深层次联系，你还需要学习一些相关基础知识，包括大脑的解剖结构、运作方式以及各种生物学指标。基于这些知识，你就能够在身体的微小失衡演变为疾病之前对大脑功能进行自测。如果你不希望随着年龄的增长而罹患各种脑部疾病，这些知识必须烂熟于心。

大脑的解剖结构

人脑由大脑、小脑和脑干 3 个部分构成，如图 2-1 所示。大脑是体积最大的部分，也是使人产生思维的器官。当提到人脑时，我们一般想到的便是大脑。大脑表面具有一种灰质，即大脑皮质。大脑表面还有很多沟回，这些沟回使大脑能够在相对狭小的空间内拥有更大的表面积。

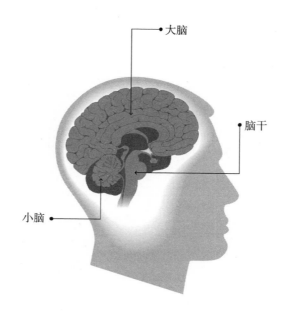

图 2-1　人脑结构图

大脑在记忆、注意、认知、思维、语言和意识方面起关键作用，人类正是凭借大脑成了地球上的顶级物种。小脑是位于大脑后下方的一个球状组织，负责解码感觉信息（如人类的触觉和平衡感信息），并将其与肌肉运动整合起来以协调人的整体运动。小脑发出的信息使人类能够完成诸如身体的弯曲、扭曲等动作。一位护林员曾告诉我，人类可以绕过山坡，而熊只能跑上跑下（当你遭遇熊时就知道这条知识有多么重要了）。脑干是大脑和脊髓的连接部分，负责控制心率、血压、呼吸等。

汤姆博士居家测试生物学指标

可参照以下方法检测自己的小脑功能：竖直站立，提起右膝至胸部，并保持该姿势 10 秒。然后换到另一侧，提起左膝至胸部，并保持该姿势 10 秒。闭上眼睛，再次尝试上述提膝动作。

在完成上述动作的过程中，你的身体是否能保持平衡？不少人在闭上眼睛之后就失去了平衡能力，有些人甚至睁着眼睛也无法保持平衡。如果不能保持平衡，说明你的小脑可能出现了问题，其中一个原因可能是长期的自身免疫所致。为了证实你的猜测，可以要求医生为你做小脑抗体血液检测。

大脑下方有几个小结构，形成了边缘系统。边缘系统是大脑中最原始的部分，负责控制人类的情绪（包括恐惧、愤怒和快乐）和动机。边缘系统的某些部分还参与记忆的创建与维持。其中，杏仁核负责决定记忆在大脑中存储的方式和位置；海马体是存储短期记忆的场所，也是阿尔茨海默病主要影响的脑部区域之一。

汤姆博士居家测试生物学指标

闭上眼睛，试着回忆：昨天中午你吃了什么？昨天晚上你几点睡觉的？上周一晚上你做了什么？你上次忘记钥匙在哪里或汽车的停放位置在什么地方？

如果你记不住这些，你的大脑可能已经受到自身免疫的影响而出现了炎症。如欲了解更多有关大脑自身免疫检测的信息，请参阅第五章。

丘脑将信息从脊髓传输到大脑。下丘脑控制着情绪、饮食和睡眠。

对以上概念的把握有助于我们在下一章理解肠道菌群如何对大脑的不同区域造成影响。例如，肠道菌群失调会导致情绪失控、睡眠质量差和短期记忆力减退等问题（更多信息见下文）。

大脑是中枢神经系统的最高级部分，而构成神经系统的基本单位是神经元。神经元是专门向其他神经细胞、肌肉细胞或腺体细胞传递信息的细胞。大脑中约有1 000亿个神经元，老化受损的神经元会被新的神经元代替。神经元通过递质或大脑激素来处理和传递信息。神经系统的任何部分发生损伤都会限制或阻断神经元中的信息从一个细胞传递至另一个细胞。这一点对于理解下一章讲述的可增强神经递质信息传递的食物十分重要。

神经被包在髓鞘中。作为神经的绝缘屏障，髓鞘的作用与电线的塑胶外皮相似：帮助神经维持电信号的稳定，直到信号传递到下一根神经为止。以电池、电线和车灯之间的关系为例，如果你将部分绝缘层去掉，电线的金属部分便裸露在外。如果裸露的电线接触到车架，车灯就会忽明忽暗。电线本身并没有断，车灯本身也没有问题，车灯的闪烁是由电线未绝缘造成的。如果大脑也出现了类似的情况，说明你已经进入了多发性硬化症的疾病谱。因此，对髓鞘碱性蛋白和髓鞘少突胶质细胞糖蛋白抗体进行检测非常重要。通过这些检测，可以尽早确定神经绝缘机制被破坏的原因。如果相关指标升高，说明你已经进入了自身免疫性疾病谱，如果不及时采取措施，最终可能患上多发性硬化症。

大脑被脑脊液、血液和血管包围着，脑脊液和血液不断滋养着大脑。大脑内的血管会延伸到每个神经元。如果将这些血管首尾相连，它们的总长度可达640千米。[3] 其中有些血管非常细，只允许一个红细胞通过。血液一刻不停地在人体内循环，从手指或脚趾尖到头部，血液无处不在。脑部的血液供应量占人体总循环血量的20% ~ 25%。血液高度集中在脑部是必要的，因为大脑的工作非常繁忙，耗能较高。

突破血脑屏障

突破血脑屏障是我们需要关注的另一个主题，也是本书最重要的内容之一。虽然本书的研究对象是大脑，但需要从肠道讲起（大脑和肠道的关系详见下一章）。血液中含有的物质由我们吸入的空气、通过皮肤吸收的物质及摄入的食物决定。食物要在消化道中被分解、消化和吸收，对人体有益的营养物质才会进入血液循环，并随之到达身体各处。同时，消化系统还会阻止未完全消化的食物、毒素等进入血液。小肠的上皮层是阻止这些物质进入血液的屏障，其功能与滤网相似，只有极小的分子才能进入血液。

汤姆博士居家测试生物学指标

　　你是否感到手、脚、脸颊或舌头麻木、刺痛？你是否有一条腿偶尔感到无力？如果你存在上述情况，说明你可能存在神经退行性病变（腿部无力可能意味着大脑到身体组织的神经通路出现了中断），也可能是多发性硬化症的早期症状。再次强调一下，髓磷脂碱性蛋白（MBP）抗体和髓鞘少突胶质细胞糖蛋白（MOG）抗体检测是重要的筛查手段。

　　与小肠上皮层极为相似的是脑部也有这样的滤网，即血脑屏障，其主要作用是阻止血液中的大分子物质进入脑部。为了阻止大分子物质进入，脑部的这层滤网甚至比肠道的还要细密。就像肠黏膜屏障被撕裂会导致肠漏一样，血脑屏障被撕裂则会导致脑漏。

　　可导致脑漏的原因有很多，尤其是头部受伤时。当你出现脑震荡时，滤网会被撕裂。有时甚至是一些反复出现的微小创伤（设想一下，如果足球运动员每周训练3天、4天甚至5天，头部每天被撞击20次、30次甚至是50次会发生什么）也可能造成脑漏。有时即使头没有被撞，血脑屏障也会受损（婴儿摇晃综合征就是一个例子）。过度运动是另一个原因。[4]所以，我认为长期坚持铁人三项赛和马拉松之类的耐力项目训练有可能会对身体产生负面影响。我早年参加过马拉松比赛，所以在写作本书时，我明白为什么跑步者有时将跑步称为冲击性运动，因为跑步过度确实会给身体带来很大损伤。不过适量的运动有益于大脑功能，能使血脑屏障变得更加致密，甚至能够防止血液中的肿瘤细胞进入大脑。[5]因此，把握适度的运动量非常重要。

　　免疫系统产生的抗体会引发炎症，而炎症会保护大脑免受食物大分子的侵害。最"臭名昭著"的食物是小麦和乳制品，其中的大分子可造成血脑屏障损伤。[6]事实上，包括细菌、病毒在内的可引发炎症的多种因素都能破坏血脑屏障。蛋白质（如面包的酥皮和焦糖布丁的表面）处于糖中或被高温加热，也会使组织变脆，生成一种名为晚期糖基化终末产物（AGEs）的新分子，这种物质同样会撕裂肠黏膜屏障和血脑屏障，造成肠漏和脑漏。[7]明白这一点很重要，因为每次吃烤肉时，那些焦黑的外层都可能导致你的血脑屏障出现小的损伤。

受损的血脑屏障通常会在 4 小时内愈合。[8]但如果血脑屏障反复受损，来不及愈合，就会使大分子物质穿过血脑屏障，进入脆弱的脑组织，使脑组织中的胶质细胞过度活跃。为了保护脑组织，这些胶质细胞会不断发射"炮弹"，造成大量正常的脑细胞受损。脑细胞受损后，免疫系统会产生抗体以清除这些受损细胞，以及此前通过血脑屏障的大分子物质。这两种抗体比允许通过血脑屏障的物质要大得多。因此，当你的血脑屏障的抗体水平升高时，大脑中的炎症级联反应可能正在加剧，从而使你的脑组织功能出现问题。

只需做一项简单的血液检测就能确定自己是否存在脑漏。急诊中用于检测血脑屏障严重受损的两种生物指标为 S100B 蛋白[9]和神经元特异性烯醇化酶（NSE）。[10]如果这两项指标升高，说明 S100B 蛋白和 NSE 正在渗入血液。如果血液中的 S100B 蛋白和（或）NSE 水平长期居高不下（如你经常踢足球或者打橄榄球），你的身体便会产生针对性抗体，以清除多余的部分。S100B 蛋白抗体和 NSE 抗体水平升高是血脑屏障受损的显著标志，这两种抗体是检测各种原因（不限于身体创伤）导致的血脑屏障损伤的有效生物指标。检出 S100B 蛋白抗体和 NSE 抗体，说明血脑屏障已经被破坏并有大分子物质进入脑部。大分子物质会激活脑部的免疫反应，引发炎症，并最终导致脑雾、健忘、注意缺陷多动障碍、癫痫、焦虑、抑郁、精神分裂或双相情感障碍，这些病症可能会进一步发展为帕金森病、多发性硬化症和阿尔茨海默病。

一旦出现脑漏，大脑中的任何组织功能都可能受到影响。你的生活方式、接触过的毒素、毒素沉积的位置以及基因决定了你的薄弱环节，即容易患病之处。分子拟态出现在不同的位置，你的病症就会有不同的表现。例如，如果小麦的 A–A–B–C–D 序列与你的小脑组织的结构类似，你的小脑抗体水平就会升高，从而对小脑组织功能造成破坏，最终导致小脑功能退化（比如上下楼梯时无法一次跨两级台阶）。[11]如果乳制品的 A–A–B–C–D 序列与髓鞘的结构类似，你体内的髓鞘抗体水平就可能升高，抗体会破坏髓鞘组织功能，导致髓鞘功能退化（造成麻木和刺痛），最终演变为多发性硬化症。如果分子拟态的对象是化学毒素，比如双酚 A（塑料瓶、塑料包装、塑料储藏容器和咖啡杯的盖子等物品中含有该物质），那么抗体便可能出现在你的脑部。[12] 如果分子拟态的对象是玉米、番茄、菠菜或大豆，人体会针对大脑和眼睛的神经细胞产生高水平的抗体，称为水通道蛋白 –4，这种抗体将导致脑功能障碍和视力问题。[13]

大多数慢性脑功能障碍的发生机制非常相似：患者出现脑漏后，毒素刺激免疫系统做出保护性反应（针对该物质的抗体升高），而人体内的某些组织的结构与毒素极为相似，因此成为抗体的攻击对象。如果攻击持续的时间较长，被攻击的组织便无法正常运作，从而出现各种症状。起初症状通常比较轻微，但会逐步恶化。

无论是孩子的注意缺陷多动障碍、老人的失忆症，还是中年人大脑的长期疲劳状态，只有解决了上述问题，大脑功能才能得到改善。明确导致你跌入"水潭"的原因是解决问题的第一步。换言之，你需要确定影响分子拟态的物质是汞、麸质、乳制品，还是空气中的有害物质。是什么在你体内累积并导致大脑产生了炎症？

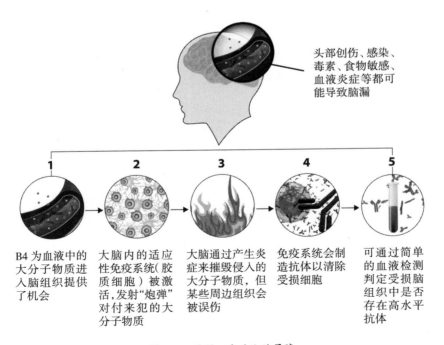

图 2-2　脑漏：突破血脑屏障

为了避免仅针对症状而服药的不理智行为，在确定已存在脑漏后，按照本书中的方案营造促进血脑屏障修复的环境，防止各种毒素继续侵入脑部，并消除炎症级联反应，这是逆转阿尔茨海默病等大脑退行性疾病的基本原则。确定触发因素，并采取措施消除触发因素，为神经再生创造适宜的环境，是恢复大脑健康的正确途径。

灌注不足

心脏功能对大脑具有深远的影响。我们知道，心脏向大脑发出的信号比大脑向心脏发出的信号多，这些信号负责调节进出大脑的血流量。设想一下，有两条从颈部通往大脑的"水管"，那便是你的颈动脉，这两条"水管"与向整个大脑输送血液的"洒水器"相连，草坪需要浇水才能长出茂盛的绿草，人的大脑同样需要"浇水"才能有效地发挥功能。可以说，大脑中血液的流量和质量决定了其运行状况。

血流量不足又称为灌注不足或低灌注。大脑血流量不足会导致脑漏。[14] 血流量不足的大脑会产生炎症，大脑的神经组织功能也会受到破坏。此时，神经元之间传递的信息可能丢失，从而出现大脑功能障碍。大脑后部的血流量不足可能导致癫痫发作，而大脑前部的血流量不足则可能导致抑郁或焦虑。

英国医学委员会《儿科学杂志》（*Pediatrics*）2009 年刊登的一篇论文指出，大脑血流量不足与儿童自闭症之间存在关联。研究人员通过单光子发射计算机断层显像（SPECT）观察了自闭症患儿大脑的血流情况。他们发现，75% 的自闭症患儿大脑血流量不足，而且涉及的脑区不同，症状表现各异：丘脑低灌注表现为行为的重复；右颞叶低灌注表现为对"一致性"的过分渴望，如坚持穿同一件衬衫，或者每次洗澡时都坚持使用特定的浴室；左颞叶低灌注通常表现为社交障碍。这些大脑灌注不足导致的儿童自闭症行为也较为严重。[16]

汤姆博士提示

人在灌注不足时会有什么感觉

以下是灌注不足的一个典型例子：如果你跷二郎腿坐 3 个小时，然后准备站起来跑，你会发现自己根本动不了，因为你的一条腿血液供应不足。

如果你让对麸质敏感的孩子早餐时吃吐司，那么他同样无法正常学习，因为脑灌注不足影响了其大脑功能的正常运行。因此，在坚持 6 个月无麸质饮食后，所有被诊断为注意缺陷多动障碍的乳糜泻儿童的 12 种症状均得到了显著改善。注意缺陷多动障碍的表现包括注意力不集中、频繁打断别人说话、回答问题时不假思索、无法久坐不动等。[15]

麸质敏感造成的主要症状是脑功能障碍。现在人们已经了解到，这种功能障碍的主要原因是脑灌注不足（研究发现，有 73% 的乳糜泻患者存在脑灌注不足问题）。患其他疾病的人就没那么幸运了，他们甚至无法确切得知自己患病的根源，因为他们的薄弱环节（症状发生的部位）是身体的其他组织。

如果你希望了解灌注不足的原因，只需看看前文中我们讨论的"嫌疑对象"即可。例如，麸质敏感会导致全脑灌注不足，73% 的乳糜泻患者存在脑灌注不足问题。在大脑的全部 12 个区域中，乳糜泻患者平均有 4 个区域存在灌注不足问题。换言之，有 1/3 的大脑区域处于饥饿状态，无法获得足够的氧气、葡萄糖和氨基酸而导致运转不佳。一项针对乳糜泻患者的研究发现，在坚持无麸质饮食一年后，几乎所有患者的脑灌注量均恢复了正常，大脑功能障碍的症状也消失了。[17]患者的免疫系统不再产生针对麸质的抗体，炎症消失了。

除了麸质敏感，以下因素也能引起脑灌注不足：[18]

· 过敏性休克

· 献血

· 脱水

· 抑郁

· 糖尿病

· 腹泻

· 使用利尿剂

· 压力

· 疲劳

- 恐惧

- 头部创伤

- 心脏功能障碍

- 使用部分心脏病药物

- 大出血

- 病理性黄疸

- 长期卧床

- 严重烧伤

- 毒蛇咬伤

- 部分手术

- 中毒性休克综合征

新表位[①]：自身免疫的早期识别

刺激大脑免疫系统并引发自身免疫级联反应的一个常见因素是新表位的产生。当外来物质与人体组织结合形成新的化合物时，新表位就产生了。

下面我们来看一个例子。炎炎夏日，你口渴难耐，从车里拿出水瓶，猛喝了几大口，但你马上感觉到水的味道不对，有一股塑料味。这股味道很可能是塑料瓶本身含有的化学毒素（双酚A）在高温下溶入水中造成的。

双酚A是一种臭名昭著的毒素，可在体内累积。目前，双酚A广泛应用于产品制造领域，出现在很多产品中，包括塑料食品容器、儿童玩具、婴儿奶嘴、医疗用品、锡罐内涂层、咖啡杯（盖）、热敏纸等。双酚A可与人体内的蛋白质结合，形成一种新表位。这种新表位对我们的身体来说是一种新的"毒素"。双酚A还是一种内分泌干扰物，对胎儿、儿童和成人健康均有影响。研究发现，双酚A能够与雌激素和睾酮的受体结合，产生一种新表位，从而严重影响这两种激素功能的发挥：男性通常表现为睾酮水平低下、勃起功能障碍、精子数量低、不育；女性则表现为雌激素水平低下（或升高）、黄体酮水平低下（或升高）、骨质疏松、乳腺

---

① 编者注：表位指抗原分子中被相应抗体或抗原受体识别的特定部位。多数蛋白质抗原具有多个表位，可分别被B细胞受体（或Ab）和T细胞受体识别。

癌等由激素诱发的癌症。

汤姆博士提示

凝集素

未被完全消化的小麦等食物中含有的肽属于一种凝集素。凝集素之所以臭名昭著是因为它可以与人体组织结合，形成新表位。凝集素是麸质敏感激发自身免疫机制的罪魁祸首。

麦胶蛋白–谷氨酰胺转氨酶复合物（或称麦胶蛋白–谷氨酰胺转氨酶新表位）是目前研究较多的新表位之一。麦胶蛋白–谷氨酰胺转氨酶复合物抗体水平升高会导致人患乳糜泻。研究表明，麦胶蛋白–谷氨酰胺转氨酶复合物是非乳糜泻麸质敏感的最早指标，它的出现表明你可能正在向乳糜泻方向转变。一般来说，从检出麦胶蛋白–谷氨酰胺转氨酶复合物到最终确诊为乳糜泻需要 7 年。[19] 这种麦胶蛋白–谷氨酰胺转氨酶新表位是麸质相关疾病的主要诱因。

未完全消化的部分食物中含有的肽可以与人体组织结合，形成各种新表位。例如，小麦、大豆、花生、扁豆、蘑菇、土豆、芸豆及刀豆中的植物凝集素经常在全身不同组织中形成新表位。[20] 表 2–1 展示了常见凝集素与人体组织的结合情况。这种新表位并非人体的一部分，因此免疫系统会将其视为外来威胁，并产生抗体来攻击它们：当花生凝集素黏附在前列腺细胞上时，免疫系统可能针对前列腺细胞产生抗体；当它黏附在乳腺细胞上时，免疫系统可能针对乳腺细胞产生抗体。类似的情形也会出现在垂体、眼睛、肌肉、肝脏等器官或组织上。抗体攻击组织并因此产生炎症，最终导致症状的出现。如果你继续食用相关食物，将持续产生新表位，免疫系统将会持续制造相关抗体。于是，身体内出现炎症级联反应，造成组织功能障碍，进而使你出现各种症状，并最终患病。

表 2-1 可与人体组织结合形成新表位的常见凝集素

结合部位	WGA	SBA	PNA	LA	MA	TA	PA	POT.A	KBA+JBA
皮肤	✓	✓	✓	✓				✓	✓
鼻黏膜和咽底	✓								
口腔黏膜	✓	✓	✓	✓					
胃壁细胞		✓	✓			✓			
小肠黏膜	✓	✓				✓			✓
大肠黏膜	✓			✓					
结缔组织	✓			✓			✓		
甲状腺	✓	✓		✓				✓	✓
软骨	✓	✓	✓						
肝脏	✓	✓	✓						✓
胰腺	✓				✓				✓
肾脏	✓			✓				✓	✓
前列腺	✓		✓	✓					
骨骼肌	✓	✓	✓				✓		
心肌	✓	✓							
乳房	✓	✓	✓						
垂体			✓						
眼睛	✓	✓	✓				✓		✓
大脑	✓			✓					✓

注：WGA 为小麦胚芽凝集素；SBA 为大豆凝集素；PNA 为花生凝集素；LA 为扁豆凝集素；MA 为蘑菇凝集素；TA 为西红柿凝集素；PA 为豌豆凝集素；POT.A 为马铃薯凝集素；KBA 为芸豆凝集素；JBA 为刀豆凝集素。

脂多糖

动脉粥样硬化会堵塞血管，降低心肌血流灌注。低密度脂蛋白胆固醇会参与这一过程。其实，免疫系统在其中也扮演了重要角色。相信不少人都听说过，低密度脂蛋白胆固醇是一种"坏"胆固醇，但事实并非如此，只有氧化型的低密度脂蛋白胆固醇才是"坏"胆固醇。低密度脂蛋白胆固醇是机体合成甲状腺激素、雌激素、黄体酮、5- 羟色胺、皮质醇的原料。肝脏之所以合成低密度脂蛋白胆固醇，是为制造激素提供原料，以满足人体的激素需求。大多数他汀类药物均通过抑制肝脏合成低密度脂蛋白胆固醇来降低血胆固醇浓度。但由于低密度脂蛋白胆固醇在人体中具有重要作用，因此，通过服用他汀类药物降脂并非明智之举。

汤姆博士提示

脂多糖

脂多糖是一种细菌内毒素。脂多糖、EB 病毒（人类疱疹病毒 4 型）和单纯疱疹病毒等都可以与组织结合形成新表位。目前，我们可以通过一项简单的血液检测来测定脂多糖，进而帮助我们明确存在的问题。因此，你可以要求医生为你检测体内的脂多糖情况。

前面说的只是低密度脂蛋白胆固醇的积极作用之一。低密度脂蛋白胆固醇的另一个积极作用体现在与脂多糖的结合上。以肠道为例，脂多糖本来不应该进入血液，但对于肠漏患者来说，脂多糖经常进入血液。[21] 低密度脂蛋白胆固醇的关键作用之一是可以与脂多糖结合，并通过形成新表位来降低脂多糖的危害。有时候，低密度脂蛋白胆固醇水平的升高是为了保护人体免受脂多糖的侵害。但是，大多数医生尚未意识到这一点。

当低密度脂蛋白胆固醇 – 脂多糖新表位黏附并试图渗透到血管壁内时，为了保护人体不受侵害，免疫系统会制造抗体对其进行攻击。此时，人体内会出现一种被称为氧化型低密度脂蛋白胆固醇的物质，这是一种有害的胆固醇。这种保护机制引发的炎症会导致泡沫细胞的形成，泡沫细胞会在血管壁内积聚，导致血管膨胀，[22] 进而造成血管堵塞，血流量减少。随着血管堵塞的加剧，动脉会变得更加僵硬，心脏需要更大的压力才能将血液泵出。于是，高血压便出现了。某一天你量血压后，医生可能告诉你，你需要服用降压药了。所以，你应该明白，低密度脂蛋白胆固醇本身对身体无害，它的出现是为了保护你，真正的罪魁祸首是血液中存在的大量脂多糖。许多功能医学从业人员正是通过降低血液中的脂多糖水平来减少或最终消除患者对降压药的需求的。

脂多糖的危害较大，因为穿过肠壁进入血液中的脂多糖被称为内毒素，即人体内部的毒素。在应对内毒素时，整个免疫系统都会发生反应，导致出现全身性炎症。如果血液中的脂多糖水平过高就会引发脓毒血症，这是一种致命的毒素反应，可造成组织功能损伤、器官衰竭甚至死亡。

汤姆博士提示

脓毒血症的识别方法

出现以下症状之一，可能提示你已经出现了脓毒血症：

· 寒战、发热或发冷；

· 极度疼痛或全身不适；

· 皮肤苍白或肤色不正常；

· 嗜睡、难以唤醒、神志不清；

· 感觉自己快要死了；

· 上楼梯或上坡时呼吸短促。

如果你（通过观察上述症状指标）感觉自己得了脓毒血症，请立即就医，并告知医生："我可能得了全身性细菌感染。"

脂多糖引发的脓毒血症夺走了我母亲的生命，我不希望类似的情况再出现在他人身上。脂多糖会以一种独特而令人意想不到的方式进入血液，图 2-3 说明了其进入血液后对人体的影响。脂多糖还与牙齿疾病有关。在 2013 年的一项研究中，研究人员发现牙齿接受过根管治疗的受试者的脂多糖血液检测结果全部呈阳性。[23]

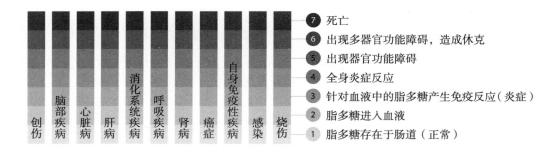

图 2-3 脂多糖进入血液后对人体的影响

　　肠道中的脂多糖对人体健康几乎不构成威胁，一般可以通过排便而排出体外。通过肠道进入血液的脂多糖越多，炎症反应就越严重，进而引起组织损伤、组织功能障碍和器官功能障碍，甚至导致死亡。

　　脂多糖的转移速度较快，它对人体的危害首先从身体的薄弱环节开始，然后扩散至全身，如果不采取措施加以控制，最终会造成多器官功能障碍。[24]脓毒血症是美国住院患者的主要死亡原因之一，据统计，全美每年有 25.8 万人死于脓毒血症。脓毒血症会对患者的大脑功能造成严重损害，具体症状包括神志不清、出现幻觉和认知功能障碍。这是一场悲剧，几乎总是由脂多糖引发，并由其推动，从肠漏发展为脑漏。[25]

与猕猴有关的研究

　　研究人员喜欢将猕猴作为研究对象，因为它们的肠道特征与人类非常相似。人类还通过对它们的研究制订可行的方案，使艾滋病病毒感染者过上正常的生活。猕猴有多个亚种，它们各具独特的消化特征。与人类一样，有些猕猴比其他猕猴更容易患腹泻。研究人员发现，51% 的豚尾猴存在肠黏膜通透性增加问题，而这一比例在恒河猴中只占 11%。为了找出原因，研究人员对它们的肠黏膜进行了研究。[26]结果发现，豚尾猴存在肠漏，而恒河猴却没有，原因尚不明确。由于存在肠漏，豚尾猴体内存在大量的脂多糖，因此它们的全身性炎症较严重，甚至蔓延到了大脑。

> **汤姆博士居家测试生物学指标**
>
> 　　食物敏感是造成体液潴留的一个极为常见的原因。你是否注意过，你袜子穿几小时后会在腿上留下痕迹，穿内衣身上也会留下痕迹。当然，这可能是袜子或内衣太紧导致的，但这种可能性较小。其实，这更有可能是你吃了会导致体液潴留的食物的标志。为了保护你不受伤害而稀释了这些食物的毒性。穿袜子的印痕是一种生物指标，表明你的身体正在对某些物质做出反应，而致敏食物最有可能引发这种反应。第九章介绍的饮食排除法有助于你找出导致问题出现的致敏食物。

　　豚尾猴无法改变自己的饮食，更不能治愈肠漏，但人类可以。如果能够治愈肠漏，进入血液的脂多糖就会减少，全身性炎症也会随之消失，即修复身体的同时，大脑功能也得到了修复。

关于阿尔茨海默病的新定义

　　阿尔茨海默病的发病机制可以揭示大脑与自身免疫系统之间的关系，对它的讨论将贯穿本书。根据美国阿尔茨海默病协会的定义，阿尔茨海默病是一种特殊的痴呆症，可导致严重影响日常生活的记忆问题、思维问题和行为问题。阿尔茨海默病通常发展缓慢，但其症状会随时间的推移而逐渐加重。阿尔茨海默病早期的常见症状是记忆力和学习能力下降，这是因为该病会影响海马体，即大脑中负责短期记忆的区域。随着病情的加重，患者的症状会日益加剧，包括迷失方向和思维混乱，情绪和行为变化，对家人、朋友和医务人员产生毫无根据的怀疑，说话、吞咽和行走困难等。阿尔茨海默病已成为美国第三大常见致死疾病。目前，美国女性的阿尔茨海默病患病率已经高于乳腺癌。[27]

　　阿尔茨海默病并不是由正常衰老导致的，尽管人们通常认为它是一种老年性疾病，因为大多数阿尔茨海默病患者的年龄在65岁以上，其实还有大约20万名65岁以下的美国人患有阿尔茨海默病。虽然尚未找到阿尔茨海默病的明确病因（也没有已知的药物可以抑制或治愈），但已有数百项研究指出，抗原是导致该病的一大诱因。这些抗原范围非常广泛，如麸质、细菌、疱疹病毒等。它们都会导致出现一个共同的问题——脑漏。[28]

阿尔茨海默病只有通过尸检才能确诊。患者的大脑中通常存在两种病变——斑块和缠结。斑块由一种名为 β-淀粉样蛋白的物质在神经元之间沉积而成；缠结则由神经元纤维增粗、扭曲形成。目前，研究人员尚不清楚斑块和缠结在阿尔茨海默病中究竟扮演什么角色，但大多数研究人员认为，它们阻断了神经细胞间的联系。

你是否还记得电影中，当一栋大楼着火时，上百人排着队将水桶从队尾传到队首的场景？神经元的工作方式与此相似，每个神经元会将从与自身相连的上一个神经元处接收到的信息传递下去。如果有一个人走出队列，那么水桶传递就会出现问题。在大脑功能障碍发生的初期，神经元之间的信息传递能力开始受到影响。对于你来说，可能只会出现一些轻微的症状。例如，你会记不清钥匙放哪儿了。但如果紧挨着的两个人同时走出队列，水桶的传递便几乎不可能进行下去了。此时，大脑中的信息传递停滞，人可能会突然感觉大脑一片空白或反应迟钝。例如，由于对黄灯的反应不够迅速，你可能不小心闯了一次红灯。当更多的神经元被"杀死"，或者当大脑中出现 β-淀粉样蛋白堆积时，神经元之间的信息传递将变得更加困难。此时，你可能会盯着钥匙纳闷："这是干什么用的？"

研究发现，β-淀粉样蛋白不是凭空出现的，它是在免疫系统发挥保护作用时形成的。换句话说，β-淀粉样蛋白是免疫反应的产物。得出该结论的依据是 β-淀粉样蛋白斑块中含有针对各种抗原（脂多糖、未完全消化食物中的有毒肽、病毒等）的抗体，其中常见的一种是针对疱疹病毒的 IgM 抗体。这对你来说意味着什么？如果你得了口唇疱疹，说明你体内携带着疱疹病毒，而免疫系统无法总是成功地抑制该病毒。当免疫系统无法抑制疱疹病毒时，病毒就会扩散到身体表面，于是口唇疱疹就出现了。可能大多数人都携带疱疹病毒，因为我们生活在一个充满病毒的世界里。如果疱疹病毒因免疫系统受损而不受抑制地增殖，就会引起口唇疱疹，而口唇疱疹患者将面临出现脑漏的风险。一旦出现脑漏，疱疹病毒就会进入大脑并激活免疫系统，进而导致 β-淀粉样蛋白斑块出现。[29]

已有 100 多项研究发现 1 型单纯疱疹病毒与阿尔茨海默病之间存在关联，该关联的机制是被激活的免疫系统在试图保护人体时形成了 β-淀粉样蛋白斑块。虽然这是一种不好的后果，但你有必要了解它，只有了解了前因后果才能采取相应的措施。如果阅读本书后，你确定自己存在脑漏，就可以采取措施修复血脑屏障了。此外，你还应该增强自己的免疫系统功能，以预防口唇疱疹等。

戴尔·布来得森博士的研究成果

我的好友戴尔·布来得森博士是国际公认的研究神经退行性变性疾病（包括阿尔茨海默病）发病机制的专家。布来得森曾告诉我，他之前从未想过自己会与患者打交道。但后来他的研究产生了巨大反响，以致他再也无法袖手旁观，而开始帮助患者免受神经退行性变性疾病的折磨。

迄今为止，布来得森共确认了 5 种大脑退行性病变，涉及 50 多种致病机制，比他在 2014 年年初发现的 37 种机制又增加了，正是其中的某些机制引发了阿尔茨海默病患者的炎症和组织功能损伤。他认为，如果能够消除致病因素，阿尔茨海默病的病情是可以被逆转的。虽然他的第一批患者用了 5 年时间才取得显著的认知功能减退的逆转效果，但这无疑是一项重大突破，没有什么比大脑功能的恢复更重要的了。

多种因素都可能导致脑漏。例如，你家中的霉菌可能导致脑漏。在有霉菌的房间里呼吸，霉菌便会随着气流进入身体，进而侵入你的大脑；麸质可能导致脑漏，使麸质分子进入大脑；头部创伤可能导致脑漏，大分子物质先通过泄漏的肠道进入血液，然后抵达大脑；血液中的细菌感染或脂多糖同样可能导致脑漏，使脂多糖进入大脑。在上述情况下，血脑屏障内的免疫系统都会激活神经胶质细胞，这些胶质细胞会发射"炮弹"攻击侵入物，以保护人体不受伤害。β-淀粉样蛋白斑块便是胶质细胞在攻击霉菌、麸质、细菌或病毒时产生的"副产品"。换言之，胶质细胞发射的"炮弹"带来了附带伤害。于是，大脑中的自身免疫反应就出现了。这也凸显了进行大脑抗体水平检测的重要性，因为该检测能够判断你是否存在脑漏，以及你的脑内是否存在髓鞘抗体或小脑抗体。如果你的大脑将要出现损伤，这些生物指标（详见第五章）能起到至关重要的预警作用。根据布来得森博士的理论，大脑损伤会发展为非常严重的脑功能障碍，使你最终患上阿尔茨海默病，而且这是一个渐进的过程。

我们必须从功能医学的角度来探究所有潜在因素对大脑的影响。室内潮湿的气味可能是由霉菌造成的，当你度假回家后是否会开窗通风？你对麸质或乳制品敏感吗？你每晚至少睡 7 ～ 8 个小时吗？你每天都锻炼身体吗？

在布来得森博士 2014 年发表的第一项研究中，他在 5 年内使 90% 的参与研究的阿尔茨海默病患者的病情得到了逆转。这些人有的回归家庭，有的重新回到了工作岗位。研究发表后又过了 3 年，他所治疗的患者中共有 100 多人的病情实现了类似的逆转。

布来得森博士的所有研究均是针对那些已经患上认知功能减退和阿尔茨海默病的人，这些人曾经从瀑布上方跌入了自身免疫的深渊。他们取得成功的关键在于减轻了大脑炎症，并避免了不必要的抗体产生。布来得森博士的成就有效证明了消除炎症并使大脑自愈的益处。其实，你可以更早地采取措施，而无须等到认知功能减退才开始行动。通过适当的检测，你可以在症状出现的早期确定自己的病情，并采取本书提供的方案，这样你就能在需要穿"救生衣"之前将自己从大脑功能障碍的湍流中解救出来。

第二周行动方案：了解布来得森博士的研究成果并与医生分享

戴尔·布来得森博士对阿尔茨海默病的研究与临床实践证实了阿尔茨海默病这种可怕的疾病并不是由单一因素引发的。2014 年，他发表了一篇具有里程碑意义的论文《逆转认知衰退：一种新型治疗方案》（*Reversal of Cognitive Decline：A Novel Therapeutic Program*）。在这篇论文中，布来得森博士确认了引发认知衰退的 37 种机制。[30] 我认为他的研究成果极为重要，建议你阅读这篇文章，并在下次就诊时分享给你的医生。

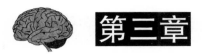

肠道健康是大脑健康的基础

大脑控制着身体的所有活动，但大脑也受肠道的控制。经过近 20 年的研究，研究人员发现，肠道在调节情绪和思维方面发挥着一定的作用。1999 年，迈克尔·格申（Michael Gershon）博士在《第二大脑》（*The Second Brain*）中提出了肠道控制大脑的理论。本章将带你了解为什么肠道是解决大脑问题的关键。只有拥有健康的肠道，我们才能拥有清晰、自主的思维。反之亦然，如果你的思维不清晰，说明你有需要解决肠道的问题。如果你希望自己的大脑能更好地工作，请关注你的肠道健康。

肠道与大脑的关系是双向的：肠道会向大脑传递信息，反之亦然。这也是人在有压力时会感到肠胃不适或者消化问题会使人产生压力的原因之一。此外，在本章中，你还会了解情绪问题与健康状况不佳之间的联系（我称其为发臭思维症），以及这种联系为什么源自肠道。[1]

肠道的解剖结构

肠漏通常是脑漏的根源。如欲了解整个机制，你需要先了解一些与肠道有关的基础知识，比如肠道的运作方式。肠道是人体内重要的消化器官。我们可以将肠道想象成一根长 6 ~ 8 米的管子，食物沿着这根管子被向下输送。食物必须被分解为极小的碎片（消化过程），其营养成分才能通过这根管子的内壁进入血液（吸收过程）。身体会以食物提供的营养物质为原料来制造新的细胞。我们吃的有些食物很难被消化（比如牛肋排比香蕉更难消化），所以这也是消化道需要很长的原因。

大部分消化工作是在小肠内完成的。小肠的内表面覆盖着微绒毛——一种微小的指状突起。这些微绒毛可以增加肠道的内表面积，营养物质的吸收也主要发生在这里。微绒毛使肠道的内表面看起来像粗毛地毯。如果将这些微绒毛全部展开，小肠的吸收面积差不多有一个双打网球场那么大。

以下内容较为枯燥，请你耐心阅读，因为我们在探索健康和生命活力之源时，这些知识极为重要。小肠被小肠上皮覆盖，通过一层小肠上皮细胞将肠道内容物与身体隔开。小肠上皮具有以下重要功能：

· 作为屏障以阻止毒素、微生物等有害物质进入血液。和血脑屏障一样，由上皮组织构成的肠黏膜屏障也是一层只允许小分子物质进入血液的滤网；

· 它还是一个选择性过滤器，帮助营养物质等有益物质从肠道到达身体各处；

· 类似一个中继站，将肠道中有益菌发出的信息传递到身体的其他部位。

小肠内充满了消化酶（功能类似剪刀），消化酶可以将复杂的营养物质分解为简单的化合物，从而使它们穿过肠黏膜屏障被机体吸收。所有器官的功能都依赖这些酶的催化来生成小分子物质、产生能量和构建细胞结构。因此，消化过程可以被形象地比喻为"剪、剪、剪"，但如果"剪刀"钝了，无法将食物分解得足够小（消化不完全），身体便无法吸收所需的营养物质。

有时候，肠道的这层滤网还会被撕裂，这种撕裂一般是由炎症导致的。当滤网被撕裂后，大分子物质会穿过滤网进入血液，这种情况就是肠黏膜通透性增加或者肠漏。究竟哪些分子物质会渗透进来，这取决于肠漏的严重程度。

肠道免疫系统

人体 70% 以上的免疫系统位于肠道。之所以会这样，是因为人在每次进食时，那些对健康具有危害的物质都会经过肠道，所以需要大量的"士兵"扼守在这里，才能保障我们身体的安全。

当肠道运作正常且人食用了正确的食物时，消化系统会毫不费力地高效运作。

只是有些食物的消化需要比较长的时间。例如，消化牛肋排的时间比香蕉长。如果你的肠黏膜屏障曾因受毒素侵害而被撕裂，牛肋排中含有的大分子物质未被完全消化就穿过肠黏膜进入了血液。免疫系统会将这些大分子物质视为入侵者，并立即启动防御模式。此时，免疫系统似乎说："哇，这是什么？我不认识，还是把它处理掉为好。"于是，你的身体开始针对牛肋排中的大分子物质制造抗体，从而对牛肋排等所有穿过肠黏膜屏障的大分子物质产生敏感性。

虽然你服用了抗酸药，感觉胃部的不适感有所减轻，但你其实并没有修复"滤网"上的裂痕。质子泵抑制剂（PPIs）是一类常见的抗酸药。目前抗酸药在美国已成为使用量排名第四的处方药，但它们会对消化道造成不良影响，[2]如显著降低胃酸的分泌量，而胃酸对人体有益，是一种必需的酸类，胃酸缺乏可能造成有害菌的大量繁殖。肠道内充斥有害菌的情形被称为肠道微生态失衡。肠道微生态失衡一开始不会引起你的注意，这有点像在一间发霉的房子里待久了就闻不到发霉的气味了。虽然嗅觉受到了"麻痹"，但霉菌始终存在，并持续影响着你的肺和大脑。直到霉菌占了上风，你的身体再也无法修复它造成的损伤，你才有所察觉。肠道微生态失衡的情形与此类似，虽然一开始你可能感觉不到，但微生态失衡却在持续影响着你的肠道，造成肠黏膜通透性增加。妙佑医疗国际（Mayo Clinic）的一项研究显示，肠黏膜的轻微损伤也可能导致严重的后果，可能"严重影响人体健康"。[3]

连续多日服用抗酸药容易造成肠道微生态失衡。但只有当你的肠道受到严重损害，以致出现便秘、腹泻、腹部绞痛等症状后，你才会注意到这个问题。此时你该怎么办呢？医生的建议通常是加大抗酸药的用量，但这只会使情况更加糟糕。于是，恶性循环开始了：感觉不舒服→服用抗酸药→肠道微生态失衡→肠黏膜屏障损伤加剧→更多的大分子物质进入血液→免疫系统更加活跃→肠道内外炎症加重→服用更多的抗酸药。

这种恶性循环相当常见，而且你永远不会赢。如果你求助于整体医学、整合医学或功能医学医生，他们可能要求你做一项针对90种食物的血液检测，以确定你的免疫系统对哪些食物不耐受。检测结果显示，你对18种食物不耐受。此时你会说："天哪，这些都是我常吃的食物。"

正是因为你经常吃这些食物，你的免疫系统正在针对这些食物产生抗体以保护你。但是你吃的食物并不一定是问题的根源，问题的根源是滤网上的裂痕，确切地说是肠漏。也就是说，对你造成伤害的不一定是食物（当然，为了消除免疫反应，你需要在一段时间内停止食用某些食物），肠漏才是问题的根源，必须进行修复。

你的身体会在进食时提醒你某种反应正在发生，需要你多留意，比如饭后感到疲劳或头痛。对健康问题的研究应从食物开始。既然你已经意识到了这一点，我希望你能明白为什么食物与很多健康问题有关，为什么在采取相关措施时应确保肠道功能正常。肠道功能的改善会带来整体健康状况的改善，大脑功能自然也会得到修复。你会因此拥有更高的工作效率和更积极的人生观；你的精力会更加充沛，能够更快地应对生活中的挑战；你的记忆力和注意力也会恢复，感觉生活从此变得更有活力。

肠道菌群

人的精神状态在很大程度上由大脑激素的分泌量控制，而大脑激素的分泌量因人而异。令人惊讶的是大脑激素是由微生物，即肠道内的细菌、真菌和病毒控制的。肠道微绒毛上的细菌存活于绒毛的间隙中。肠道内有成千上万的细菌，数量几乎是人体全部细胞的 10 倍。这种微生物群被称为肠道菌群，肠道菌群被认为会对全身造成影响。事实上，我们的体表和体内存在着众多不同的微生物群。皮肤表面以及肠道等部位都存在各自的微生物群。即使是同一部位存在的微生物群也未必相同。例如，同样健康的两个人拥有的微生物群也可能不同。

肠道菌群的总质量可达 5 英镑（约 2.3 千克，几乎是大脑的 2 倍），除病毒以外的微生物都是包含细胞基因的活的生物体。人类基因组（我们的 DNA）含有 2.3 万个基因。当基因被激活时，无论该基因是人类基因还是细菌基因，都会发出指令使身体采取行动以完成某些任务。如果某个细菌的基因被激活，它有可能生成蛋白质，制造某种酶，引发炎症或抑制炎症。

肠道菌群的主要功能是形成、调节和维持肠黏膜屏障。肠道菌群还与维生素的合成、新陈代谢、血糖调节、基因表达和大脑化学物质的生成有关。由于肠道菌群内的细菌基因数量是人类基因组的 100 ~ 150 倍，因此它们发出的指令比人类自身的 DNA 更多，对人类健康的影响也更大。

每个人都拥有独特的微生物群，这由每个人的遗传因素、历史环境（人类过去的生活方式）、当前环境和饮食选择决定。肠道菌群中的绝大多数细菌被认为是有益菌，这些细菌可大致分为两类：一类是拟杆菌，它们是健康人体内的优势菌群；另一类是厚壁菌，虽然它们本身无害，但如果它们的数量过多就会取代拟杆菌，占据优势地位，一定程度上可致人肥胖。当肠道内的有益菌和有害菌达到平衡时，肠道菌群就处于一种和谐的共生状态。肠道菌群失调又被称为微生态失衡，它是引发肠道炎症甚至全身炎症的主要根源。微生态失衡可能导致的最明显症状是疲劳。

肠道内的免疫细胞与肠道菌群处于同一表面，并在很大程度上受菌群的影响。事实上，肠道菌群调节或控制免疫细胞运作的方式与其影响大脑生成激素的方式相同。一辆汽车能上路行驶，需要众多零部件的共同参与。控制汽车方向的是紧握方向盘的那双手。无论你是否愿意，无论你是否察觉到了问题，你的肠道菌群都相当于紧握方向盘的那双手，以调节身体的多项功能。

摄入的食物会决定你的微生物群的构成，而微生物群的构成又决定了你是拥有正常的免疫反应还是更容易患病。[4]肠道菌群失调会产生炎症，导致肠黏膜通透性增加甚至肠漏。肠漏会造成轻度炎症并影响大脑激素的生成，进而导致抑郁、焦虑、认知功能障碍和社交能力受损等症状。[5]肠漏会加重人的身体炎症，增加出现阿尔茨海默病、焦虑症、记忆力丧失、脑雾和情绪波动症状的风险。肠漏还为分子拟态提供了条件，使抗体对与致敏食物分子结构相似的大脑组织进行攻击。

如果你服用药物治疗抑郁症取得了良好效果，那就说明药物暂时调节了大脑激素的不平衡，这些药物对你来说是很好的"救生衣"。所以，如果你需要这些药物，就放心服用吧。但不要忘记，你仍然在"水潭"中苦苦挣扎，因为你尚未找到导致激素失衡的根源。

肠道菌群对血脑屏障受损（脑漏）也会产生直接影响，因为肠黏膜屏障和血脑屏障具有某些相似的成分。肠漏出现后，针对肠黏膜屏障产生的抗体同样会攻击血脑屏障，从而导致脑漏（图3-1）。

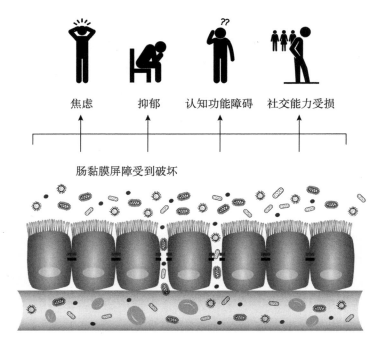

图 3-1　肠漏对大脑功能的危害

大脑与肠道间的信息传递

为了脱离自身免疫的"水潭"，你必须明确地了解大脑和肠道是如何进行交流的。我们可以将大脑比作警察局的局长，它负责向不同的区域发出指令（比如分泌激素）。肠道菌群则是该城市的市长。市长对警察局局长的工作进行部署，告诉他应该关注什么事情，并提醒他需要采取什么措施才能保证所有市民的安全。整座城市的运作都是由市长（紧握方向盘的那双手）控制的。

大脑与肠道的关系是双向的：大脑（警察局局长）每次向肠道菌群（市长）发出信息，都会收到肠道菌群的回复信息，这些信息会影响大脑对应激环境的反应、大脑激素的生成、大脑免疫系统的激活、新脑细胞的生长（生成新的神经元）以及这些新细胞对学习的适应性（神经可塑性）。

食物会对肠道菌群产生较大的影响，而且这种影响在短短的一天之内就能显现。因此，从肠道菌群到大脑的信息传递会迅速发生变化。

肠道菌群中的细菌能帮助酶消化食物中的氨基酸，氨基酸最终转化为身体所需的各种大脑激素和神经递质，这些大脑激素控制着大脑的运作方式，包括大脑的反应速度（与注意力有关）、人的情绪和新陈代谢。如果你感到沮丧或焦虑，可能表明你的神经递质已失衡，而这一切都可以追溯到肠道。事实上，人体内所有的5-羟色胺（一种重要激素，与情绪和社交行为、食欲和消化、睡眠、记忆力、性功能等有关）中的90%都产生和储存于肠道，而不是大脑中。

压力会影响大脑与肠道信息的双向传递

肠道菌群失调也可能是由生理压力引起的，包括化学毒素、电磁辐射等，以及我们日常生活中面临的压力。如今，科学研究比以往任何时候都更清楚地表明，肠道菌群控制着"方向盘"，控制着人体应对生活压力的整个机制。[6]肠道菌群通过神经递质向肠神经系统发送信号，并传递给大脑，大脑收到这些信号后，下丘脑对感知到的压力做出反应，并告诉垂体应对各种应激源的优先顺序，最后垂体向器官发送信息，告诉它们应该分泌何种激素。

例如，阿克曼氏（Akkermansia）菌是肠道中的一种有益菌，体内缺乏这种细菌的人患 1 型糖尿病和肥胖症的风险会显著增加。应激激素（如皮质醇、儿茶酚胺等）会降低肠道内阿克曼氏菌的水平。

假如你正在写一本书，初稿需要在 4 周内提交（压力），而你还有大量的工作未完成（压力）；出版商已经强调，务必要准时交稿（压力），因为各部门都在按照时间完成各项流程，以保证新书能在某个节日之前出版，这样新书就可以作为礼物送给自己关爱的人（压力）。为此，你每天凌晨 4:30 就起床（压力），写作一整天，直到累得写不出任何文字为止（压力）；你没有多余的时间采购食品，因此大部分时间只能拿沙丁鱼罐头抹沙拉酱，或用米粉配发酵泡菜随便充饥；与你一起工作时间最久的一位员工的父亲／母亲突然因跌倒而丧生（压力）；你明天还要做一次主题为"健康生活方式"的演讲，但到现在连演讲稿都没准备好（压力）。

如果你停下来反思自己，就会意识到所有这些其实都是微不足道的烦心事。你有充足的食物和水，你能看到漂亮的风景，你爱的每一个人都生活幸福、身体健康，而你正在写的这本书也是你一直期盼完成的作品。想到这里，你的脸上突然露出了灿烂的笑容，眼中散发出了天使般的光芒。你体内的应激激素水平会开始下降，它被大脑内分泌的使人感觉良好的内啡肽取代了。一次大笑或冥想就能促进内啡肽的分泌，一切都是这么美好。

在肠道菌群失调（如阿克曼氏菌水平低下）的情况下，你醒来时感到的焦虑情绪不但不会好转，还可能在接下来一整天的工作中变得更加严重。如果你的肠道菌群失调，无法为维持大脑平静提供支持（缺乏有益的肠道菌群），应激反应的严重程度就会升高 2.8 倍，使应激激素的水平居高不下，甚至继续上升。

但如果你能够选择适当的食物（包括第九章中的发酵食品）来调节肠道菌群，比如各种发酵泡菜轮换着吃，如同不停累积的安打，你的情绪恢复能力就会增强。

认识迈克尔·梅斯博士

迈克尔·梅斯（Michael Maes）是一位医学和哲学博士，也是一位精神病学专家。20 年前他就认识到解决炎症问题是使患者的情感和认知能力恢复正常的关键。梅斯博士也是最早将肠黏膜通透性增加引发大脑炎症与慢性疲劳综合征联系起来的研究人员之一。[7]

梅斯博士证实，当肠黏膜屏障被破坏时，肠道菌群中的有害菌会向肠神经系统发送化学信号。该神经系统与脊髓相连，因而同样的电信号会被发送至大脑。目前，这条通路被称为微生物–肠–脑轴。

电信号被发送至大脑后，你可能会触发炎症级联反应。首先，产生细胞因子的先天免疫系统会被激活；如果先天免疫系统的防线被突破，适应性免疫系统也会被激活，并针对有害菌产生抗体。

梅斯博士认为，遵循他的预防肠漏饮食法，你就可以同时解决肠漏和大脑功能障碍问题。他开创的这套饮食法与你即将尝试的饮食法理念相似：排除麸质、乳制品和糖（详见第九章）。

分子拟态往往是由食物引发的

我们在上一章讨论过分子拟态的原理。例如，麸质抗体之所以攻击不同的脑组织是因为这些组织在结构方面与麦胶蛋白或其他未完全消化的小麦大分子物质

（A–A–B–C–D 序列）相似。谷氨酸脱羧酶（GAD）也会受到这些抗体的攻击，GAD 是将谷氨酰胺（小麦制品等食物中含有的主要氨基酸）转化为 γ– 氨基丁酸（GABA）的必需酶。GABA 是一种神经递质，具有平复情绪、减轻焦虑和抑郁的作用。

如果你对麸质敏感，你的身体可能会针对 GAD 产生抗体，而 GAD 抗体对 GAD 的活性具有抑制作用。在 GAD 失去活性时，人体无法将谷氨酸转化为 GABA，这将导致 GABA 的水平降低并引发焦虑，这是分子拟态导致人出现情绪问题的一个例子。

2013 年，研究人员进行了一项突破性研究，400 名研究对象自认为没有任何健康问题。然而研究结果显示，约有一半受试者体内的抗麸质抗体处于升高状态，这些抗体同时也在攻击 GAD。另外，还有相当一部分受试者的酪蛋白（牛奶中的一种蛋白质）抗体水平也处于升高状态，这些人体内的髓鞘碱性蛋白和髓鞘少突胶质细胞糖蛋白（多发性硬化症的生物指标）抗体水平也有所升高。抗体水平的升高表明就算目前你的身体尚未出现症状，体内也已经出现了问题。所以，这些受试者只是自认为健康（尚无症状）而已。然而，在进行实验时通常也认为他们是健康的，并将他们作为各种实验中的"对照组"。[8] 这项研究揭示了麸质和乳制品敏感的普遍性及其潜在的破坏性（二者均会对大脑产生影响）。

你认识的老年人中有多少人的大脑仍然活力十足，仍然渴望学习新知识、探索新领域呢？我猜不是很多。就算现在还未发展到多发性硬化症的程度，但抗体水平升高导致的大脑功能减退可能也悄无声息地出现在许多人身上。所以，希望自己年老时仍然拥有健康大脑的人必须进行相关检测，以确定自己的脑细胞是否正在慢慢死亡。

儿童也存在类似的现象。人们在自闭症儿童体内发现了麸质抗体。由上一章的内容可知，自闭症与灌注不足有关。自闭症是一种复杂的疾病，人类目前尚未完全了解其病因。下面的例子说明了分子拟态会使致敏食物对大脑造成影响。我曾在《营养神经科学》（*Nutritional Neuroscience*）杂志上发表过一项自己团队的研究成果。在这项研究中，我们发现 87% 的自闭症儿童体内存在针对麸质、鸡蛋和乳制品的抗体；而在非自闭症儿童中，这一比例仅为 1%。[9] 抗体造成的损伤及其引发的相关炎症可能是自闭症儿童出现某些神经系统症状的原因。

害人的面包卷：麸质造成的问题

谷物是世界上最充足的单一食物能源，小麦是最重要的谷物之一，其对人类的行为和心理健康均会产生影响。在消化过程中，小麦被分解为不同的化学物质，这些化学物质可在大脑中引发不同的反应。首先，小麦在消化过程中会释放出阿片类分子，这类物质如果进入大脑会导人精神错乱。它们又被称为外啡肽，其引发的反应与吗啡相似。美国的人均小麦摄入量约为 60 千克 / 年，即 165 克 / 天。相比之下，欧洲的人均小麦摄入量仅为 10 ~ 20 克 / 天，当然也有不少人的摄入量大于 50 克 / 天。就算是与摄入量较大的欧洲人相比，美国人的小麦摄入量也是其 3 倍以上，而每次吃进去的小麦都有可能刺激阿片受体。

你还记得自己最近一次看喜剧电影或与朋友一起开怀大笑的情景吗？你甚至会笑到肚子疼。那么，你还记得大笑之后的愉悦感觉吗？你之所以产生那种感觉是因为体内的阿片受体受到了刺激，分泌了更多的内啡肽，这些内啡肽随后进入了血液循环。巧克力也会刺激阿片受体，因此吃巧克力会令人感觉愉快。食用小麦也是如此，它会给人带来满足感，令人心情愉悦，至少起初是如此。

但如果你每天都食用很多的小麦制品——早餐吃吐司、午餐吃三明治、晚餐吃意大利面，体内就会分泌大量的外啡肽。这些外啡肽不断刺激阿片受体，日复一日，直到这些受体位点因麻木而变得低效率。当受体无法正常运作时，身体便开始产生阿片受体抗性。久而久之，你需要吃更多的小麦制品才能获得同样的满足感，这是上瘾的表现，也在某种程度上解释了为什么抑郁症在现代如此普遍。这些人之所以患有抑郁症，与他们长期吃含麸质食物而破坏了体内的阿片受体有关。世界卫生组织 2017 年发布的报告显示，美国抑郁症患者的数量在全球排名第 3，仅次于印度和中国。根据美国精神疾病联盟（National Alliance on Mental Illness）的数据，美国每年大约有 1/5 的成年人患过某种形式的精神疾病。[10]

此外，人们还在小麦中发现了苯二氮䓬类化学物质，该类物质与某些治疗精神疾病药物的化学成分相同。[11]二战结束后不久发表的一项研究成果显示，最初发现小麦中的麸质对大脑有影响是因为某些国家的精神分裂症患者住院率下降与战争期间的小麦短缺成正比。战争结束后，这些国家的精神分裂症患者住院率在几年之内又重新上升，而且在采用西式谷物饮食后，精神分裂症患者在人群中的比例从过去的 1/30 000 急剧上升至 1/100。

　　人体内缺乏能够完全消化小麦、黑麦和大麦中麸质的酶。因此，人们食用这些谷物容易引发炎症，造成肠黏膜通透性增加。我的朋友兼同事阿莱西奥·法萨诺（Alessio Fasano）博士在哈佛大学进行过一项研究，其成果已发表。该研究显示，小麦等谷物中的麸质无一例外地会导致肠黏膜通透性增加。[12] 当麸质大分子物质进入不欢迎它们的场所（如大脑）时，免疫系统会被激活并攻击这些大分子物质以及与它们结构相似的物质。

　　超过一半的乳糜泻患者同时患有一种或多种精神疾病或麸质共济失调，麸质共济失调是小脑抗体导致的一种行走失衡。[13] 在一项具有里程碑意义的研究中，研究人员对意大利 34 家麸质相关疾病中心进行考察发现，除肠道症状以外，疲劳和幸福感缺失是非乳糜泻性麸质敏感患者的最常见症状，自诉有这两种症状的患者比例分别为 64% 和 68%。此外，神经精神症状也较为普遍，包括疼痛（54%）、焦虑（39%）、脑雾（38%）及手臂（或腿）麻木（32%）。[14] 该研究表明，麸质敏感会对大脑产生严重影响。

　　而且乳糜泻患者的消化功能会受损，所以无法吸收足够的营养。氨基酸缺乏会导致患者无法均衡地分泌各种大脑激素和神经递质，而神经递质是保持大脑功能平衡所必需的物质。一项研究表明，氨基酸缺乏与乳糜泻患者的精神疾病有关。[15] 此外，神经递质水平低下与帕金森病、注意缺陷多动障碍、精神分裂症、成瘾性人格、纤维肌痛综合征和抑郁症存在直接相关性。

汤姆博士提示

仔细观察自己的脸

　　以谷物为主的饮食使人类的寿命和身高都发生了变化，而且婴儿的死亡率，传染病、代谢性骨病和牙齿疾病的发病率也有所上升。事实上，现代人的面颌出现了一定程度的畸形，以满足咀嚼柔软面包的需要，因为嚼面包不需要太大的力量。

　　我们还知道，乳糜泻患者的前额通常比例失衡。2005 年的一项研究表明，86% 的成年乳糜泻患者的前额头骨突出。但这并不意味着所有前额头骨突出的人都是乳糜泻患者，这一生物指标有待进一步研究。[16] 研究表明，麸质敏感的儿童有前额头骨突出的风险，但如果在 5 岁之前完全杜绝麸质的摄入，随着头部的继续发育，他们的头骨有可能恢复正常。

案例研究——麸质敏感的凯莉

凯莉（Kelly）虽然不是我的患者，但我了解她的案例。在读到这一案例的相关文献 [17] 时，我意识到凯莉的经历充分证明了麸质的巨大危害。

凯莉开始出现脑功能障碍时年仅 14 岁，主要症状包括日益烦躁不安、每天头痛、注意力难以集中。4 个月后，她的症状进一步恶化，不但头痛加重，还出现了睡眠障碍、行为改变、不明原因的哭泣和昏睡的情况。她在学校的表现也每况愈下。母亲还注意到凯莉出现了严重的口臭，这是之前从未有过的现象。由于行为极不稳定，凯莉被转诊至精神科，医生为她开具了苯二氮䓬类治疗精神疾病的药物。

当年的 6 月，正值学年结束前的期末考试期间，凯莉再次出现了精神症状。虽然只是偶尔发生，但她的症状的确在加重。随后，她开始出现复杂的幻觉。发病时，凯莉认为电视中的人物会从荧屏中钻出来，并跟踪她、恐吓她。其他症状还包括体重减轻、腹胀和严重便秘。但所有医生都没有特别关注这些症状，而是直接安排她住进了精神科病房。

医院为凯莉做了各项检查，但结果都在正常范围内。她也接受了麦胶蛋白抗体检测，同样没有发现抗体水平升高的迹象。然而，许多实验室只检测麦胶蛋白抗体这一项指标，但未完全消化的小麦中含有 62 种肽，这些肽都可能引发与凯莉的症状相似的症状。由于医院化验室只检测了麦胶蛋白抗体水平且结果正常，所以医生自始至终都没有考虑凯莉可能对麸质敏感。

除此之外，凯莉的整体健康状况良好，她还做过一次 CT，结果也无异常。她的甲状腺功能有些减退，脑电图显示她的慢波活动存在轻微的非特异性异常。如果脑电图结果能够引起医生重视的话，也将提供一个重要的线索：这种大脑节律（表现为脑电波节律滞缓）是人体对麸质敏感的信号。但由于医生不知道应采取何种应对措施，所以忽略了这一结果，转而关注那些异常的自身免疫参数、甲状腺和精神疾病的症状。医生怀疑凯莉患了一种罕见的自身免疫性脑炎——她的大脑"着火"了，于是给她注射了类固醇药物后就让她出院了。类固醇的确缓解了炎症，凯莉的部分症状暂时获得了临床改善，但她的精神症状仍然存在，包括情感冷漠、社交恐惧和自我忽视等。

9月的一天，凯莉吃完意大利面之后开始哭起来，随后又出现了思维混乱、行走困难、严重焦虑和幻觉性谵妄等症状。于是，她再次被送回精神科病房，并且在接下来的几个月中又住了几次院。在此期间，医生为凯莉做过脊髓磁共振检查、腰椎穿刺等多项检查，结果只显示她有轻度贫血和肠道炎症。

一年后，凯莉的症状更严重了，甚至出现了偏执性思维和自杀倾向。医生为她开了更强效的治疗精神疾病的药物，但她的精神疾病的症状并未好转。由于体重在过去的一年中下降了15%，她去咨询了营养师。营养师是第一个怀疑这一切与消化问题有关的人，并要求她立即改为无麸质饮食。出乎意料的是短短的一周后，她的所有症状均得到了显著改善。

尽管凯莉已经在竭力避免麸质，但她有时还是会不慎接触到麸质，这导致她的精神疾病的症状会在数小时内复发，并在随后的2～3天内才消失。她曾做过多次乳糜泻检查，但检查结果都是阴性。这是非乳糜泻麸质敏感严重影响大脑的典型案例。最后，凯莉和母亲终于意识到了杜绝摄入麸质的必要性，她也最终战胜了病魔。

以下是研究者对该案例的总结：

几年前，人们对麸质敏感相关疾病的认识还只局限于乳糜泻，所以相关患者往往被当作"精神病人"诊治，并因此终生接受抗精神病药物的治疗。据推测，一些与麸质相关的精神症状可能是由麸质敏感导致的，或者由过度吸收具有阿片活性的肽造成的。肠漏可能导致这些肽进入血液，穿过血脑屏障，进而影响内源性阿片肽系统和神经系统内的信息传递。

如果没有那位勇敢的营养师，凯莉注定要在精神科病房度过一生了。让我感到痛苦的是不少医生至今仍然未意识到麸质敏感会带来大脑健康问题，而不仅仅会导致乳糜泻。不幸的是该案例并非个案，很多人的薄弱环节都是大脑。这也是本书内容较为重要的原因，这不仅对你很重要，对所有人都很重要。

牛奶的问题同样突出

谷物并不是导致肠漏和脑漏的唯一食物。对于人类而言，牛奶并不属于易消化食物。牛乳制品中的蛋白质无法被完全分解为单个的氨基酸，而是被分解为一种名为肽的团块。这些肽在肠道内会引发炎症，撕裂"滤网"，从而使大分子物质进入血液。其中一些大分子物质是能够刺激人体内阿片受体的外啡肽，如同在小麦中发现的一样。例如，牛奶的酪蛋白中含有一种名为酪啡肽的外啡肽。仅 1 克酪蛋白（2 汤匙牛奶中所含的量）产生的酪啡肽就足以对大脑功能造成负面影响，而且这些酪啡肽的作用比母乳中的要强 10 倍。[18]

甚至母乳中也含有可刺激阿片受体的外啡肽。这是为什么呢？我们生来就是为了生存，所以婴儿想要吮吸母乳也就不足为奇了，而母乳会刺激婴儿的阿片受体（令其感觉良好的受体），这无疑是让婴儿对吮吸乳汁感兴趣的一种方式。

牛奶中的阿片类物质要比母乳中的强 10 倍，浓缩于酪啡肽中的阿片类物质在大脑中发挥的效力是吗啡的 10 倍。不少研究发现，牛奶可对大脑造成严重影响。如今人们已经了解，酪啡肽是这种影响产生的根源。β–酪啡肽–7（BCM–7）是一种特殊的酪啡肽，与脑功能损伤等神经系统疾病有关。另外，还有一种酪啡肽被认为可与大脑中的阿片受体结合，许多研究正在探索这种酪啡肽与婴儿猝死综合征（SIDS）的关系。[19,20,21]

我就是想吃比萨

当然，许多人都爱吃比萨，再说这也不是我们的错。小麦和乳制品中的外啡肽是阿片受体的完美刺激物，所以吃比萨会上瘾。我从未见过哪项研究发现不吃比萨会引发什么症状，但是在吃比萨之前，你有必要考虑是否值得冒险。有些食物会给人体带来各种影响，而对此有更清晰的认识才有助于你做出正确的饮食选择。

酪啡肽还会加剧导致食物敏感的组胺的释放，刺激人们选择高脂饮食，进而

影响认知功能，导致注意缺陷多动障碍和自闭症。[22] 我知道这一切听起来很可怕，但事实确实如此。当免疫系统认为你体内的酪啡肽水平已经超过阈值，并将其视为威胁时就会产生抗体攻击它。所以，你必须了解饮食带来的影响。

戒糖是保持思维清晰的关键

食用精制糖会加剧全身炎症，这一点再怎么强调也不为过。事实上，精制糖是所有食物中最容易引发炎症的，而且"少量"吃糖可以改善健康的说法并不靠谱。如果你希望维持或改善大脑功能就必须停止食用各种高糖食物，为大脑等组织功能的重新调整、恢复创造机会。在戒糖之后，你会发现之前的许多情绪问题（包括焦虑、抑郁和易怒）都可能消失。是的，就是这么简单。

如果上述信息还不足以使你下定决心戒糖，以下是你必须改掉吃糖习惯的另一个原因（可能是最重要的原因）。众所周知，过量摄入糖可引发糖尿病，而糖尿病分为两种。1 型糖尿病一直被认为是一种自身免疫性疾病。当抗体损伤了足够多的胰腺细胞，导致胰腺无法分泌足量的胰岛素时就会出现 1 型糖尿病。而 2 型糖尿病与常年过量的糖摄入有关，这会使我们出现糖调节受损。一般情况下，2 型糖尿病患者不需要更多的胰岛素，但需要服用药物使血液中的胰岛素进入细胞。细胞无法高效利用胰岛素的现象被称为胰岛素抵抗，这属于另一种自身免疫机制。

人体中的细胞都以葡萄糖（血糖）为主要原料。细胞膜上有许多像锁一样的胰岛素受体，而胰岛素相当于钥匙，只有胰岛素与受体有效结合"大门"才会打开，使葡萄糖分子进入细胞，从而为细胞提供能量，这是一个堪称完美的系统。但问题是食用糖（蔗糖）可以转化为葡萄糖，从而刺激胰岛素的分泌。回想一下，你这周吃了多少高糖食物？受到这些食物的刺激，胰腺会分泌更多的胰岛素，多余的胰岛素无法与受体结合，葡萄糖便无法正常进入细胞代谢，而是留在血液中。设想一下，如果你连续 20 年或 30 年日复一日地摄入高糖食物，会出现什么后果？大量的葡萄糖滞留在血液中，并累积到威胁健康的水平，细胞则因无法获得葡萄糖而处于饥饿状态。这就形成了胰岛素抵抗性糖尿病。[23]

> **汤姆博士的稳态模型评估**
>
> 稳态模型评估（HOMA）主要基于空腹胰岛素和葡萄糖的血液检查，是测定胰岛素敏感或胰岛素抵抗的一种简单方法。你可以每8周评估一次，以检测你采取的方案是否正在改善你的胰岛素受体功能，并降低糖尿病的患病风险。稳态模型评估的第一步是要求医生为你进行空腹胰岛素和葡萄糖血液检查。获得检查结果之后，根据结果即可得到相应的HOMA分数。如果你采纳了本书的建议，预计你的HOMA分数每8周会向正常水平提升一次。

研究人员认为，胰岛素抵抗会在大脑中引发剧烈的炎症反应，并在大脑中形成斑块，进一步引发阿尔茨海默病等疾病。事实上，戴尔·布来得森博士认为这是阿尔茨海默病的主要病因。没有人愿意自己的老年时光在受阿尔茨海默病的折磨中度过，难道你不愿意尽最大努力远离该病吗？无论是布来得森博士的方案，还是我见过的其他大脑改善方案，确保血糖正常都是重中之重。

肠道菌群失调的影响

许多研究表明，尽管阿尔茨海默病和帕金森病都属于脑部疾病，但二者的病因却可能在肠道。[24] 如前文所述，肠道与大脑的沟通主要由菌群控制。蛋白质会发生错误折叠，正是这些错误折叠的蛋白质最终导致了帕金森病和阿尔茨海默病。与帕金森病发病相关的蛋白质被称为 α-突触核蛋白。在出现相关症状之前的数年中，这些蛋白质已经在肠道中发生了错误折叠。相当大一部分帕金森病患者有多年的便秘史，这通常是肠道菌群失调导致的，也是身体向你发出的警示。引发便秘的炎症会影响包括大脑在内的所有身体组织或器官。研究人员发现，肠道内的有益菌失衡（微生态失衡可能使肠道内的蛋白质发生错误折叠）。这些蛋白质会在未来几年内沿着你的脊柱，通过神经到达大脑并在此沉积。再过10年或20年，你就可能患帕金森病。

肠道菌群失调同样会影响引发阿尔茨海默病的蛋白质——β-淀粉样蛋白的形

成和聚集。研究人员发现，肠道菌群控制着大脑的新陈代谢、免疫反应等功能。[25]

　　重要的是人并不是在六七十岁突然患上阿尔茨海默病或帕金森病的，疾病可能起源于更早的阶段。患者在二三十岁时虽然并无症状，但细胞的死亡可能自那时起便已经开始了。该过程可持续数十年，直至达到某一阈值，症状才会逐渐显现。一个42岁的人感慨：“哦，我确实老了，我的记忆力不如以前了。”但他并未意识到问题的根源所在，因为这意味着大脑已经无法正常工作了，某些平衡已经被打破。几十年以后，当大脑损伤达到某种程度，更严重的症状就出现了。那么这一切的根源在哪儿呢？答案是肠道。下文会向你详细介绍为保持肠道菌群健康进而优化大脑功能，我们应该吃哪些食物，不应该吃哪些食物。本书还提供了数十种美味食谱，帮你以全新的方式制订饮食方案。

第三周行动方案：做饮食记录

　　为了确定本章讨论的3种问题食物的实际摄入量，建议你做饮食记录。在一周的时间内，每天用笔或手机对麸质、乳制品和糖的摄入量进行记录。第一步是学会仔细阅读产品标签，你会惊讶地发现麸质、乳制品和糖竟然在标签中隐藏得如此之深（第九章中可以找到对这些问题食物的详细介绍）。

　　下文将为你提供更多有关健康饮食的建议。

第四章

毒素对大脑功能的影响

母亲以前总是说我们要从错误中吸取教训。既然如此，在如何对待自己的身体和这个世界的其他问题上，我们肯定有太多东西需要学习，也有太多教训需要吸取。

我们先来看一个案例，但需要提醒你的是该案例的主人公结局并不好，但她的教训值得所有人吸取。

萨比娜（Sabina）的家人通过我的社交网站联系到我，后来他们给我发了一封站内信，标题为"求你帮帮我"，附件是一张照片，上面是一位年轻女性和她三四岁的儿子。邮件里说萨比娜被诊断患有一种名为坏死性筋膜炎的自身免疫性疾病。坏死性筋膜炎是一种侵袭性感染疾病，主要影响皮肤软组织，也就是你可能听说过的噬肉菌感染。这种病的病程发展极快，而且急性死亡率较高。[1] 当医生无法找到破坏肌肉的感染源时就会怀疑患者得了坏死性筋膜炎。萨比娜就诊的瑞典卡罗林斯卡（Karolinska）医学院是全球最大、最负盛名的医学院之一。为她诊治的医生也是世界级肌肉疾病专家。为了阻止杀死肌肉的免疫反应，医生已经为她注射了类固醇类药物并实施了化疗，但她的病情却每况愈下。

我的妻子马尔齐（Marzi）读到这条站内信，她将标题改为"亲爱的，请帮帮忙"，并转发给了我。所以，在给萨比娜家人的回信中我写道："你们知道吗？我的幸福生活秘诀之一就是永远对我妻子说'好的，亲爱的'。你引起了我妻子的注意，所以很高兴能够帮助你。"我让萨比娜的家人填写了收治表。我还研究了附件中的照片，以寻找有价值的线索。

　　萨比娜是一位长相可爱的年轻女子，照片中她穿着一件带黑色圆点的白色七分袖衬衫和一条黑色裤子，她的儿子穿着一件黑色衬衫和一条带黑色圆点的白色裤子。我对她的胳膊、手和脚等裸露部位进行了细致的观察，发现从她的前臂到指尖都有文身，露出的部分小腿、脚踝和脚面也是如此。脖子上的文身更是几乎延伸到了脸上。所以，我猜测她身体上相当大的部分也有文身，即使我猜错了，这些文身依然为我即将研究的问题提供了切入点。

　　文身会造成什么危害？文身的确会造成一些问题，但并非所有人都知道。

　　首先，有 10% 的未开封文身墨水和 17% 的已开封文身墨水含有可致人感染的细菌。[2] 丹麦的研究人员发现，这种细菌感染的症状在文身后不久就会显现。在所有文身者中，有 40% 的人出现了慢性或轻度症状，而且感染还造成了 20% 的文身者的身体局部对阳光敏感。[3]

　　其次，文身墨水以及墨水中滋生的有害菌不会只停留在文身的位置，有害菌会进入体内并被血液带到身体各处，[4] 从而在文身部位以外的地方引发疾病。例如，肉样瘤病是一种文身后可能出现的疾病，它是由炎性细胞引发的肉芽肿，通常出现在肺部、皮肤或淋巴结中。[5]

　　另外，仅一处文身就足以使人患免疫性疾病（如丙肝）的风险增加近 3 倍，并使乙型肝炎的患病风险增加 48%。[6] 对于萨比娜来说，她的文身可能引发了免疫反应，进而造成了坏死性反应。[7] 普通文身墨水中还含有大量的有毒重金属，以及被称为邻苯二甲酸酯的内分泌干扰物。[8] 所以，每一次文身都会使你的身体暴露在这些高含量化学毒素中，而你的免疫系统会保护你免受化学毒素的侵害。

　　至此，我对可能导致萨比娜患自身免疫性疾病的原因有了清晰的了解。文身墨水是否会逐渐渗入周围的组织，形成被免疫系统攻击的新表位呢？是否存在有害菌侵入身体组织的可能性？答案是肯定的。文身墨水中的化学毒素是否可能引发免疫应答？答案也是肯定的。但为萨比娜诊治的医生没有调查免疫系统攻击肌肉的原因，也没有让她做细菌或化学毒素的免疫反应检查。相反，他们试图通过类固醇和化疗来抑制她的免疫系统反应。但这些措施全部以失败而告终。萨比娜的免疫系统不停地对肌肉发起攻击，她仍在"水潭"中。

　　很少有人能想到文身毒性的影响，显然坏死性筋膜炎的世界顶级治疗专家也没想到。没等萨比娜家人回信，我又写了一封站内信，告诉他们萨比娜必须立即做细菌、重金属和邻苯二甲酸酯的相关检查。

　　不幸的是萨比娜的家人后来只和我联系了一次，他们告诉我，萨比娜病得很重，度日如年，根本无法去就诊。我想她现在恐怕已经不在人世了。但我可以肯定的是文身墨水中的毒素是导致这一切问题的因素之一，甚至可能是主要因素。

　　我知道，许多有全身（或接近全身）文身的人并未患上如此重疾。在本章中，你将了解"身体负荷"的概念，以及在对大多数人无害的环境下免疫系统过度活跃的原因。我不会随意评价文身者，但毒素是真实存在的。免疫系统负担过重会导致灾难性后果。萨比娜的薄弱环节很可能就是她的肌肉，而保护人体免受毒素暴露的机制同样可能出现于身体的其他部位，尤其是大脑。更重要的是我将在本章介绍的几种机制适用于应对多种毒素。

汤姆博士提示

文身时的注意事项

　　我并不提倡文身，因为这会给身体带来各种损害。毒素会渗入人体的循环系统，激活免疫反应。但如果你坚持文身，则必须：

　　（1）确保文身师使用的文身针是全新的，或者购买一支仅供自己使用的文身针；

　　（2）确保文身师始终不会将文身针浸入用过的文身墨水中，最好购买仅供自己使用的文身墨水；

　　（3）建议购买植物性文身墨水，虽然这种墨水并不常见。

　　我们面临的最大健康问题（这种问题是由被激活的免疫系统在保护我们时造成的）无法通过排毒来解决。请不要曲解我的意思，排毒是必要的，人必须尽可能地排出体内有害物质。但排毒仅是权宜之计，如果你持续暴露在文身墨水等化学毒素中，仅靠排毒是无法重新恢复健康的。

　　接下来，我们讨论环境暴露引发免疫反应的机制。本章内容旨在提供一些你需要了解的我们所生活的这个"充满毒素"的世界的真相、毒素在人体内的累积方式，以及它们影响人类思维和健康的机制。

我们做了什么

我曾于几个月前去得克萨斯州的奥斯汀（Austin）市做演讲。在返程的飞机上，我读到了一篇令人不安的文章，世界野生动物基金会（The World Wild life Fund）和两所著名大学共同发布了一份报告。该报告称，1970—2012 年，全球野生动物数量平均减少了 58%。[9] 我当时只是默默地感慨"哦，这真糟糕"，然后就继续阅读其他内容了。但直到飞机降落在圣地亚哥（San Diego），我才回过味儿来。开车回家时，我差点在高速公路上来了个急刹车，我被这个数据吓了一跳："等等，刚才那篇报告是不是称地球上的野生动物数量在过去的 42 年间减少了 58%？全球每种哺乳动物都减少了 58% 吗？这可能吗？"

我为两件事感到吃惊。首先，我对自己最初的反应感到难以置信，因为这是麻木甚至冷漠的表现。当前，我们被世界上的各种统计数据搞得不知所措，以致变得麻木，但我仍然相信科学、相信事实。而科学和事实告诉我，我们在过去的 42 年间失去了超过一半的野生动物。

回到家，我走进书房，陷入了沉思。当然，数字是不会说谎的。世界野生动物基金会等共对 3 706 个物种的 14 152 个种群进行了监测。生活在淡水附近的动物种群情况更糟糕，其种群数量减少了 81%。造成这一现象的原因是这些动物赖以生存的水源——河流或小溪中充满了高含量的化学毒素。农民在田间喷洒农药，下雨时这些农药会流入小溪和河流；蜜蜂的死亡导致果园的果树无法授粉，更不能结果。于是，级联效应开始了。

但遭殃的并不仅仅是野生动物，污染也在影响人类的健康和福祉。造成野生动物死亡的污染物同样会损害人类。和动物一样，如果人类饮用同样未经过滤的水也会不断受到化学毒素的损害，导致寿命缩短，甚至无法繁衍。只是人类稍微幸运一点儿，因为饮用水过滤措施降低了化学毒素的含量，但毒素并未完全被消除。事实上，人体内的毒素含量在过去的 30 年间不断累积，以致所有自身免疫性疾病的患病率以令人难以置信的速度上升。2017 年，研究人员对 185 项有关男性生育能力的研究做了综述，结果发现，男性的精子量在 1973—2011 年减少了 59%。他们在论文中将这一现象称为"矿井中的金丝雀"（警告信号的隐喻），因为精子量减少与人类的患病率和死亡率有关。换言之，精子量减少是患病率升高和死亡年龄提前的标志。[10]

据《儿科杂志》（*Journal of Pediatrics*）报道，美国人每人每天平均产生约113千克化学毒素。更严重的是这种情况在日复一日地持续着。全球有3/4的国家直接将工业废物排放到它们的城市供水系统中。美国的情况同样不容乐观，全美有40%的水域被认为不适合游泳或捕鱼，这是一个相当可怕的数字。如果掩盖事实、无所作为，我们不久将面临致命的风险。

如果你和我一样相信人类的污染可能直接导致气候变化，请告诉尽可能多的人。如果你不信，那么请继续阅读以下内容。这些信息容易使人麻木（就像我在飞机上时那样）以致分神，但请你将它读完。

- 医学杂志《柳叶刀》（*Lancet*）提醒人们，气候变化是"21世纪人类健康的最大威胁"。[11]污染首先影响我们的肺和心血管系统，然后是大脑。
- 联合国政府间气候变化专门委员会（The Intergovernmental Panel on Climate Change）发布的最新报告认为，气候变化与日益严重的食物和淡水短缺、极端天气、海平面上升、生物多样性丧失有关，全球居住条件恶化导致大规模的人口迁徙、暴力冲突加剧。[12]例如，食物匮乏，尤其是新鲜水果和蔬菜的匮乏会导致人类饮食结构中缺乏抗氧化物质，而抗氧化物质（如多酚）是炎症的"灭火器"。缺乏抗氧化物质会使炎症无法被抑制，就像森林大火很难被扑灭一样，最终导致血脑屏障受损（脑漏）和大脑功能衰退。
- 美国科学促进会（American Association for the Advancement of Science）表示，气候变化的确有可能对全人类造成突然的、不可预测的、无法逆转的毁灭性影响。[13]洪水会造成各种长期影响，从水淹的建筑物被霉菌侵占到饮用水被污染，再到创伤后应激等精神健康问题，不一而足。霉菌对大脑的直接影响详见下文。
- 《英国医学杂志》（*The British Medical Journal*）称，气候变化是全球性紧急事件。所以，我们必须立即在各个层面（个人和国家）和领域（政治、经济）采取变革性行动。[14]

人类如今面临的风险比以往任何时候都要大。《新英格兰医学杂志》（*The New England Journal of Medicine*）刊登的一份报告称，现在孩子的死亡年龄将早于他们父母，这在历史上尚属首次。[15]我们的生活方式，包括我们接触的事物，正在影响我们的下一代：相较于我们，我们的下一代患某些生活方式疾病及疾病确诊的年龄会提前，死亡年龄也是如此。

在科学技术快速发展的今天，我们确实无法预测 10 年后的世界会是什么样。生存环境同样在快速发生变化，进而导致我们的身体（包括大脑）发生变化。不少医生发现，10 年前的治疗方法如今已经不再有效，因为我们体内的毒素量已比 10 年前增加了很多。我们接触的环境毒素量也在快速增加，这些毒素会产生更多的新表位，引发更强的免疫反应，带来更多的附带伤害以及更严重的自身免疫反应。

美国环境工作组曾在不同的实验室开展过多项独立的测试研究。针对在美国医院出生的婴儿开展的测试研究表明，在他们的脐带血中平均检测出了 200 种化学毒素等污染物。脐带血中含有杀虫剂、工业制品成分以及煤炭、汽油和垃圾燃烧产生的废物成分。[16] 这些毒素含量过大，人体（尤其是婴儿的身体）通过自身机制很难完全处理。它们会进入婴儿的血液，干扰大脑和内分泌系统的发育。

美国环境工作组的这项测试研究是在 10 多年前进行的，如果说现在与 10 年前有什么区别的话，那就是现在的情况变得更糟了。目前有研究显示，墨西哥城的所有儿童受试者大脑中均检测出了 β-淀粉样斑块。由第二章可知，β-淀粉样斑块是阿尔茨海默病的发病诱因之一。由于这项研究仅针对儿童，所以我们只能推测，生活在墨西哥城的人可能无一例外地受到了空气的毒害。戴尔·布来得森博士在 2016 年的一项研究中将受污染的空气对大脑的影响定义为吸入性阿尔茨海默病。[17] 受污染的空气通过肺部进入血液，然后进入大脑。为了保护自己免受伤害，身体会启动免疫反应，导致炎症和附带损伤，并最终发展为阿尔茨海默病、帕金森病等。

对此你是否感到震惊？我也是。你是否感到内疚？这完全可以理解。但只有了解了身体处理和蓄积毒素的方式，才能明确该如何采取进一步措施进行补救。所以，请继续读下去。你应该始终坚信，安打是赢得比赛的关键，因为在消除污染造成的影响方面，根本不可能一蹴而就。我们无法使生活的世界立刻变为无毒素环境。因此，你和你的孩子会日复一日地暴露在我们自己制造的日益累积的巨量毒素中，这也凸显了时刻避免毒素暴露和排毒的必要性。

身体毒素负荷的概念

人体每天都暴露在毒素中：我们呼吸的空气和摄入的食物都含有毒素，有些毒素还会通过皮肤被身体吸收。我们可以将人体的毒素暴露过程比作向玻璃杯中不断倒水的过程。此刻杯中已有半杯水，如果继续不停地倒入水，水最终会溢出来。如果毒素暴露量较少，身体可以通过自身的解毒和排毒机制处理。在这种情况下，毒素不太可能触发免疫反应，也不会造成太严重的健康问题。

但如果杯中的水已经溢出，这意味着身体的排毒机制已经处于超负荷状态，毒素水平已经超出身体能够承受的上限。当人体的天然排毒机制不堪重负时，身体则无法排出多余的毒素，于是毒素开始在体内累积。这与第二章讨论过的脂多糖和新表位一样，毒素也会进入血液循环，而且极难被清除。

人体内具有一套天然的毒素防御机制：如果你无法清除毒素，人体会设法使其离开循环系统，以远离大脑。通常这些毒素会被储存起来，而脂肪细胞是最常用的毒素储存器。所以，你肚子上的那圈赘肉并非一无是处。但有一些毒素，如重金属，则会储存于骨骼中。

但如果毒素真的进入了大脑，可能造成毁灭性影响。美国疾病预防与控制中心（CDC）下属的自闭症与发育障碍监测网络（ADDM）2014 年发布的一份报告称，美国大约每 68 名儿童中就有 1 人患自闭症。[18]1980 年我开始行医时，所报道的自闭症发病率大约为 1/10 000。麻省理工学院的斯蒂芬妮·塞内夫（Stephanie Seneff）博士研究了自闭症与草甘膦（一种广泛使用的杀虫剂）暴露之间的关系。她公开表示，按照现在的速度发展下去，到 2025 年，每两个孩子中就会有一个患自闭症。[19]吸入化学毒素和摄入含毒素食物过多会使身体的排毒系统超负荷运行。那么，这可能是导致当今自闭症发病率居高不下的原因吗？是的，的确有可能。

成年人的大脑同样会受化学毒素的影响。目前的情形已变为"一天一苹果，医生不再远离我"，因为苹果中的农药残留相对较高。自然疗法医师约瑟夫·皮佐诺（Joseph Pizzorno）在《毒素解决方案》（*The Toxin Solution*）中指出，美国种植的 80% 的苹果都被喷洒过含二苯胺（一种神经毒素）的农药。二苯胺可分解为具有致癌性的亚硝胺，而亚硝胺的增加与阿尔茨海默病和帕金森病的发病率升高有关。

但这并不意味着苹果对所有人产生的影响完全相同。每个人都是独一无二的个体，人体毒素负荷的阈值不同。基因决定了一部分人的排毒能力比其他人更强。在不超出人体最大排毒能力的情况下，我们的身体是可以处理化学毒素的。但如今所有人都在经受化学毒素的持续攻击，而且每天都生活在致敏食物的暴露之下，这使得杯中的水更有可能溢出，身体的毒素负荷也更有可能超越阈值。

我们必须减轻身体负荷，途径有两种：第一种是减少毒素暴露；第二种是增强肝脏的解毒能力。第二种途径又被称为第二阶段排毒，增强第二阶段排毒的最佳方式之一是每天食用十字花科蔬菜。你需要调整饮食，避免食用可引发免疫反应的含毒素食物，从而使身体有机会排出储存的毒素。每天至少吃一次十字花科蔬菜（见表4–1），可以增强肝脏的解毒能力。

表4–1 可增强肝脏解毒能力的蔬菜

芝麻菜	白菜	西蓝花
菜薹	宝塔花菜	球芽甘蓝
卷心菜	花椰菜	芥蓝
大白菜	绿甘蓝	白萝卜
独行菜	辣根	羽衣甘蓝
大头菜	小松菜	陆生水芹
水田芥	芥菜（籽和叶）	小白菜
小萝卜	芜菁甘蓝	塌棵菜
红萝卜（根和叶）	山葵	豆瓣菜

更重要的是减轻身体负荷意味着当我们再次遭遇毒素暴露时能更好地应对它。包括大多数致敏食物在内的轻微毒素暴露并不会造成太严重的问题。假设你每日处理毒素的能力为20，但毒素暴露量高达100，你的身体就会因无法清除全部毒素而慢慢成为一座"毒库"。你易患的各种自身免疫性疾病（针对你的薄弱环节）就会随之而来。但如果你能够将毒素暴露量降低80%，你的身体就能处理其余的20%。所以，减轻身体毒素负荷的目的是避免体内的毒素水平超过身体毒素负荷的阈值。这也是实施排毒方案的主要目的——清除人体内累积的尚未分解的毒素，如铅、汞、多氯联苯等。

我经常遇到的情形是某位患者听说了排毒的概念，于是希望了解更多的信息。所以，他上网看了相关专家发布的排毒视频，并通过相关生物指标检测确定了自己可能接触的毒素。为了清除体内毒素，他开始实施为期3周的排毒方案，而且收效颇丰。但6个月后，他再次感觉不适。于是，他来到我的门诊，询问这是怎么回事。答案是尽管他已经尽了最大能力排毒，但他每天的毒素暴露量仍然超出了身体的承受能力。无论他之前采取了何种排毒方案，现在都必须再执行一次。限于身体所能承载的毒素负荷，我们生活在这个毒素遍布的世界中必须进行持续的反击。

汤姆博士提示

维生素 C 不为人知的益处

　　在缺乏维生素 C 的情况下，亚硝酸盐和硝酸盐会转化为危害更大的亚硝胺。还记得20世纪80年代末，当时我儿子还小，他很喜欢吃街角快餐厅中的一种肉丸三明治。每当他想吃时，我们就会在出门前要求他吃一片维生素 C 咀嚼片。在食用肉类前 15～20 分钟补充维生素 C 会大大减少或消除致癌性亚硝胺的生成。人们在进行野餐或参加球赛等活动时爱吃热狗、汉堡和腌肉，事先服用维生素 C 会大有好处。[20]

　　在饮食中加入一些特定的食物，如大蒜、[21] 姜黄（一种香料，具有良好的抗炎功效 [22]）、紫薯、[23] 十字花科蔬菜和浆果，也可以降低亚硝胺和许多其他环境毒素的危害。[24]

免疫系统应对环境危害的方式

　　我的好友马克·休斯敦（Mark Houston）博士任职于范德比尔特（Vanderbilt）大学，他是人类免疫系统能力研究领域的专家。他认为，人类面临的危害是无限的，但可用的手段是有限的。换言之，我们的身体只能对每天面临的大量危害做出有限的反应。

　　几千年来，保护人类不受侵害的免疫系统功能并未发生变化，但我们的祖先在 1 000 年前面临的威胁有哪些？寄生虫、病毒和真菌，可能仅此而已。他们食用的鱼和空气中的汞含量很低，水中的铅含量也无法与密歇根州弗林特（Flint）市相提并论。那时的农作物不会有滴滴涕（DDT），水壶中不含双酚 A（BPA），食用的肉中也没有亚硝胺。我们的祖先只有在吃了变质的肉食、得了某种疾病或者摄入了过量的有害菌时才会触发免疫反应；只有当池塘被尸体污染，而我们的祖先恰好喝了池塘中的水时，他们的免疫系统才会发挥保护作用。

但问题是虽然我们免疫系统的"弹药"没变，但现在需要对抗的不仅有病毒、寄生虫和真菌，还有更多的毒素。为了应对这种局面，免疫系统只能动用一切可用的力量——引发炎症的抗体。但如果毒素暴露超过毒素负荷的阈值（毒素暴露量超出了免疫系统的承受能力），身体负荷过重，免疫系统因此不堪重负，就会出现一系列问题，包括过度炎症反应、抗体水平升高、附带损伤，最终出现自身免疫症状。换句话说，在面对双酚 A 与雌激素（或雄激素）受体位点结合、汞通过血脑屏障，以及麸质通过肠道进入血液时，我们处于"装备不良"的窘境。我们每天暴露在成千上万种毒素负荷的阈值中（事实就是如此），但免疫系统能够做出的反应却与应对寄生虫、病毒和真菌时一样。

最终，免疫系统丧失作用，这可能出现于胎儿期（如果母亲体内累积了过量毒素或在怀孕期间经历了过量毒素暴露），也可能出现于其他任何年龄段，具体取决于遗传因素和环境暴露。但最终一旦越过免疫系统的红线，即使是麸质之类的轻微毒素，也会像寄生虫、病毒和真菌一样成为免疫系统的攻击对象。

接下来我需要普及一些"硬"知识，请读者理解。以下图 4-1、图 4-2 是我们 2008 年发表的一篇研究论文中的插图，旨在展示免疫系统对轻微刺激物（如麸质）产生耐受性的机制，以及在越过免疫系统红线后是如何失去口服耐受性的。标记字母"J"的方框内容为对麸质的受控反应。当遇到轻微毒素时，我们的免疫系统的反应："别紧张，这只是个寄生虫、病毒或真菌，没什么大不了的。"但当毒素暴露量超过阈值之后，免疫系统就开始"胡乱射击"了，因为人体时刻都在与毒素做斗争，任何刺激物都不能等闲视之。最终，我们的薄弱环节发生自身免疫反应（多器官系统疾病，图中字母"M"处），这就是所谓的口服不耐受。[25]

此外，人体将进入体内的双酚 A 与寄生虫、病毒、真菌视为一类，所以会以同样的方式对付它——首先使用"手枪"（先天免疫系统），如果有必要再发射"炮弹"（产生抗体）。低频率毒素暴露并不会产生问题，但如果毒素暴露一

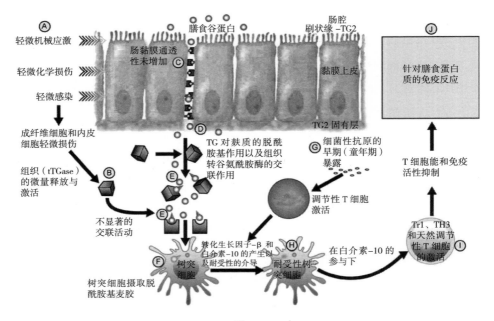

图 4-1

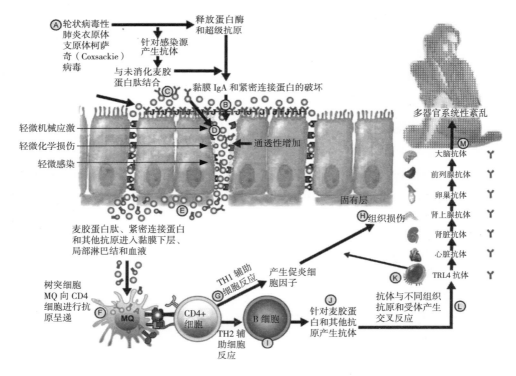

图 4-2

直持续，免疫系统将不断产生抗体，进而对人体造成附带伤害。由于双酚 A 分子已经与人体组织结合形成了新表位，免疫系统在攻击新表位时会对甲状腺、肾上腺、卵巢、睾丸或大脑中的细胞造成附带伤害。于是，你的身体会产生抗体以清除受损细胞。由于持续暴露在毒素中，人体细胞会不断被杀死，直到形成这种持续循环的受损细胞自我清除机制。所以，你为减轻毒素负荷所做的所有努力都具有积极意义。避免毒素暴露的目的是将身体毒素负荷降至阈值以下，以免激活免疫系统。

抗体不是无害的。如果抗体水平升高，人体细胞的损失量将大于新细胞的生成量，最终导致受影响区域出现功能紊乱，这可能发生在包括大脑在内的任何部位。毒素类型及其攻击的大脑区域决定了症状的严重程度，而且大脑的所有功能都可能受影响。

内分泌干扰物的问题

人体的每个细胞都拥有众多的受体，这些受体位于细胞的外表面。受体的作用与接球手套类似。例如，当血液中的甲状腺激素经过甲状腺激素受体附近时会被电荷吸至受体中，就像投球手将球扔进接球手的手套中一样。只有甲状腺激素才能进入甲状腺激素受体。当雌激素进入雌激素受体时，它会打开细胞"大门"，雌激素会直接进入。之后，细胞"大门"关闭。所以，受体就是细胞"大门"上的"锁"。在遇到激素之前，"锁"处于锁死状态；遇到激素之后，"锁"被打开，激素进入细胞。

但是，我们还会接触到一些名为内分泌干扰物的化学物质。这些物质与激素外观相似，因此可以潜入相应的激素受体，并通过影响接球手的工作来扰乱人体的激素平衡。有时内分泌干扰物并不直接打开"锁"进入细胞，而是停留在受体上，使"接球手套"始终处于被占用状态。当身体无法清除这些化学物质时，它们就会在受体处积聚。例如，氯、氟化物和溴等物质可以进入甲状腺激素受体。当这些化学物质停留在受体上时，真正的激素无法进入细胞，导致功能性甲状腺激素缺乏。在这种情况下，激素不能进入受体，更不能进入细胞，所以虽然你的血液激素水平正常，但是细胞仍然像缺乏激素一样无法发挥功能。该机制导致的症状与甲状腺功能减退相似，包括手脚发凉（可能需要穿着袜子睡觉）、持续性疲劳、减重困难和脑雾。但当你就诊时，由于你的症状与甲状腺疾病症状相似，医生会为你做血液检查，结果却发现你的血液中甲状腺激素水平正常。所以，问题的根源并不在于甲状腺，而在于激素受体。

女性患自身免疫性疾病的概率是男性的 9 倍。内分泌干扰物对女性的影响远大于男性，因为这些化学物质主要作用于雌激素受体。雌激素受体位于大脑、子宫、卵巢和乳房组织中。如果雌激素"接球手的手套"始终处于被占用状态，当真正的雌激素经过受体时就无法进入，因为雌激素受体已经被化学毒素占据。细胞无法接纳雌激素会导致相应的组织缺乏该激素。

内分泌干扰物同样会导致男性出现生殖问题，如睾酮水平低下、睾丸癌、睾丸发育不良或精子量少，进而导致男性不育。所以，被诊断为不育症的男性应接受内分泌干扰物水平检测。[26] 当代男性的平均睾酮水平仅为他们祖父辈的 1/3。2017 年的一项研究发现，全球男性的精子量在过去的 40 年间下降了 50% 以上。同年发表的另一篇论文指出，生殖能力下降与内分泌干扰物有关。[27] 我的好友——丹麦的骨科医生、研究员乔·默科拉（Joe Mercola）和儿科医生尼尔斯·斯卡克布（Niels Skakkebæk）这样评论这两篇文章：这两篇论文研究了对男性生殖问题不利的因素，是对现有相关文献的重大补充。在丹麦，不育症非常普遍，超过 20% 的丹麦男性无法生育。最令人担忧的是丹麦男性的精子质量普遍较差。丹麦年轻男性的平均精子数量比他们的祖辈低得多，而且精子的异常率竟然高达 90% 以上。

如果男性的睾酮水平低于 550 纳克／分升（但仍在正常范围内），则能正常受精的概率较小。此外，在睾酮水平正常的男性中，心脏病发作风险降低了 30%。这是为什么呢？因为睾酮是帮助有益的高密度脂蛋白胆固醇清洁心脏血管的必需激素。[28]

对于女性来说，内分泌干扰物带来的问题包括卵巢囊肿、子宫肌瘤、乳腺癌，以及大脑功能障碍。这可能也是自身免疫性疾病女性患者在怀孕期间感到症状显著减轻的原因。女性在怀孕期间某些激素水平会升高，激素水平越高，进入细胞的概率就越大。

例如，多氯联苯是一系列化学毒素的总称，也是内分泌干扰物之一。多氯联苯最初属于工业原料，但如今它已经混入了食品中。多氯联苯可与雌激素受体结合，而乳腺组织拥有大量的亲雌激素细胞，所以多氯联苯会在这些细胞中累积。乳房中的乳腺细胞在分娩时被激活，产生乳汁。目前，大部分女性（尤其是初次怀孕的女性）的乳汁中含有大量的多氯联苯，所以母乳喂养的婴儿出生后就立即暴露在了大量的多氯联苯中。多氯联苯可对大脑造成危害，影响大脑的发育和功能。那么，这是导致当前儿童自闭症高发的原因之一吗？答案是肯定的。虽然儿科医生普遍认为，母乳喂养的益处远远大于母乳毒素暴露的风险[29]，但研究人员已经证实，这些化学毒素会影响大脑发育、甲状腺功能、雌激素水平和免疫功能。从这一角度出发，只要母亲能够降低化学毒素暴露的风险，就可以降低母乳中的毒素含量。我建议所有育龄妇女都应先排毒再受孕，以确保未来的宝宝拥有发育良好的大脑。

环境毒素影响大脑的 8 种方式

毒素可引发炎症、氧化应激、感染和过敏。约瑟夫·皮佐诺博士是功能医学的奠基人之一，他在《毒素解决方案》中总结了环境毒素直接或间接影响大脑健康的 8 种方式。

1. 毒素会影响酶的活性，降低其功效。

2. 毒素会取代结构性矿物质，导致骨骼脆弱。当骨骼开始损失细胞时（如更年期），毒素取代骨骼中的钙会产生双重影响——骨骼结构弱化和毒素释放的风险增加。因骨质流失而被释放的毒素会在全身循环，并最终影响大脑，所以人在老年时更容易出现炎症和脑细胞损伤。

3. 毒素会通过脑漏、分子拟态或免疫系统攻击新表位造成的附带伤害损伤器官（如大脑）。

4. 毒素会破坏 DNA，加快人的细胞老化的速度。许多常用杀虫剂、邻苯二甲酸酯、解毒不当的雌激素都会造成 DNA 损伤。

5. 毒素会改变基因表达。人的基因能够打开或关闭，以适应内外部环境的变化。不少毒素都会以错误的方式激活或抑制人的基因。这不仅导致人的大脑出现问题（如患抑郁症和痴呆），还会对几代人造成影响。

6. 毒素可直接影响细胞受体的功能（通过占用"接球手套"以阻碍正常激素进入细胞）。细胞无法获取重要信息，从而产生焦虑症。[30]

7. 毒素会干扰激素的分泌并造成激素失衡。双酚 A 等毒素能够诱导、抑制和模拟激素发挥作用。

8.毒素会削弱人体的排毒能力（身体毒素负荷），这是毒素造成的最严重问题。

你需要避免接触的毒素

由于我们每天接触的毒素有成千上万种，本书无法一一呈现，因此下文仅对影响较大的一些毒素做重点介绍。对大脑有害的毒素同样会影响人体的其他部位。研究人员利用半衰期测量物质在人体内的留存时间。化学品（包括药物）的半衰期是指一半的活性元素被人体清除或分解所需的时间。苯的半衰期是1天（如果你在加油时吸入了油雾，肺部和血液中的炎症级联反应可能会持续一整天），汞的半衰期为两个月（如果你吃了一个金枪鱼三明治，你的肠道会在两个月内面临发炎的风险）（表4-2），多氯联苯的半衰期为2～30年，具体取决于多氯联苯的类型。[31]如果常吃非有机苹果，其中的农药残留可能在人体内累积很多年，这些毒素可能激活免疫反应，引发更多的炎症。

现在你应该明白毒素暴露给免疫系统带来的负担多么巨大了吧？我认为，减少毒素暴露、帮助身体清除累积的毒素（排毒），并通过饮食选择和营养物质补充来提高排毒能力是我们解决这一问题的唯一希望。

表4-2 部分毒素在血液中的半衰期

毒素	半衰期
砷	2～4天
苯	1天
镉	16年
氯丹	3～4天
滴滴涕	6～10年
狄氏剂	2～12个月
乙醇	4～5小时
铅	1～1.5个月（骨骼中为2～30年）
汞	2个月

双酚 A：你的咖啡杯是否对身体有害

双酚 A 是一种用于塑料成形和硬化的化学物质。所以，双酚 A 应用于食品和饮料容器、罐子的树脂内层、黏合剂、建筑材料、光学镜片、塑料牙科密封剂、婴儿奶瓶、水壶、咖啡杯的软盖等成千上万种产品中，这也使得双酚 A 成为内分泌干扰物家族的"头号人物"之一。由于分子结构相似，双酚 A 的效力不亚于雌二醇——活性最强的雌激素。[33]

在进入人体之后，双酚 A 与雌激素受体结合。当与雌激素受体结合的双酚 A 超越身体负荷的阈值时，身体会立即做出回应：激活免疫系统制造抗体，攻击双酚 A。由于双酚 A 可能位于乳腺细胞、卵巢细胞或脑细胞的受体上，因此抗体攻击双酚 A 时会对细胞本身造成伤害，而且抗体在保护人体时产生的炎症会对细胞造成附带伤害。此时人体必须产生针对受损细胞的抗体。如果受损细胞位于大脑，免疫系统会在攻击双酚 A 的同时持续攻击大脑，造成附带伤害。大脑抗体水平升高意味着被杀死的脑细胞数量比新生成的数量多。在妊娠期，如果母体内存在高水平的双酚 A（如今几乎可以肯定会发生），男性胎儿的睾丸在母体子宫内可能无法正常发育，未来该男孩会因无法产生足量的精子而患不育症；女性胎儿未来乳房细胞可能无法正常发育，患乳腺癌的风险也会大大增加。所以，我们的日常行为可能给我们的后代带来严重的影响。

请记住，如果你用力拉一根链子，它总是会在最薄弱处断裂——你的心脏、大脑、肝脏、肾脏、皮肤、激素等都有可能成为薄弱环节。有人会因为接触双酚 A 等内分泌干扰物而罹患桥本甲状腺炎，也有接受母乳喂养的婴儿因其母亲体内存在高水平双酚 A 而出现大脑功能障碍。

汤姆博士提示

更换具有过滤功能的淋浴喷头

假设你正在酒店的电梯里，你能在电梯门打开的一瞬间辨别所在的楼层是否有游泳池吗？如果你能闻到氯的气味，表明你对氯敏感，而且它已经在你的体内不断聚积了。明智的做法是做抗体检测，以判断你是否对氯敏感。

氯是一种所有人都可能接触的内分泌干扰物，因为我们使用的自来水中都加入了氯。氯可与甲状腺受体结合，从而阻碍甲状腺激素进入细胞。[32]

减少氯暴露对人体有益，但不应因此而少喝水。人在淋浴时接触的氯更多，会将含氯水蒸气吸入肺部，然后通过肺进入血液，最终抵达大脑。而氯过滤器能清除水中的氯，以防止人接触或吸入。

氯过滤器价格便宜，易于安装，甚至不需要水管工的帮助，只要记得每6个月更换一次滤芯即可。几天之内，你可能就会感到自己的皮肤和头发柔软（顺）了许多，这就是氯过滤器的功劳。所以，你的皮肤、头发甚至是甲状腺受体都会因此受益。

受各种毒素影响，目前与激素水平失衡相关的症状越来越多。全世界数以百万计的女性因节育、绝经、甲状腺功能减退或骨密度过低等原因接受激素治疗。不幸的是并非所有医生都会检测患者的激素水平，很多医生在未明确激素缺乏的情况下，便为其开具激素替代疗法。包括我在内的功能医学医生经常发现，有些人的激素水平在正常范围内，但仍出现了与激素失衡相关的症状。此时，我们必须考虑这是不是内分泌干扰物过多而影响激素功能造成的。

有些医生可能从来不检查患者体内的毒素是否超标，相反他们会直接分发"救生衣"。请记住，如果你确实需要"救生衣"，服用激素并非不可，但应尽量选择安全的类型（如选择天然激素而非合成激素）。穿上"救生衣"之后，你就可以去解决体内的毒素负荷问题。所以，请要求医生检查你的内分泌干扰物累积水平。

许多有远见的医生10年前就开始建议人们做双酚A水平检测了，因为双酚A是一种常见的环境毒素，能够对人体造成巨大伤害。但目前有些研究人员认为，这是在浪费时间和金钱，因为所有人的体内都含有双酚 A。医生和研究人员的说法都是正确的，因为人们几乎在所有新生儿的尿液中都检测出了双酚 A，其源自母亲在妊娠期的毒素暴露。由于使用塑料奶瓶和塑料奶嘴，婴儿体内的双酚 A 在其出生后仍然在继续累积。所以，研究人员认为，人们需要检测的并不是自己体内是否存在双酚 A，而是免疫系统是否因双酚 A 暴露而已被激活。

如果免疫系统已被激活，正在对抗双酚 A，又会发生什么呢？这是一场免疫系统注定失败的斗争。我们的双酚 A 暴露量已经处于高位，如果没有减少双酚 A 暴露的强烈意识，我们就可能陷入一大堆麻烦之中。

对健康献血者进行的随机血液检测发现，体内存在抗双酚 A 的 IgG 抗体和 IgM 抗体的受试者比例分别占总人数的 13% 和 15%，即合计超过 1/4 的"健康人"正在与这种毒素做斗争，而且这种斗争还会造成附带伤害。[34]

对于包括双酚 A 在内的众多内分泌干扰物而言，甲基化是解毒的主要方式。一个人的甲基化能力越强，则能够分解的化学毒素越多。绿茶（饮用任意量的绿茶均有益处，但最好每天至少饮用 3 杯）、维生素 B_{12}、叶酸（一种 B 族维生素）、胆碱和甜菜碱能较好地促进甲基化。

如何应对双酚 A 暴露

有些咖啡杯盖、水壶和保鲜膜中含有双酚 A。虽然我们每天都在使用这些产品，但在健康问题上，我们并不能总是意识到自己正在犯错误。例如，我在看书时经常摘下眼镜，将眼镜腿放在嘴边思索，有时还会无意识地咬眼镜腿。或者说，我喜欢自己嘴里的那股塑料味（我在 20 岁出头时曾经吸过烟，这种味道可能与烟味类似）。但我在咬塑料时会感到自己的唾液发酸（这是塑料中的双酚 A 被释放的迹象），这时我才意识到自己的错误行为。

我们可以通过一些小改变来降低毒素暴露水平。例如，当你去咖啡店买咖啡时，如果对方给你的咖啡杯加了盖子，请立即扔掉或者要求不带盖子，这是为什么呢？因为热咖啡的蒸汽会接触杯盖，而杯盖中大多含有双酚 A（除非其标明不含有双酚 A，但这种盖子危害更大，因为生产商可能用毒性更强的双酚 F 代替了双酚 A）。盖上杯盖之后，蒸汽上升凝结，水珠再次流回咖啡，于是咖啡中便含有了双酚 A。最好带自己的不锈钢杯去咖啡店，然后告诉店员"请加满"。自带杯子还能节省开支，因为很多咖啡店会对咖啡杯收取一定的费用。

另外，避免使用塑料保鲜膜。如果你使用保鲜膜包裹剩饭剩菜放入冰箱，第二天食物中就可能含有大量的双酚 A。热量并非唯一能使双酚 A 发生转移的条件，即使在低温下，食物中含有的酸也能促使塑料中的双酚 A 释放。建议你使用蜡纸或羊皮纸包裹食物，并用橡皮筋固定；用带玻璃罩的玻璃容器储存食物也是可行的方法。

婴儿塑料奶瓶也存在较大的问题。如果经常用微波炉加热塑料奶瓶，不仅会破坏奶中的营养物质，还会使增塑剂渗入奶中，这也是建议你使用玻璃奶瓶的原因。坚持母乳喂养（这是一个明智的选择，因为母乳喂养对婴儿的健康至关重要）的母亲必须认识到，双酚 A、多氯联苯和二噁英可能已经在你的血液中累积了多年，这些毒素会在哺乳时转移到婴儿体内。表 4-3 揭示了儿童在 5 岁前摄入的各种化学毒素的剂量。婴儿在出生后 6 个月的毒素暴露量极高正是母乳中含有的毒素造成的，这是母亲体内多年累积的毒素。

表 4-3　从出生到 25 岁的男性与女性的多氯联苯和二噁英日摄入量（毒性当量）估计

年龄段	男性		女性	
	日总摄入量（皮克）	日摄入（皮克/千克体重）	日总摄入量（皮克）	日摄入（皮克/千克体重）
0 ~ 6 月龄	852	112.0	852	118
1 ~ 5 岁	110	6.5	102	6.3
6 ~ 10 岁	109	3.9	97	3.5
11 ~ 15 岁	144	3.0	129	2.7
16 ~ 20 岁	172	2.5	125	2.1
21 ~ 25 岁	171	2.4	126	2.2

注：数据源自 Dietary exposure to polychlorinated biphenyls and dioxins from infancy until adulthood:A comparison between breast-feeding,toddler, and long-term exposure.Environ Health Perspect[J].Jan;107(1):45-51（有修正）。

在怀孕期间，如果女性血液中的双酚 A 水平显著升高，婴儿大脑中控制激素应激反应的区域便无法正常发育。2015 年，研究人员在下丘脑周围发现了与双酚 A 暴露有关的髓鞘保护层缺陷。[35] 对于胎儿而言，这意味着大脑中情绪控制激素的功能将无法正常运行，症状表现为焦虑、抑郁、多动或注意力难以集中。患焦虑症、抑郁症、注意缺陷多动障碍的儿童和青少年会面临什么？答案是服用处方药。

并非所有治疗注意缺陷多动障碍的药物都会使儿童和青少年在成年后产生暴力倾向。但是，在过去的 25 年，美国所有自杀者或大规模枪击事件的肇事者大多服用过治疗焦虑症、抑郁症或注意缺陷多动障碍的药物。10 多年前的多项可靠研究及制药公司的内部文件均表明，一种名为选择性 5- 羟色胺再摄取抑制剂（SSRI）的抗抑郁药物存在尚未公开但众所周知的不良反应，包括但不限于自杀等暴力行为。如果你认为我在夸大其词，那么请继续阅读英国皇家医学会（Royal Society of Medicine）在一篇综述中针对关于该主题的 137 项研究做出的总结：

毫无疑问，我们低估了抗抑郁药物的危害，它们使成年受试者的自杀行为和暴力事件数量增加了一倍。[36]

这些问题虽然令人不安，但我们必须面对，因为放任不管的话不但无法使其自行消失，反而会使其逐渐恶化。那么，我们能够做些什么呢？首先，我们应该学习新知识，了解化学毒素暴露造成的连锁反应。其次，所有育龄妇女应该先排毒再受孕。所以，未来的父母们是时候为未出生的孩子减少危害做点什么了。

如果你之前爱喝金属罐装的气泡水或苏打水，以后请三思而行，因为金属罐的内涂层含有双酚 A。碳酸饮料的酸性较强，会使更多的双酚 A 从罐壁渗入饮料。建议你购买一台碳酸饮料机，使用家中的过滤水自行制作碳酸饮料，以最大限度地保证饮料的纯净度。

热敏纸的付款小票中也含有双酚 A。[37] 所以，当我们折叠小票时，双酚 A 会沾到手上，并被皮肤吸收而最终进入血液。建议你用手机为小票拍照，然后将小票留在柜台上，不要用手直接触碰或带走。

汤姆博士提示

购买婴儿奶瓶时的注意事项

请勿购买"可循环使用标识"为数字"7"或带有"PC"字样的透明婴儿塑料奶瓶，因为它们大多含有双酚 A。

请选择不透明塑料瓶，这些瓶子（材料为聚乙烯或聚丙烯）不含双酚 A。

你还可以购买"可循环使用标识"为数字"2"或"5"的产品。

玻璃奶瓶是一个不错的选择。但需要注意的是玻璃瓶从高处掉落或摔碎后可能对你或孩子造成伤害。

由于塑料中的双酚 A 遇热会渗出，所以：

请勿使聚碳酸酯奶瓶接触沸水；

请勿将聚碳酸酯奶瓶放入微波炉加热；

请勿使用洗碗机清洗聚碳酸酯奶瓶。[38]

重金属

重金属（铅、镉、砷、铬、汞等）是密度较大的天然元素。众所周知，它们对大脑功能具有破坏性作用，可导致头痛、疲劳、神经退化等问题。镉和铅与学习障碍和智商下降有关，铅暴露还会造成冲动和暴力行为；汞与注意缺陷多动障碍、学习障碍、记忆障碍及运动功能障碍有关。

不少研究发现，任何一种重金属的大量暴露都会导致大脑损伤。[39]由于累积效应，即使是微量重金属暴露持续数十年也足以产生有害影响。更糟糕的是即便剂量很小，几种重金属同时暴露也会对人体健康造成危害。

例如，已知铅可使人患上严重的永久性大脑功能障碍。这也是密歇根州弗林特市的饮水危机具有毁灭性的原因之一。那里的孩子可能再也无法清晰地思考问题（除非他们能够将体内的铅完全排出，并重建健康的脑组织。更多内容详见第五章）。在美国政府采取措施之前，该地的水源已经被铅管污染了一年多。据估计，全球每年约有 80 万名儿童受到铅污染的影响。[40]根据世界卫生组织的观点，智商下降的原因可以追溯到幼年时期的铅暴露。

当人体的排毒机制无法排除铅时，铅就会在大脑和骨骼中累积。更年期女性的激素水平变化往往导致她们缺乏雌激素，并因此更容易患骨质疏松症，因为雌激素是保持骨骼强健的必要条件。骨质疏松症患者的骨骼中累积的铅（如果有）更容易释放到血液循环中。这些铅在身体（尤其是大脑）中沉积，加速大脑退化。于是，痴呆症状便发生了。

1978 年以前美国建成的房屋经常使用含铅的油漆和铅管。所以，住在这种房屋中的人每天都暴露在含铅的空气中或使用含铅的自来水。有些物质中也含有少量的铅，如某些化妆品、玩具、陶器、水晶玻璃和房屋周围的土壤。施加了含铅肥料的土壤中长出的植物食材，以及骨头汤中也含有铅。虽然无法保证完全避免重金属暴露，但尽量选择食用有机食品是最安全的做法。

汞存在于某些牙齿填充物、化妆品、杀菌剂、杀虫剂、药物、疫苗和大型富含脂肪的鱼类中。据我所知，如今几乎所有金枪鱼体内的汞含量都接近或实际达到了有害的水平。没错，我指的是所有金枪鱼。第九章会为你介绍可以安全食用的鱼类及其产地。

牙科使用的汞合金是导致神经毒素暴露的最大因素，美国有超过 1.2 亿人受其影响。汞是被研究最多且与大脑健康联系最紧密的重金属。世界卫生组织认为，轻中度汞中毒即可导致儿童出现各种大脑功能障碍（从轻度的注意缺陷障碍或注意缺陷多动障碍到智力低下）。[41]

还记得《爱丽丝梦游仙境》（*Alice in Wonderland*）中的"疯帽匠"吗？制帽匠以前总将其产品浸泡在一大桶水银中，以使帽子变硬。随着时间的推移，制帽匠的体内吸入了汞，汞暴露影响了他的大脑，使他变得难以捉摸，反复无常，甚至"发疯"。"疯帽匠"或"疯得像个帽匠"的说法便由此而来。

波士顿·科贝特（Boston Corbett）是一名制帽工人，他击毙了刺杀美国前总统亚伯拉罕·林肯的凶手约翰·威尔克斯·布斯（John Wilkes Booth）。由于汞中毒的缘故，科贝特的精神状况不佳。1858 年，为了压制自己的性欲，26 岁的科贝特用一把剪刀将自己阉割了，这的确是一个疯狂的举动。后来恰逢内战，他参军入伍，加入了联邦军队。1865 年 4 月 14 日，林肯在华盛顿福特剧院被布斯枪杀。科贝特所在的纽约骑兵第 16 分队奉命追击在逃的凶手。4 月 26 日，士兵们包围了弗吉尼亚州的一间谷仓，但科贝特未按照命令活捉逃犯，而是直接将其击毙了。军方为科贝特洗脱了罪名，不明真相的大众也称颂他在总统复仇行动中的英雄事迹。科贝特退伍之后在美国东北部重新开始制帽工作，直到他迁居堪萨斯州。1887 年，科贝特住进了精神病院。

汞是一种会对大脑（包括中枢神经和周围神经系统）造成危害的化学毒素。体内汞含量过高的人无法正常思考，无法进行推理，也无法将正确的信息从大脑传递到肌肉。摄入汞或皮肤暴露于各种汞化合物中会使人出现精神与行为障碍，症状包括震颤、失眠、记忆力减退、神经肌肉症状、头痛、认知和运动功能障碍（图4-3）。

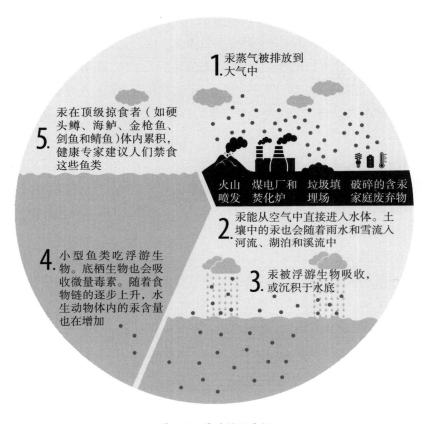

图 4-3　汞的循环过程

　　母体内正在发育的胎儿受到母体的严密保护，未经母体排毒和过滤处理的任何物质都无法进入胎儿体内。但是，以下事实说明了母体本身存在的严重问题：胎儿会从母亲血液中吸收汞，其体内（尤其是大脑）的汞含量甚至比母体高40%，这对于正在发育的胎儿神经系统而言可谓一场灾难。大部分的汞源自母亲的牙齿填充物，这也是我认为女性应先排毒（包括去除含汞的牙齿填充物）后受孕至关重要的另一个原因。[42]

　　镉会抑制免疫系统的功能，干扰肾脏功能，还可能导致高血压和癌症。在电子烟、[43] 传统香烟、[44] 旧水管、[45] 白面包 [46] 和白米饭 [47] 中都能见到镉。我在临床实践中发现，当降压药对患者不起作用时，他们体内的镉含量往往很高。

避免接触是减少重金属暴露的最佳途径，但如果你认为自己的重金属水平过高，请及时就医，接受相关检测，并考虑采取螯合等疗法清除体内的重金属。

霉菌

霉菌可产生霉菌毒素，霉菌针对微生物、昆虫、线虫、食草动物和人类而进化出了一套化学防御机制。人类已经实现了对霉菌毒素的有益应用，如研制出了抗生素（青霉素等）和免疫抑制剂（环孢素等）。但霉菌毒素也会引发疾病和过敏反应，甚至在某些情况下还会致人死亡。[48,49]

霉菌会引发感染和大脑刺激，但作为问题的根源，它很容易被人忽视。霉菌释放的孢子会破坏免疫系统，并加剧炎症。霉菌可能引发身体很多部位感染。例如，研究表明，嗜酸性粒细胞（一种白细胞）水平较高或患有渗出性耳道感染（耳朵化脓）的儿童，其耳朵内都存在霉菌感染。[50] 抗生素对于这些儿童以及耳朵反复感染的人无效，因为抗生素无法消除霉菌感染。实践表明，霉菌还可以在肠道、鼻腔等几乎所有的人体组织内生长，而且霉菌感染通过普通的血液检查无法发现。[51]

你度假回家之后是否会给室内通风？霉菌可能在地毯下、通风井中或墙内生长，所以你在家中可能永远看不到霉菌滋生的迹象。你家浴室的拐角、浴室推拉门的滑轨或浴帘上有黑点吗？无论你是否注意到，根据美国疾病预防与控制中心下属的国家职业安全与健康研究院（National Institute for Occupational Safety and Health）的分析，预计高达 50% 的民用建筑内存在有毒的霉菌。你没有看错，是 50%！我建议你不要抱有"我的房子肯定没有霉菌"的想法。虽然霉菌主要存在于有水的浴室和厨房内，但你也应该仔细检查房子的外部，查找是否存在漏水点，因为房外泄漏的水会渗入墙壁的保温层。保温层是霉菌滋生的温床，一旦被霉菌侵占，其影响可以持续多年。好消息是如今美国几乎所有城市都有房屋霉菌检查员。

无论空气是干燥还是潮湿，室内外的霉菌暴露都可能造成问题。但是在湿度高的环境中，如室内游泳池、健身中心和水族馆等场所，霉菌暴露可能更严重。

腐烂的食物也会滋生霉菌，造成霉菌毒素污染，这些毒素会被人体吸收。我经常花几美元买一些外观完整的树莓，但两天之后它们就会长出白毛，这令我感到颇为沮丧。不要因"只是轻微发霉"而认为它们可以继续食用，正确的做法是将它们全部扔掉。小麦和玉米中也含有少量霉菌，这些谷物在储藏期间会滋生霉菌。[52] 问题是我们看不到霉菌在小麦或玉米中滋生的迹象，但它确实出现在以这些谷物制成的产品中。

频繁的霉菌暴露并不会造成明显的直接损伤，但会增加人体的负担，食物中的霉菌便是一个例子。肠道内的有益菌能够应对低剂量的毒素暴露，但当毒素暴露量超过人体毒素负荷的阈值，免疫系统无力提供保护时，过度的炎症反应便开始出现并造成组织功能损伤，最终导致各种症状，包括头痛、不明原因的突然发怒甚至暴怒。需要注意的是以下情况可能与霉菌暴露有关：

- 疼痛（关节疼痛、刺痛感、腹痛）
- 食欲降低
- 视物模糊
- 思维混乱
- 咳嗽
- 学习能力下降
- 腹泻
- 迷失方向
- 过度口渴
- 疲劳
- 注意力或专注力不佳
- 尿频
- 对光线敏感
- 眩晕
- 体温异常

- 记忆力不佳
- 口中有金属味
- 情绪波动
- 晨僵
- 肌肉痉挛
- 肢体麻木
- 结膜炎
- 呼吸短促
- 鼻窦炎
- 皮肤敏感
- 出汗（尤其是夜间盗汗）
- 流泪
- 颤抖
- 虚弱
- 忘词

案例研究：被霉菌感染的史蒂夫

史蒂夫（Steve）是一家石油公司的高管，他曾向我求助，问我能否帮忙看一下他的病历。史蒂夫自诉有严重的脑雾，以致影响了他的工作：他无法记住新词，无法进行复杂的思考，更无法同时专注于多个项目。

史蒂夫此前已经去妙佑医疗国际就诊过两次，还去过其他享誉全球的医疗机构。我要求他在我们会面之前将既往的检查结果发给我，我喜欢研究这些病例资料。当有人说"我去过妙佑医疗国际，但他们也束手无策"时，我的回答是："太好了！这表明你没有患病，因为如果你真的病了，妙佑医疗国际肯定能确诊。你只是存在一些功能障碍。所以，我们只需找出问题根源即可。"不出所料，他的检查结果没有给我提供任何线索，我没有发现任何疾病指标，这引起了我的兴趣，所以我为他做了预约，要求他来我的门诊就诊。

仅在史蒂夫进门后两分钟，我就猜到了他出问题的原因。史蒂夫相貌英俊，但我注意到他的面色极其苍白。

我给史蒂夫冲了一杯咖啡，问道："你家地下室被水淹过吗？"

史蒂夫惊得差点将咖啡洒出来，他答道："什么？你怎么知道的？"

汤姆博士提示

确保你在家中能够安全呼吸

检查你的房子是否存在霉菌是一个明智之举。全国房屋修复工和霉菌检查员组织（National Organization of Remediators and Mold Inspectors，NORMI）在美国、加拿大、欧洲和南美洲培训了成千上万名建筑从业人员。NORMI 已获得 14 种认证，符合得克萨斯州、路易斯安那州、纽约州和华盛顿特区现行的特许经营法律。

苍白的面色可能是体内慢性霉菌感染的症状之一。史蒂夫家的地下室几年前被水淹过，但直到此时他才意识到他的症状正是始于水淹地下室之后的 6 个月左右。他说："我家地下室确实被水淹过，水深十几厘米。我雇了一批人来清理，他们在地下室中放了一些除湿器，还用了几台大型抽水机抽水。完工之后，地下室看起来并无异样。但 6 个月之后，我开始感到焦虑和思维混乱，而且随着时间的推移，这些症状也日益严重起来。"

我只对史蒂夫做了一项检测：霉菌尿检。结果显示，他的相关指标高得惊人，大量的霉菌和内毒素已在他体内累积，并使他出现反复的霉菌感染。导致这一问题的原因是他仍然住在这所房子中，仍然呼吸着含有霉菌的空气。史蒂夫的薄弱环节是他的大脑，即最容易受霉菌侵袭的器官。

我让史蒂夫回家将房子重新清理一遍，要求他这次务必请专业处理霉菌的人员。霉菌可能无处不在，如石膏板、空气过滤系统和空调中。

几个月后，我收到了史蒂夫发来的消息，他的病情已经大有改观。他对房子做了彻底的清理，然后根据我的建议清除了体内的霉菌毒素。得益于这两项措施，他再次精神焕发，在工作中重新找回了自信。

清除霉菌和内毒素

为了清除体内的霉菌，你必须首先停止"火上浇油"。换言之，你需要检查自己的房子和工作环境，找到问题根源并采取补救措施。其次是增强免疫系统应对体内霉菌的能力。你需要确定免疫系统当前的状况，是表现强劲还是疲惫不堪，或者是介于两者之间。你可以要求医生为你做血液检查，以明确免疫系统的功能状况（详见第五章）。

接着要求医生为你做尿液或血液检查，以判断你的谷胱甘肽水平。作为一种重要的抗氧化物质，谷胱甘肽在人体细胞内负责清除重金属和霉菌等毒素。但有些人的基因难以利用体内的天然谷胱甘肽，所以服用太多的谷胱甘肽未必能发挥作用。你应该检查与谷胱甘肽的合成、发挥作用相关的基因。建议你要求医生为你做第五章提到的排毒基因组合检测。

此外，很多补剂可以为机体抗氧化和甲基化提供支持，包括：

- α-硫辛酸
- 甜菜碱
- 胆碱
- 叶酸
- 水飞蓟素（草药型补剂）
- N-乙酰半胱氨酸
- 硒
- 维生素 B_6
- 维生素 B_{12}

· 维生素 C 和维生素 E（同时服用）

支持排毒（包括清除霉菌）的食物包括：

· 芦笋

· 鳄梨

· 甜菜

· 豇豆

· 十字花科蔬菜

· 鹰嘴豆

· 大蒜

· 小扁豆

· 动物肝脏

· 洋葱

· 斑豆

· 菠菜

富含维生素 C 和维生素 E 的食物是健康饮食结构的重要组成部分，因为它们能够增强免疫系统功能。

富含维生素 C 的食物包括：

· 西蓝花

· 球芽甘蓝

· 葡萄柚

· 青椒

· 番石榴

· 羽衣甘蓝

· 猕猴桃

· 橙子

· 红辣椒

· 草莓

富含维生素 E 的食物包括：

· 杏仁

· 鳄梨

· 奶油南瓜

· 橄榄油

· 菠菜

· 葵花子

· 红薯

· 鳟鱼

抗生素对肠道菌群的危害

虽然抗生素挽救了数百万人的生命，但此类药物的作用机制实际上对肠道菌群是有害的。抗生素以非选择性方式清除肠道中的细菌。抗生素会首先消灭有益菌，附带杀死少量的有害菌。有些患者在服药几天之后发现病情有所改善，便停用了医生开的疗程为 10 天的抗生素类药物。但那些未被消灭的有害菌便会对抗生素产生耐药性。未来那些有害菌不但不会被抗生素消灭，还会大量繁殖，形成耐药菌群，造成菌群失调，进而产生慢性炎症。[53] 研究人员通过对 4 373 项研究进行分析后得出结论：因呼吸道感染或泌尿系统感染而接受抗生素治疗者的体内细菌对抗生素产生了耐药性。[54] 这种耐药性在治疗后的第一个月最显著，而且最长可持续 12 个月。

如果医生为你开了抗生素，但你感觉稍微好一点儿后就停止服用，那么你可能无法消灭所有的有害菌。这些残存的有害菌会在表层形成一种名为生物膜的"防护墙"。与盾牌的保护作用类似，生物膜能保护有害菌免受抗生素的进一步攻击。美国疾病预防与控制中心发现，如果这些有害菌已经形成了生物膜，需要将抗生素的剂量提高到常规剂量的100倍才能消灭它们。[55] 生物膜的形成就是细菌产生耐药性的原因。因此，如果你必须使用抗生素，应坚持按疗程规定使用，而不应擅自提前停用。

如果你的免疫系统失效，就必须重建。但研究发现，即使坚持按同一剂量服用两年抗生素，其肠道菌群也无法恢复正常。更重要的是人们发现服用抗生素的人未来更有可能患其他疾病。[56] 儿童 5 岁前的抗生素使用量对其智商有直接影响。[57]

抗生素滥用并不仅仅是医生开抗生素处方造成的，还因为有些抗生素已经进入我们的食物链中。绝大多数抗生素的使用者并非人类，而是动物——牛、鸡、猪和养殖鱼类。于是，我们食用的动物肉中就含有抗生素残留。此外，为了杀虫，蔬菜在采摘前也会喷洒抗生素。我们在食用这些食物的同时也会摄入极低剂量的抗生素。单次低剂量的抗生素暴露并不会造成严重问题，但抗生素具有累积效应。

抗生素的替代物

使用天然抗生素是减少抗生素暴露的最佳方式，包括噬菌体疗法和草药疗法。与抗生素不同的是它们均不会对肠道造成无差别伤害。问题在于天然抗生素的药效通常不如人造抗生素，但天然抗生素可以在更有效的组合疗法中发挥关键作用。换言之，天然抗生素仿佛是棒球赛的一垒安打。

还记得那句古老谚语"条条大路通罗马"吗？我认为，医学中同样存在一种多效（pleiotropic）方案。在希腊语中，pleiotropic 的意思是多重改变。多效方案使用了众多安全的天然物质，具有多重健康功效，而且药性温和。这种方案不仅有助于减轻过度的炎症反应，还可以激活开启愈合过程的基因。

噬菌体疗法主要是利用噬菌体，噬菌体是一种生活在细菌体内的病毒。其会侵入细菌的细胞，破坏细菌代谢，从而导致有害菌死亡。例如，枯草芽孢杆菌就是一种具有噬菌体功能的细菌。噬菌体疗法比抗生素更具有针对性，噬菌体在攻击有害菌时不会伤害有益菌。

某些草本杀菌剂可针对多种病毒和细菌，有效平衡肠道菌群。我已经在临床上使用了 25 年。每当我认为自己的免疫系统需要重建时，草本杀菌剂都是我的首选。多年的经验表明，草本杀菌剂有助于解决各种炎症问题，如牙龈发炎、肌肉发炎、感冒等。对于需要长期使用抗生素的患者，如果存在可以暂停使用抗生素的安全窗口期，我建议使用草本杀菌剂，以观察其是否有效。虽然天然抗生素可能不如处方药见效快，但许多感染的治疗并不是竞速赛，而是帮助患者走上健康之路。

虽然采取天然手段更安全、副作用更少，但如果自然疗法不起作用，那就要采取药物治疗，因为你确实需要一件"救生衣"。

使用抗生素期间建议食用的食物

· 自制苹果酱

迈克尔·阿什（Michael Ash）博士和安东尼·海恩斯（Antony Haynes）建议服用抗生素期间食用炖苹果或苹果酱。苹果酱对修复抗生素造成的肠道损伤极为有效，它有助于恢复肠道有益菌群。为了实现最佳效果，建议你自己动手做苹果酱。将 4 个苹果（如有可能，请选有机品种）切成 1 厘米见方的小块（保留果皮）。取一口炖锅，倒入水，水量达到锅深度的 2/3 左右。倒入苹果块、少许葡萄干和肉桂。水开后，转文火，继续煮 8 ～ 10 分钟。当果皮开始发亮时，说明果胶（苹果皮中的一种多糖）已经释放出来。果胶有助于修复和紧致肠壁，调节肠道功能。

· 鸡骨汤

鸡骨汤中的胶原蛋白是一种天然益生元，多喝鸡骨汤有助于修复肠漏。购买食品店制作的现成鸡骨汤即可，有机产品更佳（确保骨骼中无铅誉）。

· 石榴汁

饮用石榴汁有助于肠道重建有益菌群。

留意卧室污染

有些卧室的家具中含有一类名为异氰酸酯的化学物质，有的非纯棉床单还含有阻燃剂。如果床板不是实木的，而是压制板，则可能含有甲醛。所有这些化学物质都是厚壁菌的"食物"。厚壁菌是肠道中的有害菌，对有益的拟杆菌具有抑制作用。因此，厚壁菌的滋生可导致肠道菌群失调，进而导致肠漏和脑漏。

首先，将混纺床单换成有机棉床单或毯子，以打破这种恶性循环。将卧室内含毒素的产品替换掉之后，你的消化功能和大脑功能会在 3 个月内得到改善。其次，空气中同样存在化学毒素。所以，请在经济条件允许的情况下在卧室里安装最高效的空气过滤系统。鉴于你每天需要在卧室里度过 6 ～ 8 小时，所以应尽可能保证室内空气清新。

通过间歇性断食法排毒：重焕生机

我至今仍然清楚地记得，当年让我第一次对医疗保健尤其是整脊疗法产生兴趣的那个人是哈罗德·斯旺森（Harold Swanson）博士。当时我 22 岁，带着背部疼痛的女朋友去他的门诊就医，因为背痛已让她无法动弹。我当时并不知道整脊疗法是什么，但当女朋友疼痛全无地走出来时，我对斯旺森博士的治疗方案产生了兴趣，他具有令人折服的同情心。此前很少遇到让我甘愿追随的人，但这个善良、温和的医学巨匠把我"迷住了"。他一定用深邃的目光"透视"过我，因为当时他对我说："汤姆，你过来，看着我工作吧。"

我在密歇根州安娜堡（Ann Arbor）市读本科时，偶尔会去拜访斯旺森博士。他会先征得患者的同意，然后允许我旁观，再向我解释整脊疗法及患者的情况。所有患者在门诊结束后都会感觉病情好转。是的，确实是所有患者。

当时，斯旺森博士已经 78 岁高龄了。他总是向我强调："汤姆，身体每周需要休息一天。"在那一天，他只喝蔬菜汁。自 1924 年从整脊疗法学院毕业以来，斯旺森博士就已经在坚持排毒了！

斯旺森博士的做法是正确的，尽管当时尚无科学依据支持他的观点。当然，我们如今已经了解他的做法是明智的。这并非强调你必须一周禁食一天，但如果你能提高进食的时间掌控意识，就能改变自己对健康的认识，这决定着你每天的饮食选择。

例如，人体内具有一套燃烧多余脂肪的"备用"遗传系统，而且我们已经知道如何激活它。事实上，我们可以在无饥饿感的情况下激活这些基因，这种方法被称为间歇性断食法，要求人在特定时间段内进食。研究发现，采用该方法的实验动物的寿命延长了20%。[58]

在 2016 年的一项研究中，受试者在 12 小时内进食，并在其余 12 小时内禁食。结果发现，受试者采用该方法之后能够燃烧储存的脂肪细胞，并释放其中的毒素，这些毒素可以被轻易地清除。在为期 3 周的试验中，受试者的体重明显下降，其肝酶检测结果同样令人印象深刻。[59]肝脏是人体的主要排毒器官。在摆脱体内长期累积的有机污染物之后，受试者的肝酶就会下降，这意味着肝脏的排毒负荷正在降低。

间歇性断食法还具有以下作用：[60]

- 修复基因；

- 改善心血管状况；

- 提高胰岛素敏感性，降低患肥胖症及（或）糖尿病的风险；

- 减轻细胞损伤（减轻氧化应激），减少受损细胞的累积；

- 降低甘油三酯的水平（如果过高的话）；

- 使"饥饿激素"的水平恢复正常；

- 使胰岛素和瘦素的水平恢复正常；

- 降低患癌风险。

汤姆博士提示

试试间歇性断食法

间歇性断食法会使你进入"生存模式"，燃烧身体储存的脂肪。[61]

坚持采用无麸质、无乳制品和无糖饮食方案（详见第二部分）1 周，其间不吃早餐，午餐和晚餐集中在 6 ~ 8 小时内完成，睡前 3 小时停止进食。有观点认为，这种饮食方案可促进身体燃烧更多的脂肪。此外，应全天坚持补水，并在开始实施该方案之前确保自己排便正常。

坚持 1 周之后，评估该方案是否对你有效。如果你对效果满意，可以每天坚持。在取得理想的效果后，你会发现间歇性断食法并不需要每周 7 天连续采用。

但对于生活中长期存在压力的人、服用类固醇药物的人，以及处于妊娠期或哺乳期的女性，请谨慎尝试该方法。

最隐蔽的地方：个人护理产品中的毒素

当我们努力使身体由内而外地保持"干净"时，不要忘记提防外部因素的影响。例如，在可以预防晒伤、皮肤早期衰老甚至皮肤癌的防晒霜中含有 20 多种未经美国食品药品监督管理局批准的化学物质，其中以苯甲酮和二苯甲酰甲烷最常见。[62]

经美国环境工作组批准的锌基防晒霜上印有相应的标志。美国环境工作组称："我们通过分析发现，以氧化锌和二氧化钛为原料的防晒霜往往具有较高的好评度。这种防晒霜在阳光下较为稳定；在预防长波紫外线和中波紫外线伤害方面，能够为皮肤提供均衡的保护；它们一般不含对人体可能有害的添加剂。"[63]

有些肥皂、指甲油、发胶和干衣纸中含有邻苯二甲酸酯增塑剂，如双酚A。一项最新研究显示，如果母亲在怀孕后期接触高水平的邻苯二甲酸酯，其子女在7岁时的智力测试得分往往低于其他儿童。[64]

此外，有些日用工业品（包括贴身用品）是隐形麸质的来源。日用工业品中的麸质可对人体产生影响，这是有科学依据的，已经得到文献的充分证明。[65]尽管如此，有些研究人员仍然认为麸质分子无法渗入皮肤。他们的观点是含麸质产品（如洗发水、唇膏甚至眼霜）都无法渗入皮肤，因此其中的麸质不会产生问题。但对于某些人而言，这些麸质确实产生了问题。空气中的麸质分子有可能通过呼吸系统进入身体。而且食物毒素通过呼吸道进入人体的路径已得到文献的验证。人在使用含麸质日用工业品时会吸入一些细小颗粒，这些颗粒能够激活免疫反应。[66]即使没有出现症状，它们仍可能损伤人体的内部组织功能。

对于某些高度敏感的人而言，化妆品中的麸质蛋白可能造成问题。2013年，研究人员在美国胃肠病学会（American College of Gastroenterology）年会上分享了一个案例研究报告，研究对象为一位通过调节饮食成功控制了乳糜泻的28岁女性。她在使用了一种新型润肤露后，手臂上开始出现一种水疱状发痒性皮疹，同时伴有胃胀和腹泻。一旦停用润肤露，症状就会消失。在2014年发表的一篇题为《化妆品中的食物过敏原》（*Food Allergen in Cosmetics*）的科学论文中，作者对8项研究进行了综述分析。这些研究共涉及1 900余名麸质严重过敏患者，但他们并未摄入麸质。作者发现，他们的过敏反应是由一种含麸质蛋白的洁面皂引发的。在停用洁面皂之后，患者的症状便消失了。[67]

护肤产品麸质过敏导致的常见症状是荨麻疹。患者自诉的其他症状还有哮喘和特应性皮炎。特应性皮炎是一种以严重瘙痒、皮肤干燥等可见病变为特征的慢性炎症性皮肤疾病。据估计，特应性皮炎的发病率在过去的30年急剧上升，城市地区尤为明显，这同时说明口服耐受性的丧失，以及化妆品等环境暴露因素在引发该疾病方面的普遍性。[68]

家用清洁产品

家用清洁剂可直接引发炎症反应，或其中的某些隐含成分（如麸质）可间接引发炎症反应，从而导致肠黏膜通透性增加并引发炎症，导致各种明显或不明显的症状。对于某些接触特定产品或化学物质就会产生反应的人而言，家用清洁剂导致的症状可能较为明显。但大多数人的症状可能并不明显，如精力不足或间歇性关节疼痛。

打击问题产品的困难在于，大多数产品未受到政府相关部门的监管。例如，负责监管洗衣液产品标签的美国国家环境保护局（Environmental Protection Agency，EPA）并未严格遵守美国食品药品监督管理局规定的有关产品标签的要求。EPA 关心的是洗衣液是否环保，而不是其中是否含麸质。因此，它并不要求日用品在产品标签上列出所有成分。

所以，需要避免麸质或对其他物质敏感的人应格外警惕所购买的产品。表 4-4列出了我们经常接触的一些可能存在问题的产品及理想代替方案。

表 4-4　可能存在问题的产品

产品名称	可能存在的问题	代替方案
木炭球	其使用的黏合剂可能以小麦为原料	天然木炭
木炭点火液	向空气中释放化学毒素	旧报纸或细树枝
洗碗皂 / 洗涤液	可能含有源自麸质谷物的蛋白质	购买有机、无麸质产品
消毒剂	其中的酒精可能源自麸质谷物的发酵	参见下文"自制清洁剂"中的"多用途消毒剂"
石膏板 / 石膏灰泥板	石膏板可能以麸质谷物淀粉为原料	如果你的症状在离家几天后有所改善，说明毒素就隐藏在你的家中。建议你咨询房屋修复工，找到问题的根源，拆除并更换以麸质谷物淀粉为原料的石膏板
信封	信封胶可能以玉米、小麦为原料	用手沾湿海绵，而非手蘸唾液
胶水	可能以小麦为原料	使用胶水时戴上棉手套

产品名称	可能存在的问题	代替方案
护发产品	深色永久性染发剂、化学直发剂中可能含有甲醛、对苯二胺、DMDM 乙内酰脲、氨、煤焦油、间苯二酚等毒素	选择有机、非永久性染发剂
洗手皂	可能含有源自麸质谷物的成分，或者含有三氯生和三氯卡班	选择有机、无麸质产品
家用清洁产品	可能含有源自麸质谷物的蛋白质或淀粉	选择有机、无麸质产品，或参见下文"自制清洁剂"中的"多用途去污粉"
指甲油／洗甲水	指甲油、硬甲油等美甲产品中可能含有甲醛、福尔马林、甲苯和邻苯二甲酸二丁酯	选择有机、无麸质产品
工艺用糨糊	可能以小麦为原料的糨糊用于制作纸、海报或传单	使用糨糊时戴上棉手套
宠物食品	可能以麸质谷物为原料	选择有机、无麸质产品
宠物的便溺垫物	可能以小麦为原料	选择有机、无麸质产品
胶合板用胶	可能以小麦为原料	使用胶水时戴上棉手套
皮肤保湿产品	可能含有棕榈酸视黄酯、乙酸视黄酯、维 A 酸和维生素	选择有机、无麸质产品
防晒霜	可能含有棕榈酸视黄酯、氧苯酮和驱虫剂成分	选择以氧化锌或二氧化钛为活性成分的产品，或选择含阿伏苯宗（浓度为 3%）的产品
牙膏	可能含有三氯生	选择有机、无麸质产品
壁纸胶	可能以小麦为原料（波兰人将小麦淀粉与水混合制作壁纸胶）	将家中的壁纸撕掉

自制清洁剂

有些生产商使用天然成分生产无毒素清洁剂，这种清洁剂不会释放有害气体，也不含麸质，而且使用的配方是经过几代人验证的可靠配方。我发现，自制清洁剂很简单，操作容易，原料价格也不贵，唯一的缺点是进行清洁时需要较大的力气。

以下是我经常使用的一些产品及其配方：

·多用途清洁剂

原料：

　　1量杯（约250毫升，下同）水

　　1/4茶匙有机、无麸质洗洁精

　　1汤匙小苏打

　　1/2茶匙硼砂

做法：

　　将水、洗洁精、小苏打和硼砂倒入一个喷雾瓶，混合均匀。

·多用途去污粉

原料：

　　1量杯苏打粉

　　10滴迷迭香精油

　　做法：

　　将小苏打和迷迭香精油倒入一个盖上有孔的罐子，混合均匀。

·多用途消毒剂

原料：

　　1量杯水

　　2汤匙橄榄油皂

　　1茶匙茶树油

　　8滴桉树精油

做法：

　　将水、橄榄油皂、茶树油和桉树精油倒入一个喷雾瓶，混合均匀。

·玻璃清洁剂

原料：

　　1量杯水

　　1杯醋

　　10滴柠檬精油

做法：

将水、醋和柠檬精油倒入一个喷雾瓶，混合均匀。

·瓷器亮光剂

原料：

　　2 汤匙塔塔（tartar）粉

　　1/2 量杯过氧化氢水溶液

做法：

　　将塔塔粉和过氧化氢水溶液倒入一个小碗，混合均匀。

·木地板清洁剂

原料：

　　3 汤匙橄榄油皂

　　1/2 量杯醋

　　1/2 量杯红茶

　　7 升水

做法：

　　将橄榄油皂、醋、红茶和水倒入一个大桶，混合均匀。

·木柜清洁剂

原料：

　　2 量杯水

　　2 汤匙醋

　　1 汤匙柠檬油

做法：

　　将水、醋和柠檬油倒入一个喷雾瓶，混合均匀。

后续章节

下一章将就各种检测项目进行讨论。这些检测项目将提示你大脑中可能存在的问题，以及导致问题的原因。此外，你还可以通过检测明确体内的毒素类型。找到这些问题的答案，才能逆流而上，寻找自己掉入"水潭"的原因。

确定导致一切问题的根源之后就可以进行简单的生活方式改变了，这些改变将全面改善你的身体尤其是大脑的健康状况。作为本章讨论的多效方案的组成部分，本书中所有的建议环环相扣。当你将所有建议付诸行动时，你的身心就会得到极大的改善，而寻找有效的"救生衣"并不能解决根本问题。

第四周行动方案：学习更多健康产品知识

建议你每月从"每周1小时"中抽出1个小时，学习更多有关健康产品的知识，从而有效避免使用含毒素产品。

第二部分

大脑健康修复方案

第五章

生物指标

　　功能医学检查涵盖从你的母亲怀孕开始的所有健康细节，包括你的出生史，婴儿、童年和青少年期的健康状况，疫苗接种史，发热记录，抗生素的使用情况等。总之，这一系列检查事无巨细，囊括了你成长过程中的一切因素。我会与患者共同创建一个生命矩阵时间轴，将其身体失衡的发展脉络以可视化的形式呈现，正是这种失衡导致他们最终出现了各种症状。有些具有自身免疫性疾病症状的成年人来我的门诊就诊，但他们的很多早期症状都可以追溯到幼年时期。了解你的生命矩阵时间轴有助于明确自己在自身免疫性疾病谱中的位置，你会看到症状是如何随时间的推移而发展的。在意识到众多因素之间的关系后，患者往往瞠目结舌，没想到自己当前的健康问题早在多年前就已经埋下了祸根。

生命矩阵时间轴

　　你可以利用表5-1填写生命矩阵时间轴的相关信息。首先，填入你的当前症状，无论是否与大脑直接相关。回忆各种症状出现的时间，以及症状随时间变化的情况。然后，努力完善各种慢性或反复出现的症状细节，包括那些令人烦恼的轻微疼痛。其次，回忆你的年轻时期每一次轻微或严重的身体、情绪问题，以及所采取的应对措施，并在生命矩阵时间轴上记录。有关母亲怀孕和分娩的信息，建议询问你的父母或亲属。相对而言，重大健康问题更容易回忆，如耳部感染、链球菌性咽喉炎反复发作或扁桃体摘除术。

　　如果内容太多，建议你按照此样式自行绘制表格。待表格填写完毕后，将信息转至生命矩阵时间轴中。

表 5-1　生命矩阵时间轴的相关信息

年龄	重要健康事件	治疗方案与结果

案例研究：被铅困扰的彭妮

　　42 岁的彭妮（Penny）是一位相貌甜美的女性，她因短期失忆症状来找我就诊。例如，她在上车之后会偶尔忘记自己要去的目的地，或者走进某个房间时不记得自己要拿什么。自从她的姨妈最近被诊断为阿尔茨海默病后，彭妮一直忧心忡忡，担心自己未来也会患上同样的病。她说自己很健康，只是偶尔会痛经和便秘，而且她的既往常规血液检查结果都正常。彭妮的家庭医生告诉她，她的健忘不过是由焦虑引起的，是身体对忙碌生活的一种应激反应。如果她放慢节奏，记忆力肯定能恢复正常。

　　初诊开始前，我让彭妮填写了生命矩阵时间轴的相关信息，并要求她从父母的健康史开始填起。我提醒她多回忆自己或者父母是否接触过毒素。为此，她询问了她的母亲和父亲，发现母亲从小到大居住的老房子始建于维多利亚时代[①]，曾经使用过含铅涂料。母亲还告诉她，彭妮在婴儿时期曾多次患耳部感染。之后彭妮填写了个人经历，包括她初次被诊断为注意缺陷多动障碍的时间（8岁）、初次去皮肤科治疗顽固性痤疮的时间（13岁），以及月经问题开始加剧的时间。

这些信息清晰地揭示了彭妮的慢性炎症的发展过程。如图5–1所示，彭妮的生命矩阵时间轴是可视化健康史的实例，医生和患者据此可以了解健康问题可能源自何处。鉴于彭妮出现了记忆力减退问题，铅累积是值得继续关注的因素。

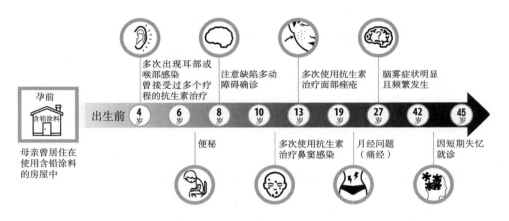

图 5–1　彭妮的生命矩阵时间轴

基因检测

我们的基因继承自父母，所以我们对此无能为力，它是伴随我们一生的"用户手册"。车辆的用户使用手册会明确地告诉你该如何操作不同的按钮，基因也是如此。表观遗传学研究显示，人可以通过生活方式"开启"或"关闭"基因。所以，基因决定了一个人遗传学上的弱点，但无法决定这个人的命运。

与认知能力下降和阿尔茨海默病患病风险密切相关的基因属于载脂蛋白（ApoE）基因家族。ApoE 共有 3 种亚型——*ApoE2*、*ApoE3* 和 *ApoE4*。每个人都有两个 ApoE 基因，分别遗传自父亲和母亲。所以，一个人可能携带两个 *ApoE2* 基

[①] 编者注：1837—1901 年，维多利亚女王统治时期。

因（父母双方均携带 *ApoE2* 基因）、一个 *ApoE2* 基因和一个 *ApoE3* 基因（父母一方携带 *ApoE2* 基因，另一方携带 *ApoE3* 基因）、一个 *ApoE2* 基因和一个 *ApoE4* 基因、两个 *ApoE3* 基因、一个 *ApoE3* 基因和一个 *ApoE4* 基因，以及两个 *ApoE4* 基因。其中，两个 *ApoE3* 基因组合最为常见，包括我在内。当我看到基因检测结果，发现自己携带的是两个 *ApoE3* 基因时，我松了一口气，因为 *ApoE3* 基因携带者患阿尔茨海默病的风险较低。

　　ApoE4 基因变异是已知造成各族群患晚发型阿尔茨海默病的最大遗传风险因素。与未携带 *ApoE4* 基因的人相比，白种人和日本人中携带两个 *ApoE4* 基因的人75 岁之前患阿尔茨海默病的风险分别增加了 10 倍和 30 倍。尽管 40% ~ 65% 的阿尔茨海默病患者至少携带一个 *ApoE4* 基因拷贝，但 *ApoE4* 并非该病的决定性因素。然而 *ApoE4* 仍是导致阿尔茨海默病的风险因素，至少 1/3 的阿尔茨海默病患者为 *ApoE4* 阴性，另一些 *ApoE4* 基因携带者则终生未患阿尔茨海默病。[1] 但另一项研究显示，同时携带两个 *ApoE4* 基因会使人患阿尔茨海默病的风险增加 20 倍。尼日利亚黑人是全球已知 *ApoE4* 基因携带率最高的群体，但阿尔茨海默病在该群体中并不常见。[2] 越来越多的证据表明，这种现象可能归因于他们未采取西式饮食。

　　虽然携带 *ApoE4* 基因（无论是一个还是两个）并非好事，但上述研究中的众多研究对象不了解本书介绍的内容。所以，他们可能并不清楚通过测定某些生物指标来探索炎症和疾病的触发机制。一旦测定了具体的生物指标，就有机会逆流而上，解决根本性问题。

　　我一贯认为，人在不知道自己存在薄弱环节的情况下很可能会按部就班地生活，而且这种稀里糊涂的生活方式可能导致脑漏（血脑屏障受损），使大分子物质进入大脑，产生炎症，对周围组织功能造成附带伤害，刺激免疫系统产生抗体，清除受损组织，出现脑白质病变和 β-淀粉样蛋白斑块沉积，直至你最终被确诊为阿尔茨海默病。所以，建议你做相关检测，根据本书中的原则，最好每 6 个月至 1 年检测一次，以确定炎症级联反应是否平息。请将此建议转告他人，使他们也可以逆流而上，在大脑功能退化之前发现脑部炎症。为使身边的人更健康尽一份自己的力量吧。

预测性自身免疫科学

如果你想在组织功能损伤严重到某种单一症状出现之前确定大脑是否受到了自身免疫的影响，应该怎么做？这就属于预测性自身免疫科学的范畴了。如今，我们已经能够对免疫系统针对自身组织而产生抗体的众多影响因素进行检测了。

我坚持认为，要尽早发现人体内的"定时炸弹"。知识就是力量，特别是你将理论与实践相结合的时候。无论是否有症状表现，确定大脑中是否存在炎症可为我们做出明智决定提供参考："我该怎么办？""我能阻止病情恶化吗？""病情能得到逆转吗？"这就是自身免疫性疾病预测的价值所在。

耶胡达·休恩菲尔德（Yehuda Shoenfeld）教授是全球自身免疫医学领域的领军人物之一。他认为，自身免疫性疾病的潜伏期可从几年到40年。换言之，人从组织功能出现损伤到出现需要就医的严重症状往往需要较长的时间，而且通常多次就诊才能最终确诊，这在大脑功能问题方面表现得更加明显。由于缺乏基线值作为参考，只有患者自己才能判断记忆力是否下降、注意力是否难以集中，以及是否存在睡眠障碍等。

这些症状时而轻微，时而严重，但还是能与你身体的某些迹象或生活中的某些事件联系起来，如来自工作和生活的压力或者感染，甚至是"我的大脑似乎不如从前了"之类的感慨。可能你还未意识到，但这些问题通常都可以追溯到免疫系统，因为免疫系统为了保护你而导致大脑产生了炎症。

自身免疫性疾病能够通过准确检测自身抗体（针对自身组织产生的抗体）水平来判断。医生可以据此得知某种疾病是何时开始"萌芽"的，有时源头甚至可以回溯到症状产生前的很多年。我认为，自身抗体水平是预测未来健康状况的信号。此外，自身抗体的出现往往遵循一种可预测的模式。在疾病发作之前，甚至在患者毫无症状的情况下，自身抗体就已经开始逐渐累积了。

对于所有抗体来说，抗体水平都是一种生物指标，它们能反映身体的状况。如今，医生已经在使用生物指标预测各种疾病。例如，超敏C-反应蛋白（Hs-CRP）是一种比高胆固醇更能准确预测心脏病的炎症指标。这些生物指标的检测结果足以说明，人不会一觉醒来就突然患上阿尔茨海默病，指标异常在发病之前就已经存在了。

在诊断自身免疫性疾病的早期阶段，生物指标检测能够为我们提供阳性预测值（PPV）。预测性自身免疫的生物指标相当于免疫系统仪表盘上的水温表。有些汽车只设置了一个在发动机过热时才会亮起的红灯，但如果仪表盘上仅有一个红灯，你可能无法及时收到预警信息，直到发动机冒烟时你才会意识到车子出了问题。此时你已别无选择，只能停车，因为你的发动机过热可能要爆炸了。这与疾病的诊断过程很像：你出现了症状，必须立即"停车"（去就医），并最终被确诊为某种疾病，这就是所谓的健康"亮红灯"。另一些汽车则安装了表针向红色区域（高温）缓慢移动的水温表，如果你注意到指针正在移向红色区域就能在发动机过热之前停车检查。这与我的行医理念类似，也是我提倡预测性自身免疫科学的原因。

预测性自身免疫看起来很神奇，但它并不是算命，不能预测人的未来，只能够决定你的健康发展方向。

下文你将了解到，生活方式的选择将影响你的遗传脆弱性，并决定你的免疫系统是否被激活。例如，一项研究表明，如果大脑中针对浦肯野（Purkinje）细胞的自身抗体水平升高，那么在症状加重并被诊断为脑萎缩的数年之前，发现你的脑组织正被伤害的阳性预测值为52%。你现在可能尚未出现与大脑功能障碍相关的症状，但如果你的检测结果显示浦肯野细胞自身抗体水平升高，说明你的脑组织功能正在被自身抗体攻击，而相关症状会在未来显现。[3]

在做年度体检时，你的体检套餐中不一定包含本章提到的血液检测项目。但我认为这些检测是一种重要的手段，有助于你了解健康链条中薄弱环节的早期指标。面对脑部疾病高发的现状，即使目前尚未出现症状，所有人都应该进行脑部健康的基本生物指标检测。这是一套具有革命性和开创性的检测方案，可以帮你解开困扰自己数年乃至数十年的谜团，使你重新看到康复的希望。

当你开始采纳下文的建议时，可以通过这些检测来跟踪自己的指标变化情况，继续监测体内的抗体水平。不少人认为，一旦他们的思维或情绪恢复正常，大脑健康问题就会消失。但在自身免疫的世界里，这种想法是不切实际的。虽然消除症状的确是我们的主要目标，但即使症状有所缓解，我们也并未完全摆脱自身免疫。确定自身免疫级联反应是否被抑制的唯一方法是重新进行检测。否则，我们可能认为，既然症状得到了控制，就不需要像书中建议的那样保持警惕了。在过去的几年中，我目睹了这种行为的反复出现，原本已消失的症状"突然"再次出现。造成这种现象的原因是大脑尚未完全修复，当麸质之类的刺激物重新进入人体时，炎症级联反应便会卷土重来。

大脑生物指标的功能

√ 确定免疫系统是否在攻击自身组织，以及攻击的位置；

√ 在出现症状之前进行诊断；

√ 预测疾病的发作；

√ 预测并监测身体对治疗的反应；

√ 描述器官或组织功能的损伤情况。

乳糜泻就是一个典型的例子。尽管大量乳糜泻患者的症状通过无麸质饮食得到了改善，但完全康复者的比例仅为 8%。《营养药理学与治疗学》（*Alimentary Pharmacology and Therapeutics*）杂志 2009 年刊登的一篇论文指出，在采取无麸质饮食后，65% 的乳糜泻患者感到病情好转，但其肠道内仍然可能存在过度的炎症反应，[4]造成肠黏膜通透性增加，进而引发其他自身免疫性疾病。其余患者的症状则没有得到丝毫改善（因为存在其他尚未解决的复合诱因）。因此，建议所有乳糜泻患者重新对其肠黏膜通透性生物指标进行检测，否则你永远无法得知自己是否已经完全康复。如果你的肠黏膜通透性尚未完全恢复，你的薄弱环节（通常是大脑）将持续受到伤害。不幸的是，即使你的肠道已经完全修复，身体也不会忘记你曾经有过越线行为，所以麸质始终是麻烦制造者。体内会针对麸质生成一种记忆 B 细胞（你在接种麻疹疫苗后也会生成这种细胞，可以为你提供终身保护），所以麸质敏感成为细胞的永久记忆，你需要时刻避免摄入麸质。

乳糜泻和非乳糜泻麸质敏感导致的常见大脑症状

鉴于麸质是导致大脑功能障碍的常见诱因，我们有必要对麸质敏感进行全面检测。如果你目前存在或者此前出现过下文中的症状（应将其添加到你的生命矩阵时间轴上），说明你需要做麸质敏感相关检测，以及下文提到的大脑相关抗体检测。

你可能并未看出下文罗列的一些症状与大脑健康有什么关系，但它们之间通常存在直接相关性。事实上，身体出现的症状像是汽车仪表盘上唯一能提示出现问题的红灯。例如，做神经反射检查时，医生轻敲你的肘部或膝盖，实际上是在测试你的大脑和肌肉之间是否存在异常联系路径。

大多数因麸质敏感而出现神经系统症状的患者并未出现胃肠道症状。所以，乳糜泻患者也可能没有胃肠道症状。[5] 伴有胃肠道症状以及其他症状（通常为脑部症状）的乳糜泻患者的比例为 1 ∶ 8。[6] 与脑部相关的症状包括：

- 焦虑 [7]
- 共济失调 [8]（失去平衡）
- 注意缺陷或注意缺陷多动障碍 [9]
- 脑雾 [10]
- 慢性疲劳 [11]
- 认知障碍 [12]
- 青春期延迟 [13]
- 阿尔茨海默病等痴呆症 [14]
- 抑郁症 [15]
- 唐氏综合征 [16]
- 癫痫 [17]
- 发育停滞或身材矮小 [18]
- 头痛 [19]
- 肌张力减退 [20]
- 学习障碍 [21]
- 周围神经病变 [22]（如麻木、刺痛）
- 精神疾病 [23]
- 身体某部位反复出现疼痛 [24]
- 短期记忆丧失 [25]（健忘）
- 睡眠障碍 [26]

大脑相关的血液检测

通过某些简单易行的血液检测，可以确定人体内是否存在会导致血脑屏障受损（脑漏）的机制。这些检测有助于你确定炎症是否正在加重，你是否对某种食物敏感，你是否对所呼吸的空气敏感，以及你是否因大量食用金枪鱼而导致体内的汞含量增加。你必须逆流而上，找到导致大脑损伤的机制。

例如，携带 *ApoE4* 基因的患者更有可能发生过度炎症反应。过度的免疫反应引发的失控性过度炎症反应会最终导致患阿尔茨海默病的风险显著增加。所以，携带一个或两个 *ApoE4* 基因的人应密切关注大脑炎症的生物指标是否升高。如果检测结果显示生物指标已升高，说明你的生活方式、饮食结构或环境中的某些因素正在引发免疫反应。接下来需要解决的问题就是找到这种因素究竟是什么，而功能医学医生会与你一起寻找答案。你需要采取必要的手段确定引发炎症的因素，消除炎症反应，并在 6 个月后对相应生物指标进行重新检测。据我所知，这是预防阿尔茨海默病的最佳方案。

如今，我们比以往任何时候都更有能力确定人类各种退行性脑病的易感性。我们要在从瀑布上方跌入旋涡并拼命寻找"救生衣"之前确定上游发生了什么，这种理念才是真正的"保健"，与之相对的是当前最流行的"治病"。我们需要倾听自己的身体，对生物指标进行检测，以确定自身健康状况、自身行为对病情的影响，以及（更重要的）我们可以基于现实情况采取的疾病预防措施。接下来，我们对生物指标的确定和解决方案逐一进行探讨。

如果说人体的哪个部位需要尽早装上指示器（提示发动机过热的水温表），这个部位一定是大脑。本书将对多类别生物指标进行讨论，首先是抗体水平的升高。作为生物指标，免疫系统如果发现"这里有问题"就会通过提高抗体水平告诉我们。脑组织内的抗体水平出现一定程度的升高并不一定是坏事，这体现了脑细胞的再生机制：免疫系统清除老化受损的细胞，为新细胞的生成腾出空间。但是当脑组织中的抗体水平升高时，被杀死的细胞数量会大于新细胞的生成数量。如果我们能够得知大脑的抗体水平已升高，就可以有针对性地将抗体水平降到正常范围内。

抗体生物指标的价值

预测性自身免疫抗体生物指标之所以日益受到广泛关注是因为：

自身免疫抗体水平可能与疾病及其严重程度有关；

经证实，自身免疫抗体与发病前多年出现的特定临床表现或组织功能损伤有关，而且自身免疫抗体是疾病的潜在生物指标；

自身免疫抗体是疾病的预测指标；

自身免疫抗体是体现人对生物制剂（药物）治疗反应及其副作用的重要指标；

自身免疫抗体是诊断器官特异性或非器官特异性自身免疫性疾病的有效指标。[27]

经证实，脑损伤生物指标组合检测能够提高长期检测的预测能力。单项指标升高仅表明检测对象存在某种失衡，并不能确诊特定疾病，也无法说明检测对象的患病风险。但如果存在多项生物指标失衡，并且大脑受到了影响，检测对象就能明确意识到身体出现了需要立即解决的问题。对多项失衡的生物指标进行监测还可以检验所采取的方案能否消除炎症及炎症的消除程度。[28]

与脑漏相关的抗体检测

判断大脑健康是否受到威胁，最有价值的指标是血脑屏障是否被突破（是否出现脑漏）的生物指标。据我所知，几乎所有脑部疾病或功能障碍（如焦虑症、抑郁症和精神障碍）都与脑漏有关。研究人员对血脑屏障的评价是在精神疾病方面，血脑屏障功能障碍的复杂性质可能与神经元和突触功能紊乱、炎性分子通透性增加、谷氨酸盐稳态被破坏、抗精神病药物效果下降有关。[29]大脑炎症使人对治疗这些疾病的药物产生了耐药性。

我建议通过下列生物指标判断是否出现了脑漏。有趣的是用于判断肠漏的抗体（如连蛋白抗体、肌动蛋白抗体和脂多糖抗体）也可用于识别脑漏。

1. 连蛋白抗体

连蛋白是一种紧密连接调节物（像握着方向盘的那双手）。小肠黏膜会在麸质的刺激之下释放连蛋白。有趣的是人类的血脑屏障中存在连蛋白抗体。连蛋白与连蛋白抗体的过度表达在破坏血脑屏障方面可能起到了一定的作用，而且该作用与连蛋白在增加肠黏膜通透性方面的作用相似。[30]

2. 肌动蛋白抗体

血脑屏障表面的细胞含有肌动蛋白，可在内皮细胞内形成网状结构。肌动蛋白抗体水平升高可用作检测肠黏膜通透性的指标，目前也被认为是脑漏的一种生物指标。

3. 脂多糖抗体

脂多糖是革兰阴性菌产生的一种副产品。由于分子较大，脂多糖原本无法进入血液，但在血液中经常能看到它们。目前，人们已经在阿尔茨海默病、帕金森病、精神分裂症等脑部疾病患者的大脑中发现了脂多糖的踪迹。脂多糖与脑组织结合可形成新表位，因此，脂多糖抗体有可能在你的大脑中"放火"。

4. S100B 抗体

S100B 抗体是最受关注的脑损伤生物指标，半个多世纪之前开始应用，目前已成为判断是否出现脑漏的生物指标。[31] 事实上，S100B 抗体检测能够判断血脑屏障是否已被破坏，以及针对受损脑细胞的自身免疫是否已被激活。持续的 S100B 抗体检测甚至可以判断大脑的恢复程度，以及患者什么时候可以恢复正常活动。[32] S100B 抗体水平升高表明血脑屏障出现了损伤，并在脑部留下一种疤痕组织，最终可能导致认知能力丧失或思维能力丧失。

5. 神经元特异性烯醇化酶（NSE）抗体

NSE 抗体是预测头部创伤预后方面研究最多的生物指标。在一项针对 35 例头部创伤者的研究中有 34 例的 NSE 抗体水平升高。此外，NSE 抗体水平升高还是血脑屏障受损的标志，说明 NSE 正从某些受损组织中泄漏出来。[33] 因此，进行生物指标组合检测（而非单项检测）非常重要。虽然 NSE 抗体是检测是否出现脑漏的有效指标，但仅有这一种抗体的作用并不会造成脑漏。

进行大脑组织抗体检测

1. 谷氨酰胺转氨酶 2（TG2）抗体

TG2 抗体是乳糜泻血液检测的首选指标。有趣的是 TG2 抗体可以与谷氨酰胺转氨酶 3（TG3，存在于皮肤中）抗体和谷氨酰胺转氨酶 6（TG6，大脑的主要成分）抗体发生交叉反应。这表明 TG2 抗体（在麸质敏感时出现）可能触发 TG6 抗体的生成，并在大脑中引发炎症反应。这是麸质敏感引发大脑症状的常见机制。

2. 谷氨酰胺转氨酶 6（TG6）抗体

TG6 抗体水平升高意味着免疫系统正在攻击你的大脑。血液中发现的抗体必须穿过血脑屏障才能攻击脑组织。所以，如果这些抗体是在大脑中产生的，那就说明很可能出现了脑漏。[34]

3. 神经节苷脂抗体

研究认为，神经节苷脂抗体被认为与某些肌肉疾病（如运动神经疾病）有关，因为患者在接受治疗前检测出了较高水平的神经节苷脂抗体，而且抗体水平随着病情的临床改善而下降。[35] 乳糜泻导致的常见神经症状是周围神经病变引发的麻木和刺痛，而且可在身体的任何部位出现。22% 的乳糜泻患者出现了周围神经病变。所有乳糜泻患者的神经节苷脂抗体水平都会升高。当空肠弯曲杆菌与流感嗜血杆菌产生交叉反应时会产生神经节苷脂抗体，这被认为是吉兰-巴雷（Guillain–Barré）综合征的主要形成机制。

4. 单纯疱疹抗体

20% ~ 40% 的人会患唇疱疹（冷疱疹）。唇疱疹是一种由 1 型单纯疱疹病毒（HSV1）引起的周围神经系统紊乱。目前，科研人员已经针对 HSV1 与老年人患阿尔茨海默病的联系开展了 100 多项研究。此外，年轻人的大脑中极少存在这种病毒。[36] 如果病毒量超出了免疫系统的抵御能力范围，就会造成感染。免疫系统会在感染 HSV1 后产生 IgM 抗体，以对付病毒。如果感染者同时携带了 *ApoE4* 基因，那么 HSV1 感染导致老年人大脑中形成淀粉样斑块的风险将会大大增加。

5. 肺炎衣原体抗体

肺炎衣原体是一种与阿尔茨海默病有关的微生物。相当大一部分阿尔茨海默病患者的大脑中存在肺炎衣原体 DNA，但同龄对照组（非阿尔茨海默病患者）成员的大脑中却极少检出。这表明，肺炎衣原体更容易侵入阿尔茨海默病患者的大脑，也更容易造成神经系统损伤。

6. 胶质纤维酸性蛋白（GFAP）抗体

GFAP 主要分布于中枢神经系统。大脑因中风、头部损伤和其他创伤而产生炎症后，GFAP 水平就会上升。从损伤发生的早期（第 1 天）到晚期（第 7 ~ 10 天），创伤性脑损伤（如车祸造成脑震荡）患者的 GFAP 自身抗体水平平均升高了 3.77 倍。自身抗体水平能够反映损伤的严重程度，抗体水平越高，损伤越严重。衰老和老年痴呆者的神经元损伤已经持续了相当长的时间，而且二者与高水平的 GFAP 有关。免疫系统会针对高水平的 GFAP 产生抗体。以上数据表明，GFAP 自身抗体是监测和评估创伤性脑损伤的有效指标。

7. 髓鞘碱性蛋白（MBP）抗体

髓鞘是包裹在神经细胞轴突外面的一层膜。多发性硬化症产生的主要机制是抗体攻击髓鞘。所以，髓鞘抗体水平升高说明该保护层正在被破坏，此时通过神经系统传递的信息会像车灯一样忽明忽暗地闪烁。这便是导致多发性硬化症的原因。

在多发性硬化症等多种神经系统免疫性疾病患者体内均能检出髓鞘碱性蛋白抗体。因此，髓磷脂碱性蛋白抗体是多种神经系统免疫性疾病的炎症指标。在多发性硬化症的疑似病例中，测量髓磷脂碱性蛋白抗体可以预测临床确诊多发性硬化症的早期转化。一项研究发现，髓磷脂碱性蛋白和髓磷脂少突胶质细胞糖蛋白抗体均呈阳性的患者可在平均 7.5 个月内临床确诊为多发性硬化症。[37] 自闭症谱系障碍患者具有较高水平的大脑抗体，如髓磷脂碱性蛋白抗体、大脑上皮细胞抗体或脑漏抗体。[38] 髓磷脂碱性蛋白抗体会在链球菌感染后产生，这种自身免疫反应可引发损害血脑屏障的炎症。[39,40,41]

8. GAD 抗体

GAD 抗体是大脑抗体，与乳糜泻、非乳糜泻麸质敏感，1 型糖尿病和小脑共济失调有关。而且 GAD 抗体水平升高还与失眠和焦虑有关，因此无麸质饮食被证实能有效改善这两种疾病症状。

9. α/β-微管蛋白抗体

微管蛋白是一种构件蛋白，也是一种名为微管的细胞内部结构的主要成分，这些结构在众多神经功能中起着关键作用。酒精性肝病、脱髓鞘疾病、新发 1 型糖尿病、毒性弥漫性甲状腺肿、桥本甲状腺炎、熊猫病（PANDAS，伴有链球菌感染的幼儿自身免疫性神经精神障碍）和类风湿关节炎患者，以及环境毒素（包括汞等重金属）暴露者都会出现微管蛋白抗体水平升高，这也证明了环境诱因（如过量重金属暴露）可引发神经系统自身免疫性疾病。

10. 小脑抗体

小脑的主要功能是控制运动和保持平衡。小脑皮层内部有一种名为浦肯野细胞的大神经元。浦肯野细胞抗体也是小脑抗体检测的指标，而且这种抗体与自闭症、麸质共济失调和副肿瘤性小脑变性有关。

随着年龄的增长，人在上下楼梯时会感到站不稳，这通常是小脑抗体水平升高导致的。小脑因持续多年的高水平抗体而萎缩，在此期间浦肯野细胞也会被慢慢杀死。在我收治的高水平麸质抗体患者中，26% 的人同时具有高水平小脑抗体。换言之，约有 1/4 的人多年食用某种食物可能并不会腹痛，但他们的脑部却因此而萎缩，而且免疫反应影响了他们的小脑。

例如，山姆（Sam）是我的患者之一，他前来就医的原因是感觉自己站不稳。我对他做了调查，发现他对麸质敏感，并表现为脑部炎症。磁共振成像（MRI）检查未提示肠道症状，小脑看起来也很正常，只是有一些炎症。我建议他以后杜绝麸质饮食，但未被采纳。7 年后，山姆再次来到我的门诊，这次他几乎无法走路了。由于他的薄弱环节（小脑）抗体水平持续升高，不断地杀死小脑细胞，他的小脑已经严重萎缩，最终他被诊断为麸质共济失调。不幸的是他以后再也无法走路了。

11. 突触素抗体

突触素是一种重要的免疫反应蛋白，存在于大多数中枢神经系统和周围神经系统的神经元中，这种蛋白质可参与大脑激素调节。当突触素抗体水平升高时，很可能出现大脑激素失衡，这种失衡是导致焦虑症、抑郁症、双相情感障碍和精神分裂症的主要原因。这些抗体会导致脱髓鞘疾病和周围神经疾病，带来麻木和刺痛感（可发生于全身任何部位）。突触素抗体还会抑制大脑激素的释放，致使人患系统性红斑狼疮。

> ### 磁共振成像检测
>
> 　　检测大脑是否存在问题的重要手段之一是磁共振成像（MRI）检测。如果 MRI 结果显示存在脑白质病变，说明大脑出现了问题，即出现了病理变化。放射科医生可能会告诉你，MRI 提示脑白质病变是正常的，但事实并非如此。"正常"与"常见"存在巨大的区别"正常"是指人本该拥有或者本该做的；"常见"只是表明某种事物发生在很多人身上。所以，大脑中存在脑白质病变可能是常见现象，但并非正常现象。

环境毒素暴露检测

　　人体内累积的毒素可以通过多种方式检测。如今，人体内毒素水平的临床价值已不如过去那么高，因为所有人体内都存在一定水平的毒素。换句话说，人体内存在毒素已成为现代社会公认的事实。相比之下，免疫系统是否被激活并产生了针对毒素的抗体更重要，因为免疫系统的激活说明体内的毒素已经越过了身体负荷的阈值，免疫系统不得不分出一部分精力来对抗特定毒素。

　　你可以要求医生为你进行下列检测：

　　1. 化学品免疫反应筛查（Chemical Immune Reactivity Screen，Array 11）

　　这项组合检测共涵盖 24 种人体组织内累积的毒素。人类目前接触的化学物质虽然有成千上万种，但这 24 种物质最为常见，包括多氯联苯、邻苯二甲酸盐、双酚 A、二噁英等。

　　2. 病原体相关免疫反应筛查（Pathogen-Associated Immune Reactivity Screen，Array 12）

　　这项组合检测共包含 29 种病原体（包括细菌和病毒，如霉菌）。虽然细菌和病毒多达数百种，但这项筛查涵盖了与慢性疲劳、消化紊乱、脑功能障碍和免疫系统受损相关的主要病原体。

　　3. 霉菌组合尿检

　　这是一个灵敏度较高的检测项目，能够确定检测对象体内是否有霉菌累积。检测指标包括霉菌的 3 种副产品：赭曲霉毒素、黄曲霉毒素和单端孢霉烯族毒素。

4.重金属检测

检测方法主要有3种：血液检测、头发检测和尿液检测。对于铅、汞等重金属来说，大多数医生建议进行血液检测，但人体会尽力阻止重金属进入血液。因此，血液检测仅能准确测试两周内的急性重金属暴露。如果你认为自己存在长期或累积的重金属暴露，血液检测结果便不够准确了。头发检测能够反映两个月以内的重金属暴露情况，但其实用价值同样有限，因为仅有颈后两厘米内的头发可以用来检测。第三种方法是一种特殊的尿液分析法，尿液分析的结果较为准确，但常规分析只能判断过去两周内肾脏从血液中过滤出的物质。如果你服用某种螯合物，将金属从脂肪细胞和骨骼中提取出来，然后收集24小时尿液样本进行检测，其结果会更加准确。乙二胺四乙酸（EDTA）和二巯基丁二酸（DMSA）是常用的螯合剂。你可以要求医生为你做一次激发尿检，以确定体内重金属（铅、汞、砷、镉、铝）的含量。

5.解毒能力基因组检测（Detoxi Genomic Profile）

我们体内的基因或多或少地会对环境毒素（包括处方药）的分解过程产生影响，因此，有些人在服药时会产生副作用，而另一些人则不会。该基因组检测是判断你是否携带了解毒能力限制性基因的有效手段。这种基因不仅使人出现各种大脑功能障碍，包括慢性疲劳、焦虑症、抑郁症、注意缺陷多动障碍、双相情感障碍和精神分裂症，还会导致人患肺癌、结肠癌、膀胱癌、头颈癌的风险增加。

汤姆博士居家测试肝功能生物指标

肝脏是人体的主要排毒器官，具有360多种功能，主要功能之一是充当血液的"过滤器"。如果你将苹果掉在地上，捡起来擦一下便吃掉，肝脏便开始捕捉苹果上残留的污垢。肝脏由成千上万个蜂巢样的组织构成，每个蜂巢内都布满了不同于肠黏膜屏障和血脑屏障的滤网，但肝脏、肠道和大脑中的这3道屏障都是为了阻挡大分子物质而存在的。

通过一个简单的方法可以大致判断你的过滤器的脏污（肝脏堵塞）情况。请人将一根手指按在你的两块肩胛骨之间靠近脊柱的位置。当将手指移开时

会在手指按压处留下压痕，此时开始计算压痕消失需要的时间。当血液回流至皮肤后，压痕在 1 ~ 2 秒内就会消失。如果需要的时间为 4 秒或以上，则说明存在肝脏堵塞。如果压痕持续 7 ~ 8 秒才会消失，说明毒素累积严重，需要立即排毒。

　　这个方法的原理是什么呢？当血液从肝脏流出时会经过背部区域。如果你的肝脏被堵塞，血液便瘀塞在肝脏中，无法以足够快的速度在体内循环。压痕消失时间的延长说明血液从肝脏流出时出现了延迟。间歇性断食法以及第四章讨论的许多特定食物都有助于肝脏排毒。

将本书分享给你的医生

　　医生未必给你检测上述项目，他们或许认为"不可能将所有这些抗体都检查一遍"。此时你可以拿出本书，向医生解释对上述全部抗体进行检测是可行的。

　　你可以寻找你所在地区已获认证的医学从业者。如今，功能医学领域的服务费大多都能通过医疗保险报销。在寻找功能医学医生时需要关注医生是否接受过功能医学认证培训，这比医生类型（整脊疗法医师、针灸师等）更重要。

　　自身免疫性疾病的存在一定程度上体现出传统医学的局限性。农场拥有存放不同谷物的独立粮仓，传统医学同样拥有不同的"粮仓"——专科。绝大多数专科医生几乎没接受过自身免疫方面的培训，如图 5-2 所示。专科医生也有自己的"粮仓"，他们很少会在自己所接受的培训和专业知识之外寻找解决医学问题的线索。事实上，46% 的内科医生和全科医生承认自己在医学院求学期间仅听过一两次有关自身免疫的讲座，并没有系统学习过相关课程。

　　例如，家庭医生可能建议你去内分泌科检测激素水平，或者去风湿科诊断肌肉或骨关节疾病，如关节炎。所有专科医生都熟知如何应对自身免疫引发的本专业领域内的问题，但很少有人接受过系统、全面的培训。传统皮肤科医生专注于皮肤研究，治疗的也是皮肤；而功能医学医生同样关注皮肤，但治疗的可能是全身。例如，功能医学医生知道，很多时候只需解决饮食问题，痤疮和牛皮癣等皮肤问题就会迎刃而解。

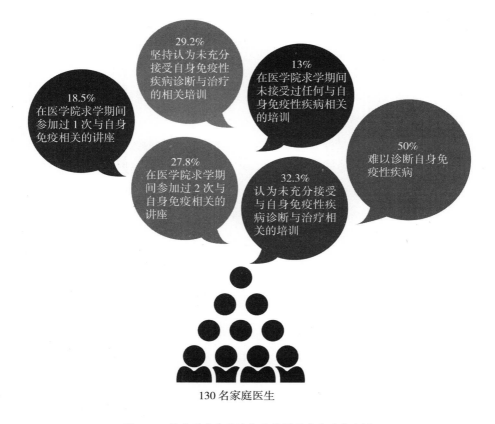

图 5-2　接受过自身免疫相关培训的家庭医生比例

　　传统医生通常只通过药物和（或）手术治疗症状，很少将调节饮食或解决环境毒素问题作为自身免疫系统的解决方案。下面的例子体现出传统治疗模式的弊端：假如你的孩子患了癫痫，已经求助了 3 位医生，但他们开的药物仍然无法控制癫痫发作。这种癫痫又称耐药性癫痫。研究发现，50% 的耐药性癫痫患儿的症状可通过无麸质饮食得到缓解。[42] 既然如此，为什么神经科医生未关注这项研究，也不要求做麸质敏感检测呢？该研究并未发表在神经学杂志上，而是发表在了普通医学杂志上。

　　重要的是这些检测是真实有效的，而且结果较为准确。在新科研成果不断涌现的现代社会，医生的理念也要与时俱进。这并不是指上述抗体检测属于新生事物，而是指目前我们已经能够实现对各种抗体的检测，从而确定炎症的发生位置。

　　采取适当的生活方式干预措施（如合理饮食、限制环境毒素暴露、减轻压力、适量运动等），你不仅能够感受到前后差异，而且能够发现抗体水平的降低。而抗体水平的降低至少需要 6 个月才能体现在血液检测结果中，这也是你必须在实施康复方案 6 个月或 1 年后重新进行检测的原因。

和层层剥洋葱一样，确定核心触发因素同样需要时间。在此过程中，任何一件"救生衣"都可能有帮助，但症状可能不会因为你穿上"救生衣"而完全消失。某些强效药物的确可以缓解症状，但潜在的致病因素并未消除。请不要曲解我的意思，我认同缓解症状的药物有一定作用。当你在症状的"水潭"中挣扎时，当然需要穿上一件保证安全的"救生衣"。但传统医学体系经常将症状缓解作为唯一目标，从而酿成了恶果：寿命缩短、世界卫生组织对美国医疗质量的评分极低等。然而，你可以找到症状的潜在成因，阻止大脑功能障碍的进一步恶化，从而在耄耋之年仍然拥有学习一门新语言的脑力。下文将带你具体学习使大脑重新焕发活力的方法。

第五周行动方案：制作自己的生命矩阵时间轴

完善自己的生命矩阵时间轴，而且越准确越好，这一点再怎么强调也不为过。有一些在线工具可帮助患者创建生命矩阵时间轴，建议你利用这些免费资源，再寻找一位有资质且会使用时间轴的功能医学医生对你进行指导。

第六章

健康"金字塔"

我们今天所面临的问题无法以昨天的思维方式解决。

——阿尔伯特·爱因斯坦（Albert Einstein）

如今，你已经逆流而上，踏上了学习新事物、养成新习惯和开启新思维的旅程。这些新事物将对你的大脑健康产生持久而深远的影响。三者之中新思维最重要。本书的主要目标是改变你对健康的看法，阻止你寻找高效"救生衣"的行为。你已经了解了环境毒素（无论是摄入的食物还是周边环境中的毒素）影响大脑功能的方式。幸运的是我们在上文所做的探讨可能已经改变了你的思维，使你真正科学地认识到踏上这段旅程的目的：恢复自身健康，修复我们所处的环境。

是时候摆脱"水潭"了。本书的第二部分为你提供了必需的工具。你已经了解到摄入的食物和选择的生活方式会影响你的思维方式。在排除含毒素食物和避免化学毒素暴露后，你将感受到身体是何等轻松。这些变化都是一垒垒安打，而你的病情也在变化中逐步改善——每次前进一小步，步步为营。

前沿脑科学专注于神经发生的过程。在此过程中，大脑一直在制造新细胞并不断生长。这一机制表明，任何时候改变自身习惯或健康都不晚。首先，我们必须停止损害已受损的大脑和肠道（"火上浇油"）。其次，开始训练身体，使细胞处于持续的"愈合、堵漏"的修复。人体内的所有细胞都能再生，全身细胞每7年完成一次更替。所以，修复或构建稳定的内部环境完全有可能再造一个更健康、更强大的大脑。但为了平衡过度活跃或功能低下的免疫系统，并解决肠漏或脑漏问题，我们不能仅依靠服药，必须首先改变导致这种失衡的生活习惯。

我们的最终目标是消除全身炎症，尤其是肠道炎症，从而为恢复肠道屏障功能打下基础。修复肠漏有助于减少进入身体的细菌和大分子物质，而它们进入身体后会引发保护性免疫反应，导致出现全身炎症。

你可能通过其他书籍或互联网了解到我们应该补充营养物质（如抗氧化物质）以增强免疫力，但是这种观点并不完全正确。事实上，免疫系统的平衡比免疫力的增强更重要。如果你已经身患某种自身免疫性疾病，增强或抑制免疫功能都不是明智之举，你需要使免疫系统平衡。我们的目标是构建一个平衡的免疫系统，并确保其发挥应有的作用，这样才能维持身体健康。

那么，现在你愿意连续 6 个月每周花 1 小时使自己拥有一个功能强大的大脑吗？我希望你如此，因为随着一垒垒安打的累积来平衡免疫系统，你的大脑症状会逐步减轻——脑雾减少、注意力提高、心情更好、睡眠质量更佳、适应能力更强。你会发现自己精神焕发，能够更从容地应对日常生活中的压力和挑战了。

健康"金字塔"

下文用来解决问题、改善健康的模型基于现行的脊柱治疗原则——"健康三角"原则。乔治·古德哈特博士是我的导师之一，他是一位整脊疗法医师，也是应用运动机能学（一种将肌肉测试作为身体机能生物指标的理论体系）的创始人。古德哈特博士发现，人体器官及与其共享血流的肌肉间存在众多联系。他曾提出一种解决肌肉和骨骼结构问题的方案，对相关症状的改善产生了积极效果。从那时起，上万名医生和数十万名患者通过采取这种方案而受益。

在处理任何长期或慢性健康问题时，古德哈特博士总是基于"健康三角"原则。从这个角度来审视我们即将应用的治疗方案，主要包括以下 3 个方面：一是坚持评估和解决身体结构问题。身体结构是基础，包括骨骼、肌肉和韧带等。二是关注人的心态，包括人的情感等精神层面。例如，人对生活的整体认识。三是关注生物化学因素，包括我们摄入的各种物质，如食物和药物。以上 3 个方面没有主次之分，但我们在应对疾病时需要决定先从哪个方面开始。有些情况适合从心态入手，可尝试深度冥想、咨询治疗师等。有些情况则需要首先解决身体结构问题，可采用整脊疗法、按摩疗法、费尔登克拉斯（Feldenkrais）肢体放松法，以及其他针对骨骼、肌肉和韧带的疗法。当需要优先考虑生物化学因素时，适合采用饮食、药物调节或营养疗法。

古德哈特博士曾指导过我数百个小时，他的教诲极大影响了我的医学理念和认知模式，并激起了我永不满足的好奇心，对此我很感激并将永远铭记。我喜欢参加他的周末讲座。每周日早上，他都会低下头，以相同的祷词开场，之后接着说："如果有人不喜欢我的祷词，那就太不应该了，因为现在'球'在我手里。"然后他会花 1 个小时甚至更多的时间谈论作为一名医生应遵循的理念和应承担的责任。最终他总会回到同一个问题上：我们必须不断地自问，为什么患者会出现这种症状。

在古德哈特博士逝世前，大约 2004 年或 2005 年，我们开始讨论"健康三角"原则。我至今还清楚地记得那次谈话。我说："古德哈特博士，我不太认同'健康三角'原则，我认为目前存在 4 个要素，而非 3 个。"

"那么你认为第 4 个要素是什么呢，汤姆？"

"先生，身体结构、生物化学因素和心态是绝对存在的，但我认为，我们必须考虑的第 4 个要素是电磁场暴露。"

古德哈特博士笑着点了点头，同意了我的观点。我们都暴露在各种来源的电磁辐射之下，而每种来源都有各自的电磁场——一种向外辐射的能量波，随着距离的增加而衰减。这些电磁场扰乱了大脑甚至整个神经系统的电频率。

在医学院开学后的第一周，我在大厅里看到一则通知，整脊疗法医师、亚利桑那州男性选美大赛冠军谢尔顿·迪尔（Sheldon Deal）下周末会来学校做公开演讲，那时是 1978 年。正是与迪尔博士的这次谈话让我首次接触到电磁污染的概念。迪尔博士不只是一位整脊疗法医师，他还是亚利桑那州的职业健美运动员。我有幸在开学的第一周聆听了这场讲座，并折服了。迪尔博士将一台彩色电视机放在讲台上，打开了电源，但关掉了声音。当我们都落座后，他走到讲台前，打开公文包，掏出一块手机大小的磁铁。当他手持磁铁靠近电视机时，屏幕中的画面颠倒了；一旦磁铁远离电视机，画面又恢复了正常。他演示了两次，每次手持磁铁靠近电视机时，画面都会颠倒。他总结说："这就是电磁污染的影响。"当时的人们还不知道手机为何物，人们担心的只是手表电池的辐射。

因此，我的新"健康三角"拥有 4 个面，这令它看起来更像一个健康"金字塔"

（图6-1）。我将在本书的剩余内容中对这4个方面逐一进行探讨。首先是身体结构，我将其放在"金字塔"的底部，因为它是其他方面的基础。

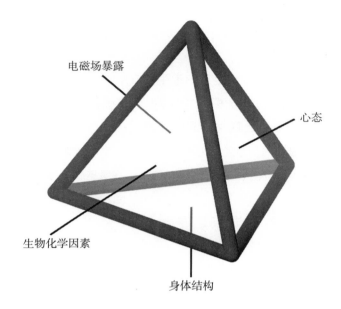

图 6-1　健康"金字塔"

将健康"金字塔"与最新研究相结合

戴尔·布来得森医学博士已经发现了100多种可能导致阿尔茨海默病的因素。我们一致认为，阿尔茨海默病并不是一种疾病，而是一系列病症的统称。正如许多其他症状一样，阿尔茨海默病同样存在众多需要解决的失衡机制。

在上百种可能影响大脑健康的因素中，不少都与生活方式有关。我会介绍一些能够立即付诸实施的基本方法，这些方法可以解决你的大脑健康问题，而且效果已经得到验证，具体包括：

· 加强锻炼；

· 避免3类炎性食物——麸质、乳制品和糖，并增加蔬菜、水果和野生鱼类的摄入量；

· 补充下列排毒营养素：

（1）叶酸（维生素 B_9）。叶酸的英文 folate 源自拉丁语单词 folium，原意为"叶子"。事实上，带叶蔬菜是叶酸的最佳膳食来源。叶酸的活性成分是 5- 甲基四氢叶酸。

（2）钴胺素（维生素 B_{12}）。在维生素 B_{12} 的所有形式中，甲基钴胺最有助于促进排毒。

（3）维生素 D_3。建议服用足量的维生素 D_3，体内适宜的维生素 D_3 水平为50 ~ 75 纳克/毫升。我认为，将维生素 D_3 维持在合理水平是人体健康最重要的标志。此外，年度体检时应对维生素 D_3 水平进行检测。

（4）鱼油。鱼油中的有益脂肪对身体有益，如生成脑细胞以增强大脑功能，稳定胆固醇水平，激活基因以修复肠黏膜通透性，在某些情况下减轻并逆转自身免疫性疾病病情等。

- 采用间歇性断食法，促进减肥和排毒；
- 晚上睡觉时关闭家中的电子产品；
- 即使你需要手机闹铃，也应在睡觉时将手机调为飞行模式；
- 如果你的睡眠质量不佳，建议服用褪黑激素补剂（2 ~ 5 毫克，夜间服用）；
- 通过冥想积极减压。

选择有利于细胞再生的生活方式

请先回答一道"真实反映"型问题：如果人的精力、活力和健康最高等级为 10（取值范围为 1 ~ 10），在不考虑主观因素的情况下，你认为自己处于哪个等级？或者说，你的得分是多少？

所有人都希望自己的得分为 10，而且我们经常认为自己做得"相当好"或"很好"。但如果除去主观因素的干扰，我们会发现自己的表现只能得 6 分、5 分或者 4 分，低于可接受水平（我认为应在 7.5 分以上）。那么，如何才能得到 10分呢？

细胞增殖是生物体遗传的基础。人体细胞内的 DNA 携带着最佳健康基因表达的"蓝图"，是我们实现完美自我的"蓝图库"，这意味着我们拥有得到 10 分的潜力。而我们对健康"蓝图"的认识是利用干细胞促进健康组织再生的前提。那么是什么原因造成了我们无法复制完美的皮肤细胞、脑细胞和血管细胞呢？为什么我们得不到 10 分呢？为什么我们的得分仅为 6.2 呢？毕竟我们的遗传基因并未发生改变。这一切问题的答案就在于影响细胞功能的炎症环境。

假如你今年 35 岁，健康状况相当好，虽然已不如 22 岁时的状况，但仍称得上良好。虽然你在 20 岁左右时经常参加派对，但并没有过分放纵自己，也没有因此染上疾病。你的年度体检中血液检测结果显示一切正常，即健康状况并没有拉响警报。如果满分为 10 分，你的大脑水平为 6.4 分，这意味着你的大脑状况已经出现了问题。例如，有时你会记不清钥匙放在了哪里，或者当你看到某个人时需要回忆半天才能想起他的名字，或者与别人交谈时走神。

细胞的功能是由细胞周围的情况决定的，可以将细胞周围的环境称为外围细胞（这是我自造的新词，目的是使读者更易理解）。表观遗传学认为，基因周围的环境会决定该基因是否被激活。外围细胞即细胞周围的环境，它决定着细胞的运行和增殖方式。因此，如果一个细胞的周边环境充满了炎症，该细胞只能在 6.4 分的水平上运转，你的身体也是如此。

但如果你继续同样的生活方式，即仍然食用致敏食物或者垃圾食品、大量饮酒、呼吸污浊的空气，你的大脑将会更加疲惫，大脑功能的得分很快就会降至 6.3，大脑再生细胞的得分也会同步降至 6.3。如果继续这种生活方式，而炎症触发因素保持不变或有所升级，你的大脑功能和再生细胞的得分可能进一步降至 6.2，以此类推。年复一年，持续的炎症会导致体内再生细胞的功能逐渐退化，这一过程在学术上称为分解代谢。

但只要你做出改变，根据本书提供的方案营造一个健康的内部环境，你的大脑功能就会得到改善。布来得森博士等研究人员已经不止一次证明了这一点。对细胞功能造成影响的炎症逐渐消除后，身体会停止产生高水平抗体。此时你的身体渴望健康，并试图通过生成健康的细胞重新构建健康的身体。只要你继续提供健康的环境，体内的细胞便可以生出健康的新细胞，这一切都能通过食用高营养、低致炎食物并减少环境毒素暴露实现。如果能够做到这些，你的细胞功能得分将从 6.1 升至 6.2，而这些再生细胞将以 6.2 分为起点。如果你坚持健康的生活方式，你的得分将从 6.2 再升至 6.3，再生细胞则会以 6.3 分为起点，以此类推。在随后的几个月里，身体重建在持续进行，不断生成功能更强的新细胞，这些细胞会受到外围细胞（细胞周围的环境）的影响。当细胞生成更健康、更强功能、更有效沟通的新细胞时，你的大脑就会像点亮车灯一样明亮起来。你的疲惫感、焦虑感、混沌感开始逐渐改善。直到有一天你意识到自己的大脑比以往任何时候都运转得好，这种重回年轻状态的过程在学术上称为合成代谢（图6-2）。

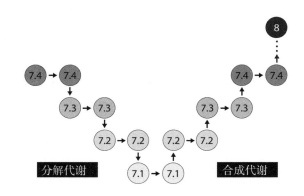

图6-2　当你从逐渐退化的分解代谢状态过渡到生成新细胞的
合成代谢状态时，大脑功能的恢复也在循序渐进地进行

布来得森博士已经证实，如果一名阿尔茨海默病确诊患者的身体组织已经老化到一定程度，他会在实施方案的前几个月取得良好效果，但逆转认知能力衰退需要长达5年的时间。时间之所以如此漫长是因为其内部环境已经混乱不堪。相对于其他细胞，脑细胞再生需要的时间更长。因此，必须在大脑中营造并维持一个理想的合成代谢环境（提供最佳营养支持，尽量减少炎症），以确保大脑每天都能生成健康的新细胞。需要再次强调的是坚持和积累是成功的关键。当你从分解代谢状态转变为合成代谢状态，从衰老机制转变为年轻、充满活力的健康机制时，大脑会再生出健康的新细胞。于是，车灯亮了起来。

预期效果

如果你采用了本书中的方案，你的身体将产生两个微小但影响巨大的变化：炎症减轻和健康肠道菌群再生。

减轻全身炎症的第一步始终是停止"火上浇油"。当你遵循下文提到的原则时，你的炎症可能会很快减轻。虽然书中提到的内毒素也能引发炎症，但你当前的生活方式才是更大的影响因素，所以我们要优先解决生活方式问题。当该问题解决后，你会明显感受到它带来的变化。体内累积的毒素会成为你通往健康之路的绊脚石，但随着炎症的减轻，你的身体能够轻松地将它们排出体外。排毒可能需要额外的帮助，具体取决于你体内的毒素类型和水平。虽然有很多不错的排毒方案，但约瑟夫·皮佐诺博士在《毒素解决方案》中提出的方案是我最推崇的，也是我认为最全面、最安全的方案。

你的肠道菌群会在 24 小时内重新恢复平衡。随着肠道菌群的重新恢复平衡，你的精力将得到提升（如果你此前精力不足的话），大脑激素和神经递质也将恢复平衡，进而改善焦虑和抑郁状况，使你拥有轻松的身心。此外，你的血压会降低，睡眠质量也会提高，这为你解决各种身心失衡问题创造了条件。

所有这些改善都将助你走上恢复健康之路。虽然改善并不意味着你已经痊愈或者症状完全消失，但你会发现症状正在减轻或已经感受到了功能改善，比如脑雾减轻。

虽然你能在短时间内改变肠道菌群，但炎症完全消退和免疫系统收到停止攻击的信息需要更长的时间。即使你已经将抗原清除，免疫系统仍然会在接下来的几个月中持续产生抗体。你未必每天都能察觉到自己发生的变化，因为每一垒安打——每天通过饮食改善为细胞创建健康环境的作用（每天取得一点儿小胜利）都太微小，但集腋成裘，很快你就会惊呼："哇，有效果了！"

我坚信，这一方案几乎会使所有人受益，他们将体验到身体功能和感觉方面的积极变化。无论你是否对麸质、乳制品和糖敏感，它们都可能使你越过安全红线或加重身体负荷。

你可能发现有些症状比其他症状消失得早，这是因为大多数人不止拥有一个薄弱环节，而且很多人不止患有一种自身免疫性疾病。这种现象在学术上被称为"共病"，即存在多处不平衡。例如，你可能仅感觉自己健忘，而你的配偶认为你比以前更易怒。当你将麸质从饮食中排除之后，你的记忆力或许已经得到改善，但你的配偶仍然认为你易怒，那么请耐心等待。最终，所有大脑区域的炎症反应都将消失，你的易怒情绪也将随之缓解，大脑的整体功能将迎来全面改善。

注意戒断症状

偶尔有患者反馈称，他们在戒除麸质和乳制品时会出现戒断症状，如感到疲倦、沮丧和恶心。有些人表现为不愿意运动，还有些人出现了头痛（与咖啡因戒断性头痛类似）症状。对于通过血液检测发现麸质（小麦中含有的肽）或酪啡肽（乳制品中含有的肽）水平升高的人而言，情况尤其如此。如第三章所述，麸质和酪啡肽是未完全消化食物中的肽，能够刺激肠道和大脑中的阿片受体。阿片受体能够诱发内啡肽和脑啡肽的生成，脑啡肽可令人产生"感觉良好"的反应。与上瘾者戒毒一样，麸质和乳制品戒断也可能出现类似的症状。

《小麦肚》（*Wheat Belly*）的作者、我的朋友威廉·戴维斯（William Davis）医学博士甚至为该现象取了个名字——"小麦戒断症状"，同样的命名规则也适用于乳制品。戴维斯博士认为，对于近 40% 的人而言，小麦戒断可能是一种不愉快的经历。根据我的临床经验，该比例只占约 10%，但仍然是一个庞大的人群。如果你的家人或朋友正在尝试无麸质饮食，他可能告诉你："我的身体需要小麦。我已经 3 天没有吃过任何小麦制品了，我感觉很不舒服！"小麦戒断反应也许可怕，但你应始终谨记，并不是身体需要小麦，而是你渴望摄入小麦。这只是身体对早已习惯摄入的某种"含毒素"物质产生的渴望。不必担心，戒断症状很快就会消失。最重要的是等这种渴望最终消退后你就会感觉轻松极了！

减轻戒断症状的措施包括：

· 多喝水。麸质、乳制品和糖戒断时会产生利尿效应。如果你在戒断的第一周体重下降，其中约有一半的体重是由过度炎症反应引起的水分流失造成的；

· 向食物中添加较多的盐（最好是海盐）。有些人会在戒断期间出现腿抽筋，而摄入少量海盐有助于预防抽筋。不必担心，你只需每天多吃少许的盐即可（医生另有要求的除外），建议将盐直接放入口中食用。如果你的钠摄入量不足，并且能够克服"吃盐有害"的想法（这不是事实），你可能感觉盐的味道很好，而且希望多吃一点儿。盐带来的满足感是身体向你"道谢"的信号；

· 保持心情舒畅。不要在生活压力巨大时实施戒断方案，如你换工作后或结束一段交往关系后的第一天，而应在心情最舒畅时实施戒断方案，以减轻身体负荷

和戒断症状;

· 坚持锻炼。运动有助于大脑从症状中解脱出来,以更健康的方式分泌对人体有益的内啡肽。

鼓励孩子们跟着做

越早实施饮食清洁方案的效果越好。另外,家庭成员共同参与会极大地促进方案的实施。罗德尼·福特(Rodney Ford)博士是一名儿科医师、胃肠病学专家兼过敏症专科医师,他始终坚持让儿童参与此类饮食方案。福特博士在麸质峰会的一次访谈中告诉我:"对孩子们而言,不摄入麸质并不难。来我门诊就诊的儿童有的得了病,有的精神疲劳,有的脾气暴躁。他们的症状包括胃痛、胃酸反流、偏头痛或其他类型的头痛,有的还伴有呕吐、腹泻、便秘、湿疹、皮疹等,这些儿童易怒、嗜睡、精力不足或者睡眠质量差。还有一些儿童因行为过度活跃而被诊断为注意缺陷障碍或注意缺陷多动障碍。大多数儿童的乳糜泻检测结果并非阳性,但我要求他们采取无麸质饮食后,大多数人的症状有了好转。"

即使你孩子的症状与你差异较大,问题的根源仍然可能是麸质、乳制品和糖这3类炎性食物中的一种。区别只是你和孩子存在不同的薄弱环节,但你们都能够减少自身免疫带来的伤害。

第六周行动方案:排查其他可疑因素

如果你在遵循健康"金字塔"指导方案后仍然感觉不适,说明仍存在尚未发现的其他触发因素,此时需要采用彻底的调查排除法。建议你找有资质的功能医学医生就医。你可能发现,体内的炎症与肠道菌群严重失衡有关,无法仅通过改变饮食来消除。此外,你还可能存在念珠菌或病毒感染,或者患了莱姆(Lyme)病。

第七章

身体结构

　　身体结构位于健康"金字塔"的底部，它是身体健康的基础，如果塔基发生变形或塌陷意味着健康的根基将不复存在，大脑尤其如此。

　　如果机械问题是造成炎症级联反应（将你推下瀑布）的主要原因，只有解决这些问题方能脱离症状的"水潭"。机械问题常与姿势有关，而且受骨骼、肌肉和神经功能的控制。虽然药物或营养抗炎手段有助于解决生物化学问题，能起到一定的作用，但问题仍然存在。求助于心理治疗师对于解决心态问题会有一些帮助，但问题仍然存在。为手机套上减轻电磁辐射的手机壳可以减少炎症细胞因子，从而改善你的症状，但问题仍然存在。如果不解决身体结构失衡这一根本问题，以上措施所起的作用与"救生衣"无异。

　　身体结构功能异常会导致异常部位（或其他部位）产生炎症。例如，当你扭伤了脚踝后一瘸一拐地行走了几天，你的髋部会开始疼痛，因为不正常的走姿为髋部带来的额外压力可能导致髋部出现了炎症。虽然脚踝的疼痛通常可以通过药物治疗，但如果不找到造成髋部疼痛的根本原因，这种失衡就不会自行消退，还可能转移到其他部位，比如出现头痛或颈部疼痛，或者仅仅由于脚踝扭伤产生氧化应激。[1,2,3] 更严重的是非处方抗炎药（如阿司匹林、布洛芬、对乙酰氨基酚、萘普生、咖啡因合剂等）都是效果出众的"救生衣"，但服用后它们的副作用可能会立即显现。事实上，2012 年的一项研究发现，一次服用两粒常规剂量的阿司匹林就可能导致肠漏，[4] 触发全面自身免疫反应，进而导致血脑屏障受损（脑漏）。脊柱护理（包括整脊疗法、理疗、按摩等）可能是最安全的方法，多年来已治疗了数千万人。

设想一下，如果你开车时，车的右前轮突然掉进泥坑中，紧接着你听到"咣当"一声巨响，剧烈的撞击几乎让你骨头散架。你先是被吓了一跳，随后担心车子爆胎。"哦，不会吧，我可没时间换轮胎，"你一边停车检查一边想。你下车瞧了一眼，发现并无异常，于是继续开车上路，暗自庆幸没有爆胎，一切正常。于是你在一两分钟之后就忘了这件事。但 6 个月之后，你发现车子的右前轮已经被磨平并彻底报废。原来车身早就失去了平衡，并且摇摇晃晃行驶了 6 个月。

当我们的身体失去平衡时，身体结构会被破坏。当身体因重力而无法直立时，脊柱也会出现类似的情况。身体结构失衡并不一定是由严重创伤造成的，某些不良习惯也可能造成同样的后果，包括不良站姿、睡姿和坐姿，或者穿高跟鞋。所有这些习惯都会导致关节没有与重力线对齐，使身体无法正常、自由地活动。由于关节时刻处于运作状态，身体结构失衡会引发炎症，炎症又会逐步造成软骨磨损，进而使骨骼磨损，最终导致关节炎。关节炎可能出现在多个部位，尤以颈部最常见。

于是，真正的麻烦开始了。关节炎是一种引发关节炎症并最终可能导致畸形的疾病，症状包括关节僵直、疼痛和（很多情况下）肿胀。较为常见的有骨关节炎，主要是由身体结构失衡引起的磨损和撕裂造成的，比如不良姿势（摇晃的轮胎）导致关节功能不佳，从而引发免疫反应。由失衡和炎症引发的颈部功能障碍以颈部疼痛为特征，但问题实际上不止这些。颈部关节功能异常不仅会导致疼痛，流向脑部的血液也会受到影响；疼痛越严重，血液流动也越受限。[5] 还记得第二章讨论的灌注不足吗？灌注不足是脑漏形成的一种机制，也会引发脑部症状，如健忘、焦虑、睡眠质量差、注意力不集中等。

案例研究：脊柱失衡的安娜

这一案例的主人公并非我的患者，但我对其印象深刻。自官方研究报告于 1990 年发布以来，我在每间检查室都放了一份，因为它解释了为什么肌肉骨骼保健有助于解决如此多的健康问题。[6] 我已向成百上千的患者介绍过这项研究。

案例研究的对象是一位 39 岁的女性，名叫安娜（Anna）。她在就医时称自己有慢性盆腔疼痛和排尿问题。安娜开始出现盆腔疼痛时年仅 18 岁，当时她刚从楼梯上摔下来。她刚开始是右侧骨盆疼痛，后来逐渐蔓延至左侧。第一位为安娜诊治的医生认为她得了阑尾炎，并为她做了阑尾切除术。但后来的病理报告显示，安娜的阑尾正常，而且她的盆腔疼痛一直未消失。

　　数月之后，盆腔疼痛未见好转的安娜又出现了严重的痛经，而且伴有持续的腹泻。于是，安娜第二次入院接受评估和治疗，医生这次将她的症状诊断为肠易激综合征。这是一种什么病呢？这些症状继发于应激，说明它们具有心理疾病的性质。但她的头部没有问题，只是肠道受了刺激。安娜的肠道功能直到出院也没得到任何改善。医生甚至告诉她必须学会忍受，或者采取一种减压的方式。

　　两三年后，安娜又出现了新症状：白带异常、膀胱和阴道反复感染。她经过多个疗程的抗生素治疗也只能暂时缓解症状。她开始感觉阴唇和阴蒂两侧疼痛，性生活也极不舒服。此外，安娜的痛经也更加严重，月经变得不规律，且出血过多。为了调节月经周期，安娜接受了雌激素治疗，但收效甚微。

　　26 岁时，安娜怀孕了。她开始感觉腰痛，两条大腿也出现了间歇性疼痛、麻木和刺痛。但好在安娜生下了一个健康的男婴。

　　又过了两年，安娜再次怀孕，但在妊娠 5 个多月时自然流产。几个月后，安娜又一次怀孕，但相同的症状再次出现，这次安娜在怀孕 7 个月时早产，生下了一个女孩。

　　由于安娜的盆腔和耻骨持续疼痛，在这次分娩后，医生首次为她进行了腹部探查术（共 3 次），以了解她出现慢性腹泻和持续尿潴留（新发症状，导致她根本无法排尿）的原因。但实施这一探查术并未发现任何能解释上述症状的异常现象。之后，安娜同意做子宫部分切除术，以减轻某些症状。直到安娜术后出院，她的膀胱功能和阴道周围感觉丧失问题也未得到任何改善。

　　安娜的症状在之后的 10 年中持续恶化，但她仅在怀孕期间出现过腰部疼痛。在将所有传统医学治疗手段尝试了一遍后，一位朋友建议她去求助整脊疗法医生。在做初次检查时，整脊疗法医生要求安娜做一系列活动以诱发她的腰痛。医生在检查结束后认为，虽然并无症状，但安娜的 L5 腰椎间盘明显突出。如果此前有医生为她拍了 X 光片，一定会发现椎间盘问题。

　　安娜终于得到了对症的治疗，而且恢复得不错。困扰了她多年的疼痛在 4 周内就消失了，反复发作的膀胱感染得到了缓解，尿潴留和慢性腹泻也消失了。而且随着性功能的恢复，她可以毫无痛苦地和丈夫享受夫妻生活了。

　　那么这位医生采取了哪些治疗措施呢？其实只是一些小幅度的牵引和脊柱调

整。产生问题的原因是什么呢？其实所有问题都可以追溯到她18岁那年从楼梯上摔下来的经历。尽管并未引发背部疼痛，但这次经历使她的背部失去了平衡，而背部失衡最终影响了从大脑到骨盆的神经信息传递（表7-1）。

表7-1 与盆腔疼痛、盆腔器官功能障碍有关的症状

	症状持续的时间（年）	观察到初步改善的时间（周）	恢复正常的时间（周）
盆腔疼痛			
腹股沟（左/右前下腹痛）	25	2	4
耻骨上（前下腹部正中位置，耻骨正上方）	25	2	4 ~ 6
尾骨（尾椎骨）	8	2	4 ~ 6
直肠	22	2	4 ~ 6
生殖器	8	2	4
性生活质量差（性交困难或疼痛）	13	4	6 ~ 8
盆腔器官功能障碍			
反复膀胱感染	22	无	
尿潴留	10	2	4
膀胱充盈感下降（无尿意）	10	1	4
遗尿（非自愿排尿，尤指儿童夜间排尿）	2	2	4
尿道括约肌无法收缩（膀胱漏尿）	10	2	4
腹泻	22	2	4
肠道排气多（放屁）	22	2 ~ 4	6 ~ 8
直肠敏感度降低	22	1	4
直肠出血	8	2	8 ~ 10
直肠黏液排出	22	2	8 ~ 10
夜间大便失禁（大便弄脏内衣）	8	2	4
生殖器感觉减退	经常	4	8 ~ 10
性快感缺乏（男性或女性无法达到性高潮）	13	4	30
性高潮时疼痛	13	4	19
性欲丧失	10	5	8 ~ 10
性交前润滑不足（阴道无法充分润滑）	10	8	12

安娜多年来的痛苦经历令人触目惊心，她为此还流过一次产，疼痛和功能障碍更是折磨了她20多年。这一切都源于她的脊柱因撞击而失去了平衡，而她以前求助的很多医生竟然没有为她做脊柱检查。

参与人体活动的所有细胞都直接或间接地受神经的控制。如果信息传递由于某种原因而中断，细胞就无法接收清晰的信息，从而可能出现类似安娜的症状。安娜的脊柱失衡问题解决后，大脑发出的信息就可以通过神经沿着脊柱向下传导而实现正常的传递了，最终她痊愈了。

脊柱治疗不可能解决所有问题，但确实可以解决很多问题。丹尼尔·帕尔默（Daniel Palmer）博士于 1895 年创立了整脊疗法专业，但当时几乎没有科学证据能够解释脊柱治疗为何能产生如此效果。帕尔默博士是第一个提出脊柱失衡会导致其他部位功能异常的人。目前，已有数千万患者接受了整脊疗法的治疗，并取得了显著疗效：从消除背痛、头痛、脑功能障碍和肌肉疼痛到消除器官功能障碍，不一而足。需要再次强调的是如果你的健康"金字塔"中身体结构出现了失衡，无论症状出现在何处，都必须修复。

人体结构解剖学

上文有关大脑的探讨仅集中于头部，下文会将大脑与身体的其他部位结合起来讨论。但在此之前，你需要先了解中枢神经系统（CNS）和周围神经系统（PNS）的运行方式。CNS 由大脑和脊髓构成，而 PNS 是连接中枢神经系统和身体其他部分的神经网络。大脑在 CNS 中整合并处理信息，然后由 PNS 来回传递，这些信息向身体发出行动指令和行动时机（把手从热炉子上移开、跳过面前的石头等）。从大脑中发出的使手指从炉子上移开的信息几乎能瞬时到达，但指尖的温度感受器必须将信息传递到手上，再通过胳膊和颈部才能抵达大脑。大脑必须接收、处理该信息，并就如何回应做出决定，然后再将回应信息传递到颈部，通过手臂传递到手部肌肉，告诉你"离开那里"。那么这一切要多久才能完成呢？幸运的是该过程非常快，可使你避免被烧伤。

假如你是某小区的承包商，正在承建 100 套新房。你要做的第一件事是铺设地下电缆，为所有家庭提供服务。首先，承包商会将一根包含 100 根电缆的干线引入小区。干线在小区内的第一个交叉路口处一分为二，各自含有 50 根电缆。然后，继续沿着通道细分这些电缆，直至接入每一个家庭。

人类脊髓的信息传递方式与此相似。如果将人体比作小区，与大脑相连的脊髓就相当于通向小区的干线，而每根神经就相当于电缆。大脑就是这样向身体其他部位发送信息的。因此，你的颈部淋巴结发炎时会影响你的眼睛、耳朵、舌头、味蕾，甚至心脏。有时修复脊髓的信息传递能够解决消化问题，比如胃灼热症状（图 7–1）。

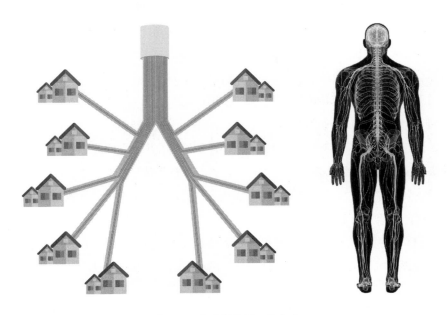

图 7-1　人类脊柱的工作方式

某小区的供电干线被破坏可能会导致几个街区之外的家庭服务中断，与此类似的是刺激引发的脊柱炎症可能造成身体其他部位的神经传输中断。

故障（炎症）有时会造成其中某根电缆受损，此时位于右下角的某个家庭的电话服务可能中断，但小区内的其他家庭不受影响。如果接入小区的主干线被破坏，最右侧的家庭（肾脏）或者最左侧的家庭（胆囊）都可能受到影响。因此，随着年龄的增长，保护大脑健康至关重要。

你知道人体结构有多么复杂吗？如果人体"这辆车"要平稳上路行驶，需要众多零部件的共同参与。人体内共有 31 对脊神经，共分为 5 组：8 对颈部神经、12 对胸神经、5 对腰神经、5 对骶神经、1 对尾神经。以上神经均与中枢神经相连，共同构成神经系统。

此外，成年人共有 206 块骨，骨与骨之间通过韧带、软骨、关节等连接。有些关节还具有一种名为关节盘的衬垫，关节盘需要保持饱满状态（像充满气的轮胎一样），才能保证骨骼的正确排列。脊柱的每个关节具有多个运动方向，而有些关节的结构稍有不同，不如脊柱关节灵活。但人体的所有关节都是为了保持排列平衡而设计的，而且这种平衡需要得到稳定套件——肌肉、韧带和肌腱的支持。

稳定套件的作用就像汽车轮毂的固定螺母。只有用螺母将轮胎固定好，汽车才能行驶平稳。如果车轮上只剩一颗螺母，轮胎就会摇晃，乘坐时也没那么平稳了，而且轮胎最终会发生磨损。当肌肉、韧带和肌腱因为存在压力或姿势不正确而处于过度紧张状态时就会影响关节的运动平衡，从而导致身体像上述汽车一样摇摇摆摆，造成关节磨损。这可能导致你在老年时患上关节炎。

神经通过椎间孔穿过关节，椎间孔的作用类似于玻璃推拉门。当你的骨骼对位整齐时，神经便有足够的空间传递信息。但如果你的脊柱失去了平衡，椎间孔的尺寸就会缩小，犹如推拉门缩小为浴室小窗户，这将导致神经信息传递困难，试图挤过椎间孔的信息会对神经根造成压迫，此时炎症便随之而来。上一章中的案例研究对象安娜的情况就是如此，由于未得到妥善处理，她一共做了 3 次手术，被病痛折磨了多年。

来自大脑的神经信息强度较弱会对人体组织功能造成影响。姿势不正确或肌肉紧张会影响关节的正常运作、引发炎症并影响神经的信息传递。如果肠道肌肉不能收到蠕动（以促进废物排泄）的完整信息，人可能因此出现便秘。因此，整脊疗法医生可通过调整患者的腰部使其肠道恢复活力。

此外，脊柱健康状况会直接影响大脑功能。常见的慢性腰痛可能引发严重的脑部炎症，[7] 造成大脑的附带损伤，也可能导致脑漏。有些损伤具有很强的局域性。例如，2017 年的一项研究成果显示，25% 的慢性腰痛患者的中枢神经系统存在多重功能障碍，[8] 这种障碍影响了名为杏仁核的"恐惧中心"。杏仁核又名"爬行脑"，是大脑中最古老、最原始的部分。它在评估恐惧等消极情绪方面起着重要作用，是产生痛苦记忆的场所，而痛苦记忆会加重人的恐惧和焦虑感。作为慢性腰痛的并发症，脑部障碍不会因为服用几片泰诺而消失。如果脊柱错位仍然影响着你的神经系统，你的大脑功能也将持续受到影响。

良好的脊柱排列能改善人的记忆力和注意力吗？当然能。由疼痛等不适导致的睡眠不足会降低人的认知灵活性，[9] 认知灵活性是决策能力的另一种说法。杏仁核受损引发的焦虑会影响人的记忆力。而一旦身体结构问题得到解决，大脑功能会自然而然地得到改善。

颈部对神经的影响

人的颈部具有一定的曲度，头部应位于肩膀的正上方，又被称为颈椎前凸，为的是将头部重量分散到颈部和肩膀上。当颈部处于合适的姿势时，神经的传导通路将完全畅通。但如果你的颈部完全直立或者弧度完全相反，即颈椎后凸[10]（头部位于肩膀前方）时，重量分布的平衡将被打破（推拉门缩小为浴室小窗户），神经信息传递因此受到影响。令人惊讶的是23%的颈部疼痛患者和17%的非颈部疼痛患者存在颈椎后凸。

汤姆博士居家测试生物学指标

下列方法能够确定你的关节盘是否磨损，可以使用该方法判断你的关节盘是否一整天都能保持饱满和润滑状态。

早上开车出门之前，首先调整好坐姿，调整内后视镜，使其上边缘与后车窗的上边缘保持平齐，然后开车出发。

当你结束一天的工作回到车上时，先以舒适的姿势坐好，然后判断是否需要调整内后视镜，因为它的上边缘与后车窗的上边缘可能不再平齐了。几乎所有人都需要重新调整，这意味着你的脊柱在一天之内可能发生了轻微收缩，你的椎间盘失水了——已经被压扁。但不要担心，当你躺下睡觉时，椎间盘内的水分会得以补充，从而再次饱满起来。这种循环日复一日、年复一年地进行着。但如果生活习惯和环境毒素暴露对你持续造成威胁，你的身高或许会出现小幅度降低。10年之后，你去门诊做常规体检，当护士为你测量身高时你才意识到你的身高竟然已经比驾驶证登记数据低了4厘米。

但如果采纳本章的建议，维护好健康"金字塔"的各个部分，你的身高降幅或将减小，你的椎间盘在一年后仍然能保持良好状态，因为你的内后视镜位置始终没有变化，不需要调整。

拉里（Larry）是一家大公司的CEO，他的症状是经常想不起用合适的词汇描述某种事物。在来我的门诊之前，他一共求助了17位医生，都未能找到问题的根源。此外，他存在严重的血液灌注不足问题（血流量不足，导致大脑萎缩），但每次血液检查和尿检结果均为阴性。所以，四处求医的拉里将我作为最后的希望。

我第一眼看到他时就猜到了问题的答案，至少是部分问题的答案。当拉里站立时，他的头部位于肩膀前约7厘米处。颈部压力（力学问题）可能是导致上述症

状的原因。拉里的颈部情况使我猜到他发生过交通事故。拉里告诉我，他发生过
两次摩托车事故，第二次事故后还通过手术修复了两个关节。我让他填写生命矩
阵时间轴后惊讶地发现，拉里竟然每天都抽雪茄。我知道抽烟会引发炎症反应，[11]
所以很疑惑，为什么之前 17 位医生中竟然无人将这些线索综合在一起，或者提示
他戒烟以减少炎症的触发因素。

接着我为拉里做了全颈椎动态 X 线检查，以了解其单个关节的活动能力。结果
显示，拉里颈部的多处关节完全无法动弹。在脊椎内的神经通道（椎间孔）中产生
了炎症，导致关节运动受限，这可能是导致他颈部疼痛和脑灌注不足的原因。[12,13,14]

在脊柱治疗中，Cox 屈曲牵伸法（Cox Flexion–Distraction）是一种特殊的治疗
方法，旨在减轻颈部骨骼融合导致的疼痛。我在拉里家附近为他找了一位具有 Cox
屈曲牵伸法认证的整脊疗法医生。经过几次诊疗之后，拉里告诉我，他的疼痛已经
减轻了，词汇表达能力也开始提高。我告诉他，这是个好消息，说明当前的治疗方
向是正确的，但他需要坚持一段时间——可能需要两年，才能实现这种针对性治疗
的最终效果。他的大脑必须重建神经回路，颈部肌肉、肌腱和韧带必须进一步放松
才能更好地发挥作用。拉里称，他会尽最大努力使大脑功能恢复正常。鉴于他的决
心很大，我提醒拉里除了接受治疗外，最好戒掉常抽的雪茄，因为这有助于消除炎
症。虽然他开始不太乐意，但最终还是同意了。

改善身体结构的措施

虽然我始终认为，所有人都应将整脊疗法纳入整体治疗方案中，但你可以做
一些简单而重要的改变来改善脊柱状况，提高大脑信息处理系统的效率。例如，保
持正确的睡姿和坐姿。

汤姆博士提示

自拍一下，判断你是否存在脊柱后凸

如何判断你是否存在脊柱后凸问题呢？其实只需侧身自拍一下就行了。

沿着脚踝、膝盖、臀部、肘部、肩膀中部和耳朵画一条直线，如果你的耳朵位于肩膀前方，说明你的脊柱可能后凸。大多数人存在轻微的脊柱后凸，但有些人的情况较为严重（图7-2）。

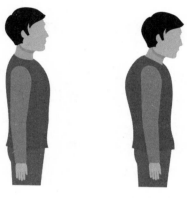

图7-2　正常脊柱与后凸的脊柱

颈部瑜伽

鉴于我们每晚的平均睡眠时间为6～8小时，我们应该通过睡眠修复身体机能，而非为身体带来损伤。睡眠时，如果靠在枕头上的头部向前倾斜，下巴收缩，自然而然就会形成脊柱后凸。但你可以训练自己的脊柱，使其在睡眠时保持正确的姿势，为颈部提供良好的支撑。解决这个问题可能需要6个月至1年的时间，但你会因此打开那扇"玻璃推拉门"，从而使所有神经信息都能清晰地传导下去，结果可能是你的眼睛、心脏、胆囊、肝脏和甲状腺功能均得到了改善，你的大脑能够更加清晰地工作，你在结束一天的工作之后仍然精力旺盛，你不会在看电视时突然睡着了。这些虽然都是小的改善，但累积起来都是帮你恢复身体健康的"一垒垒安打"。

仰卧是对背部最有益的睡姿。将你睡觉时常用的枕头垫在膝盖下方，可以适度减轻腰部的压力。将一条小毛巾卷起来，用几根橡皮筋固定，置于脖子下方，作为枕头使用。保持这种姿势——膝盖下垫枕头、脖子下垫毛巾，躺10分钟。如果10分钟后你没睡着，将毛巾取出，换回原来的姿势入睡。每天晚上坚持10分钟，最终你会习惯这种睡姿。

保持这种睡姿的目的是使肌肉、韧带、脊柱和颈部肌腱放松，并向它们原本的位置移动。逐渐将颈部的小毛巾换成大毛巾，以形成更大的前凸。然后过渡到带曲线的矫形枕头，并且将曲线置于毛巾位置。这样你的颈部会更加柔韧，更愿意向正确的方向移动。6个月后，脖子下枕矫形枕头、膝盖下垫普通枕头成了你的睡眠习惯，此时你会比过去几年睡得更香，因为你的颈部骨骼对位恢复了正常，就像为你的颈部做了瑜伽一样。

调整车座

大多数人开车时习惯将座椅靠背向后倾斜，这是一种迫使颈部相对于脊柱前倾的姿势。建议你尝试下列做法：坐在一把普通椅子上，像坐在车里一样，把臀部向前挪，把双脚放在想象的踏板上，然后伸展双臂，就像双手握着方向盘一样。现在，相对于肩膀，你的头部处于什么位置？如果你照此做了，就会立刻明白你的脖子位于脊柱的前方。

首先，我们应该改变这种坐姿，因为这垒安打太重要了。下次上车时，请将座椅靠背向前调整一格，每月调整一次，直到背部和腿部呈 90º 为止。不必急于求成，可以先在每月第一天调整一次，直到你在家中也能时刻保持 90º 的坐姿（如坐在餐桌、书桌旁边时）为止。其次，在腰部加一个枕头。如果你的座椅靠背不带背托，增加一个小枕头即可。加枕头是另一垒安打。这两步调整将大大减轻神经传导通路面临的压力。

时刻注意自己的姿势

人不可能时刻保持笔直的站姿。一旦开始思考其他事情，大脑对全身肌肉的指令就会放松，笔直的站姿便无法维持。但训练肌肉是可行的，我向不少患者传授过这种特殊的技巧，并取得了较好的效果。

想象一下，有两个巨大的氦气球飘在你的头顶，而且它们就系在你的胸前。气球的力量极大，能够将你拉向天空。当你一边想象一边走路或坐着时，身体会在你挺胸时自动将肩胛骨中间的肌肉挤压到一起，此时你的头部自然被拉到肩膀稍微靠后的位置。

通过走直线测试，可以判断你是否取得了进步。找一个足够大的空间行走，确保不会撞到任何东西，闭着眼睛走 20 步。然后睁开眼睛看看你走的是不是直线？很多人一开始做不到这一点，但通过训练和姿势改良便能够做到。

人在倒立时更容易判断其他人的姿势是否正常。下犬式（Downward Facing Dog）是一种瑜伽姿势，要求用手和脚支撑身体平衡，臀部向空中翘起，眼睛盯着自己的腿部。你可以在跑道附近做这个动作，观察向你跑来的人的姿势。即使是最优秀的跑步者，此时在你眼中也显得笨拙。做这项练习的目的是提醒我们，人都有先入为主的观念。当我们以常规的角度看世界时，看到的东西其实是自己假设出来的。比如，当你从直立的角度观察一位跑步者时，他看起来行动平稳、正常。但当我们以下犬式观察时，才能更真实地看到他的生物力学表现及其身体失衡是多么严重，因为他的跑步姿势相当笨拙。

汤姆博士提示

观察自己的鞋跟

鞋跟外侧磨损是一种常见现象。由于脚部受力不均，可能引发脊柱磨损，产生炎症，使你较早地患关节炎，因为你的足部结构已经失衡。走路时，你的关节会失去平衡，间接导致你的头部和颈部骨骼失衡。

解决方法：求助于整脊疗法医生。短期补救办法：给鞋子换新鞋跟，或者换新鞋。

当我有一天以下犬式角度观察一名跑步者时，我意识到我们存在先入为主的观念，这影响了我们看待世界的方式。当以下犬式角度看问题时，我们之前认为"正常"的事物显然失去了平衡。我们必须"逆转"生活，不再将环境毒素、广告药物和含毒素的食物视为"正常"。不管我们愿不愿意，必须接受应有的改变，并且逐步付诸实施，每次都是一垒安打。例如，停止使用危害环境的塑料袋，代之以自备的帆布袋，购物时拎着帆布袋去超市。这也是一垒安打，虽然成本几乎为零，但却能带来巨大的改变。

> 汤姆博士提示
>
> **咨询专业的功能医学医生**
>
> 　　很多疗法都强调对身体结构的护理，而且每种疗法都有成千上万的成功案例。虽然整脊疗法、按摩、颅骨－骶骨疗法、费尔登克拉斯（Feldenkrais）疗法、罗尔芬（Rolfing）按摩疗法等各有长处，但我建议你的医疗团队中最好有一名全面、透彻地了解人体结构的功能医学医生。

通过运动保护脊柱和大脑

　　众所周知，运动对身体非常重要，运动对保持良好的身体结构和大脑健康也很重要。运动是加速循环的关键，特别是出汗的有氧运动有助于将体内毒素排出。和间歇性断食法一样，有氧运动也能燃烧脂肪，清除脂肪中储存的毒素。而且必须将细胞中不该有的东西清除掉。

　　选择哪种有氧运动方式并不重要，散步、游泳、舞蹈、骑行等均可。但无论你选择哪种方式，都应将其视为一种享受，因为你一周需要重复6天，每天需要运动30分钟。我的有氧运动方式是每天做高温瑜伽，因为高温瑜伽很容易使我的脉搏达到125次/分。

　　你可以关注每天的步数和脉搏，判断自己的锻炼方案是否有效，而无须过度关注腰围。

　　你可以在日常活动时带上智能手机以追踪自己一天行走的步数。你的目标是在一年之内将步数增加至现在的3倍。这可能意味着你要将车尽量停在超市或购物中心停车场的边缘，而不是距离超市或购物中心最近的位置。然后步行去购物。买完后推着购物车去停车处，将货物放进车里。再将购物车推回去，并步行至停车处。虽然全程多花了几分钟，但你正在"逆转"自己的思维方式，抓住生活中所有可以锻炼的机会，并通过智能手机测量自己的运动量以产生成就感。

　　此外，建议你佩戴一个具有报警功能的脉搏监测仪，目前这种设备较便宜。根据你的有氧运动脉搏范围设置脉搏监测仪，将每分钟的次数设定为（180-你的年龄）±5。如果你的静息脉搏低于72次/分，则再减去72与实际静息脉搏的差值，即（180-

你的年龄）−（72− 实际静息脉搏）±5；如果你患有某种已确诊的疾病，则再减 5。

例如，我今年 65 岁，身体健康，这意味着我的有氧运动脉搏范围应为 180–65±5，即 110 ～ 120 次 / 分钟，在坚持锻炼的 30 分钟内应使脉搏保持在这一范围内。但由于我的静息脉搏是 58 次 / 分钟，因此必须再减去 14（即 72–58）。所以，我的有氧运动脉搏范围应为 180–65–14±5，即 96 ～ 106 次 / 分钟，这就是我每周6 天、每天运动 30 分钟必须保持的脉搏范围。

汤姆博士提示

保持骨骼强健的方法

无论你过去听过何种说法，仅仅补钙并不足以保持骨骼强健，骨骼的强健需要一系列营养物质的支持，包括钙、镁、硼、锶、维生素 K 和维生素 D。

自然界中钙与镁通常以 1 ∶ 1 的比例出现。我们的祖先一生中唯一能够获取的高水平钙质源自母乳。当远东文化接受了西方饮食，一些人开始采用西方饮食方式，因此骨质疏松症的发病率急剧上升。在全球 50 岁以上的女性中约有一半人会发生与骨质疏松相关的骨折，而且骨折风险随年龄的增长而增加。另外，20% 髋部骨折的老人会在一年内死亡。

一项研究发现，所有对麸质敏感（乳糜泻）的骨质疏松（或骨量减少——骨质疏松的早期表现）患者体内的骨骼抗体水平均升高了，这是其体内产生的一种自身免疫机制。[22] 2000 年，《胃肠病学杂志》（*Gastroenterology*）中的文章曾指出，在坚持无麸质饮食两年后，患者病情并未得到好转。所以，你需要做的不仅是禁食炎性食物。

好消息是适当的营养补充和锻炼能够显著降低患骨质疏松、发生骨折的风险。所以，永远不要和"教练"过不去，不要"火上浇油"。

将脉搏范围当作你的教练，并为目标范围设置警报。当你运动时，如果脉搏处于设定的范围内，监测仪便不会发出警报。如果你的脉搏太慢，它会提醒你加快步伐；如果脉搏太快，它会提醒你放慢速度。应该遵守的铁律是永远不要和"教练"

过不去，即使你认为自己可以更努力或者加快锻炼速度，大多数人都希望如此，但这并不是我们锻炼的目的。我们的真正目的是养成帮助身体燃烧脂肪并最终保持健康的良好习惯，这才是使身体强健、充满活力的增强型运动。这种运动方式又相当于一垒安打。你希望自己在耄耋之年仍然精神矍铄吗？你希望那时 20 多岁的年轻人和朋友打趣说，希望自己老了也像你一样健康吗？如果你想这样，那就永远不要和"教练"过不去。

有氧运动能够通过以下方式保护和增强大脑功能：

- 增强学习能力和神经元的可塑性，[15,16,17] 这两者是我们年老后继续保持适应能力的关键；
- 延缓某些神经退行性变性疾病的发病时间，包括痴呆症；[18]
- 延缓神经退行性变性疾病出现后的功能衰退；[19]
- 为 *ApoE4* 基因表型（又被称为阿尔茨海默病基因）携带者提供保护；[20]
- 增加新神经元的数量，并促进这些新细胞存活。[21]

另外，运动前、运动中和运动后不要忘记补充水分。饮用干净的过滤水对保持抗炎的生活方式至关重要。锻炼者务必保证按照 30 毫升 / 千克体重的最低标准补充水分。所以，补水，补水，再补水；排毒，排毒，再排毒。将毒素赶出去！

第七周行动方案：锻炼核心肌肉

本周的重点是加强身体核心部位的运动，即锻炼支撑脊柱结构的肌肉。你的身体会感谢你现在的付出，而且当你 80 多岁时，人们对你的完美身姿和优雅步态津津乐道时，你也会感谢自己！人就是为站立和走路而生的，久坐的生活方式只会使我们的身体变得虚弱。如果开车时坐姿过度后仰，或者懒散地坐在躺椅或沙发上连续看几个小时的电视，久而久之，我们的核心肌肉会因此而弱化，当前的众多肌肉、骨骼问题便由此而来。

随着时间的推移，核心肌肉锻炼有助于你改掉颓废、懒散的习惯，而且这种锻炼可以随时随地进行。锻炼的关键在于注意肌肉活动的微小变化。

下列锻炼方式效果明显，建议尝试：上楼梯之前提起臀大肌，将耻骨向肚脐的方向提升。然后保持该姿势，身体稍微前倾，上楼梯。在此过程中，如果感觉哪个部位紧绷、不适或疲劳，说明此处的核心肌肉较弱，身体正在对其进行补偿。如果能够坚持下去，几天之后就会发现参与锻炼的所有肌肉都变得更加强壮了。现在，你已经行走在使自己的耄耋之年仍然魅力四射的路上！

第八章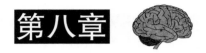

心态的力量

我们的信念决定我们的命运。

——圣雄甘地（Mahatma Gandhi）

2016 年，美国国家科学院、国家工程院和国家医学院联合召集制药行业领袖、医生和公共卫生政策专家召开研讨会，他们想解决一个问题：与其他疾病相比，相关药物在中枢神经系统疾病晚期的临床试验中失败率为什么那么高。大多数治疗大脑相关疾病（包括阿尔茨海默病、帕金森病、多发性硬化症，甚至抑郁症）的药物试验都以失败而告终。[1]

这是 21 世纪医学面临的现实问题。我们不能指望一粒药丸就能解决大多数大脑问题，而且现有的药物最多只能充当使我们漂浮的"救生衣"，但这并不意味着我们永远无法摆脱大脑问题。当大型制药公司继续寻找有效的"救生衣"时，我却认为改善大脑健康状况的关键因素之一是转变我们对大脑健康的认识，包括我们的心态、对转变可能性的看法，以及对待自己的态度和意识。当我们不再寄希望于仅凭一种药物就能将大脑病变消除时，才能通过一天天的努力逐渐恢复大脑健康，改变生活方式的一垒垒安打（饮食、锻炼、冷静活在当下的心态）才能真正发挥作用。

从我实施训练方案的第一天开始，心态就已经成为健康"金字塔"的组成部分了。我们对待健康的方式，比如如何使选择的食物合理化（"我可以偶尔吃一点"），以及在按时上床睡觉和熬夜看新闻（全是令人压力大增的恐怖信息）之间如何做选择，这些都与大脑分泌的激素类型，以及两种神经系统中哪种占主导地位有很大关系。区别在于我们是处于一种焦虑的心态还是一种放松、有利于健康的心态。

交感神经系统主要用于应对生死攸关的紧急状况。我们之所以知道这一点，是因为交感神经比副交感神经更细。做一个类比，如果交感神经相当于小指那么粗，那么副交感神经就相当于大拇指，这两组神经并行不悖，连接着大脑和身体的其他器官。

电工通常说，经过电线的电流越大，电线则越容易发热。当我们观察细的交感神经和粗的副交感神经时会发现副交感神经大部分时间处于运作状态。早在20世纪50年代，汉斯·塞利耶（Hans Selye）博士就首次将压力与健康问题联系起来。根据他的理论，副交感神经应在90%～95%的时间内运行，所以副交感神经需要更绝缘，这样它们就不会过热。

副交感神经传递信息的速度比交感神经慢，为什么这很重要？因为当我们的祖先听到身后剑齿虎的咆哮声时，他们必须立即逃走。如果从大脑意识到威胁，到向肌肉发送指令使其做出反应之间存在延迟，那么早期的人类可能一天都无法生存。这就是交感神经几乎没有绝缘的原因。因此，与副交感神经相比，交感神经内的大脑信息可以快速地传递，从而救人于危难。

人类在紧急情况下才依赖交感神经系统的反应。但生活在持续压力下就相当于被困在了交感神经支配的状态中，这一说法的依据是什么呢？当我们受副交感神经系统支配时会呼吸深沉、肌肉放松、消化良好、心情平静。但当受交感神经系统支配时会呼吸短促、肌肉紧张、消化能力下降、心率加快，而且大脑会警觉、焦虑、偏执地搜寻压力来源。上述两种情况哪一种更接近你的生活方式呢？

出现健康问题的原因之一是，人体始终处于交感神经支配状态。如果不进行恰当的绝缘，一旦过度使用，交感神经会被"烧焦"，从而产生炎症。这种情形持续的时间越长，产生的炎症和并发症越多。此时你的神经系统等薄弱环节的抗体水平都有可能升高，神经系统也会由副交感神经支配（正常状态）转为交感神经支配。如果压力持续的时间足够长，这些"细电线"逐渐开始受损（因为它们已经在超负荷运转），此时人会转为交感神经疲劳状态，即经常出现疲乏感。如果压力持续，交感神经疲劳状态会发展为交感神经耗竭状态。最终，"战或逃"反应（急性应激反应）持续发生，交感神经损耗恶化为交感神经耗竭。

退行性疾病可能就发生于交感神经耗竭时。如果不能恢复到副交感神经主导的状态，你将非常容易患病，具体患病部位取决于你的薄弱环节。此时你会频繁感受到压力的影响。你之所以产生筋疲力尽的感觉是因为你确实已经"神经耗竭"。大脑的抗压能力也是如此，这会使其更难适应生活带来的压力。

当年还是医学院学生的汉斯·塞利耶观察到，患有不同疾病的人往往表现出相同的症状和体征。他认为这些患者"压力太大"。他将"压力"定义为所有能激发交感神经反应的事物，包括化学毒素、生理和情感因素。塞利耶博士率先指出，压力可诱发激素自主反应，随着时间的推移，如果激素水平紊乱就会导致身体出现各种症状。而且他是首先提出压力过大会损耗身体机能并导致疾病的研究人员。1955 年，塞利耶博士在《科学》（Science）杂志上发表了一篇论文，揭示了处于压力之下、超负荷运转、衰竭的交感神经系统对关节炎、中风和心脏病的影响机制。

整体控制人对生活压力反应的器官是哪个？你可能已经猜出是大脑。几年前，医生们对此还深信不疑。但目前我们已经知道，肠道菌群才是指挥菌群–肠–脑轴的中央控制器。菌群通过脊髓和血液向大脑发送信号，指导下丘脑对感知到的压力做出反应。下丘脑告诉垂体应优先考虑哪个压力（应激）源，之后垂体向器官发送信息，告诉器官应分泌何种激素。所以，健康的肠道菌群会确保人在应激反应下的顺应性。人的情感顺应性越强，在面对常见压力时就越不容易情绪失控。所以，具有顺应性对身体有益。

但如果你的肠道微生态失去了平衡，焦虑感不但不会因睡了一觉而自动消失，甚至有可能加重，因为你的抗压能力受到了抑制，肠道无法为大脑保持冷静提供支持。[2] 一旦开始通过食物和营养补剂恢复肠道微生态平衡（详见下文），你的大脑激素也将逐渐恢复为更均衡、受副交感神经支配的状态，进而抑制压力、减轻焦虑、促进创造性思考，并形成开放和抗压的心态。此时，你会变得心平气和，这正是你应有的状态。久而久之，这种心态将成为常态。当别人再次见到你时会说："你变了，比以前冷静多了。"

最有效的大脑疗法：保持积极的心态

在针对安慰剂效应的各种研究中，不少研究针对积极心态对健康的影响做了量化。Placebo（安慰剂）一词源自拉丁语，原意为"使愉悦"。1811年，安慰剂首次被用作医学术语，被定义为"一种取悦而非治疗患者的药物"。虽然该定义具有一定的否定色彩，但并不意味其没有任何治疗效果。在此前的20年，英国内科医生约翰·海格斯（John Haygarth）已经率先意识到并证明了心态的力量。[3] 彼时，海格斯正在着手揭露珀金斯牵引器（Perkins tractors）的骗局。作为当时一种流行的医疗手段，珀金斯牵引器是一种价格昂贵的金属针，据说能够祛除疾病。海格斯比较了两种不同模型的结果，发现昂贵的金属针与木头针的效果并无差异。用他的话说，"仅凭想象也能对疾病产生强大的影响，只是在某种程度上，从未有人质疑过（珀金斯牵引器）。"[4] 早在1920年，人们就发现了安慰剂效应与药物的使用有关。格雷夫斯（T.C.Graves）在《柳叶刀》上发表的一篇论文中指出："药物的安慰剂效应证明了相信症状终将消除的力量，真正的心理治疗效果似乎正是在这种信念下产生的。"[5]

直到2015年，为了证明该现象的合理性，刊登于《新英格兰医学杂志》的文章指出："安慰剂效应依赖于神经递质相关的复杂神经生物学机制……以及可量化的特定大脑相关区域的激活（如前额叶皮质、前脑岛、前扣带回皮层和杏仁核在安慰剂镇痛中的作用）。"[6] 这表明我们可以测定安慰剂对大脑的影响，而且这种影响能够激活与药物作用相同的通路。大多数有关安慰剂效应的"负面"评价来自制药行业，旨在证明其研发的药物更有效。但事实上，人的思维方式和对生活的整体态度对自身激素的影响更大。激素分泌既可能产生有益影响，也可能导致并发症。例如，应激激素会给人带来压力，消耗人的精力；副交感神经具有放松作用，可使人的心率降低、呼吸更深沉、大脑活动更平稳。所以，冥想有益于健康，而人类进行冥想的历史已有数千年（详见后文）。

问题是安慰剂是如何发挥作用的？为什么人仅凭想象就能改变身体的运作方式呢？因此，我相信基因不代表全部。如果我们相信自己能够康复，就会对自身健康产生影响。目前，已有科学研究验证了信念的力量对健康的影响。在2007年的一项研究中，84名负责保洁工作的酒店服务员被分为两组，其中一组被告知他们的日常工作与外科医生倡议的"健康生活方式离不开的运动"相契合，另一组则未被告知任何内容。结果显示，第一组的体重、血压、体脂、腰臀比和体质指数均有所下降。这一结果证实了研究人员的假设，即运动可通过安慰剂效应影响人的健康。[7]将保洁工作想象为运动，能够带来真实、有效、健康的效果，而将其视为一种工作则不会有如此效果。

态度对大脑健康同样重要。1998 年，研究人员对 19 项抗抑郁药物的疗效检测试验进行了综述分析。结果发现，仅有 25% 的治疗效果归因于药物作用，其余 75% 则是安慰剂的功劳。2008 年，研究人员在做一篇综述时根据信息自由相关法案要求查看抗抑郁药物相关的未发表的研究，制药行业却试图掩盖这些研究。该综述发现，将这些遗漏的研究数据加入后，46 个试验中只有 20 个试验的抗抑郁药物表现优于安慰剂。作者总结道："相对于安慰剂，抗抑郁药物的疗效低于公认的临床显著性标准。"[8] 这篇综述表明抗抑郁药物并不总是有效，不应被推荐使用，而且这还是在没有考虑众多副作用（如体重增加、性欲丧失、凝血功能受损、胃部和子宫出血风险增加）的情况下得出的结论。[9]

信念对人生经历的影响已经被众多研究证实。尼古拉斯·冈萨雷斯（Nicholas Gonzalez）医学博士是全球闻名的癌症治疗专家。他认为恐惧是一种传染病，能够导致所有的治疗方案无效。积极对待治疗并相信身体的自愈能力是治愈疾病的关键因素。作为一名精神病学家和功能医学医生，凯莉·布罗根（Kelly Brogan）医学博士在其畅销书《做思想的主人》（*A Mind of Your Own*）中写道，如果我们能以好奇、自省和积极应对一切失衡的态度看待健康之旅，那么我们就能摒弃病态思维，以更健康的方式建立起新的自我认知。只要有信心，人人都能拥有改善自身健康状况的力量。

这也是为什么当患者说"我去过最权威的医院，但医生也束手无策"时，我的回答一贯是"太好了！这表明你没有患病，因为如果你真的病了，医院肯定能确诊。你只是存在一些功能障碍。所以，我们只需找出问题所在即可"。以这种方式回应能够改变患者的思维方式，消除他们的不安和恐惧，再对其进行详细问诊。检测结果出来后，患者可能会再次胡思乱想。于是，我表情夸张地继续表演（反正他们认为我疯疯癫癫的）："好消息是你的检查结果确实很糟糕。"他们则报之一笑，脸上带着揶揄的表情，好像在说："没有问题的话我来这里干什么？"气氛活跃之后，我再向他们解释是哪些生物指标出现了异常以及如何改善，然后告诉他们："我们的任务来了。"凡事都要循序渐进，安打的积累才是赢得比赛的关键，因为人体健康的恢复过程并不是一蹴而就的。

了解更多有关安慰剂的知识

整脊疗法医生乔·迪斯彭扎（Joe Dispenza）的新书《你就是安慰剂》（*You Are the Placebo*）对安慰剂效应进行了完美的解读。书中提供了数十种锻炼强大心态的方法，不妨一试。

揭开思维的面纱

对自己越仁慈，我们就越健康。如果你只是听从了我的意见才选择无麸质面包，但你真正爱吃的是普通面包的话，无麸质面包对你来说就成了一种"不健康"食物。但如果你发现麸质是导致你患病的根源，并且意识到将其从饮食中排除对身体健康大有益处，然后带着感恩之心食用无麸质面包，就像你吃普通面包时的感觉一样，那结果会大不相同。这种思维转变又称意向性，即言语和行为具有目的性，这意味着你在积极地与生活互动。

意识是改变一切行为的关键。我们的心态越平和，越怀有感恩之心，就越能清晰地意识到我们当前的健康状况，从而为未来设定健康目标。面对现实，我们需要建立一种新的非批判性意识。例如，"无麸质饮食意识"表明你已经意识到此前的饮食方式其实是在向身体输送小剂量毒药，而新的饮食方式对身体具有滋养作用。切勿将饮食意识的转变视为一种义务或惩罚，因为这种转变表明为身体注入健康燃料是一种有意义的行为。意识意味着了解身体的行为，如对心跳的了解、对无麸质饮食的了解等。这不仅是指你对自己所做的决定有多少了解，更多的是指意识到你身体的物理状态，并以同理心和仁慈之心看待身体的状态。

> **情绪的能量**
>
> 　　大脑和心脏相互发送从调节心率到调节情绪状态的各种信息，不一而足。我们知道情绪会影响心率，如人在恐惧时会心跳加速。情绪还会影响人体发出的电磁场。你是否在公交车或火车上察觉出了邻座乘客的个性，并真切地感受到他对你有影响？你对邻座乘客的感觉其实就是其电磁场产生的。人在平静、放松状态下会释放波形平滑、稳定的电磁波，而负面情绪会使波形呈不规则的锯齿状。负面情绪可能为心脏带来不必要的负担，而感恩的心态能为心脏营造宽松的环境。

思维决定精神

　　几年前，我在一次讲座上遇到一位英国女士，并且一见钟情。几个月后，她搬到圣地亚哥，我们开始计划和构想未来一起组建家庭的场景。和我一样，她也是一名出色的营养师，经常谈论的话题也是乳糜泻或非乳糜泻麸质敏感。我们的计划是她去圣地亚哥自然疗法学校读书，并在毕业前生下我们的第一个孩子（我们计划生 4 个或更多孩子）。我退休后，她开办一间诊所，主治自身免疫性疾病。她可能会外出做巡回演讲，向全世界传播我们的理念，而我则在家里负责抚养孩子。这个计划听起来非常完美。

　　有一次，我们和另一对夫妇一起度过了一个愉快的周末。我们一起说笑，一起谈论友谊和生活的乐趣。第二天，我飞往奥斯汀（Austin）教书。在上台讲课之前，我给她打电话报平安。

　　"嗨，你那里一切还好吧？"

　　"嗯，我很好。但我必须告诉你一件事情。"

　　"说吧，什么事？"

　　"我要回家了。"

　　"你现在在哪里？"

　　"我在我们的房子里，但我要回家。"

　　"你把我说糊涂了。"

"我要回英国。我不爱你了，所以我要回去了。"

"你说什么？你打算什么时候走？"

"明天。"

"什么？你说什么？"

就这样，当我再次回到圣地亚哥时她已经不在了，房子空空如也，就像她从来没有来过一样。这件事对我的打击不啻为一场地震，而且是 8 级地震，摧毁了我的灵魂。我心碎不已，但更糟糕的是我开始不停地胡思乱想："这一切是我造成的吗？难道我不值得爱吗？我做错了什么？为什么一切来得这么突然？我再也不相信任何人了！"

日复一日，我深陷消极的情绪中，体会不到生活的乐趣，也找不到任何让自己高兴起来的理由。我迈着沉重的脚步，埋头工作，但我的个人生活一团糟。我的精力很差，大部分时间都处于疲惫状态。我晚上除了看一些功夫片外什么都不想做，停止了一切社交生活。这种状态持续了几个月。

大约 8 个月后，我逐渐发现我的思维正在影响现实生活，我被困在了思维的泥潭里，并且越陷越深，所以我需要帮助。我信任的一位朋友称，他认识一位高明的灵媒①。虽然我从来没有经历过类似的事情，但还是决定尝试一下，也许预知未来有助于我摆脱当前的困境。于是，我和灵媒的助手约好了时间，但并未告诉她我是谁。事实上，我没有将此事告诉其他人，毕竟连我自己都认为这是一件极其私密的事情。

当我进门时，灵媒正坐在房间的另一侧打电话。她微笑着和我打了招呼，挥手示意我坐下。再次看了我一眼之后，她先"咯咯"地笑了两声，然后竟指着我大笑起来。她一边告诉电话那头的人"等一下"，一边捧腹大笑。待笑完之后，她对我说："我听说你想当一个家庭煮夫？你也不怕天使们笑掉大牙，他们现在可都在你身边看着呢，他们可不想让你成为家庭煮夫，因为成千上万的人正等着聆听你的箴言呢。"

她的话让我目瞪口呆，因为她不可能知道我的职业。就在那一刻，我心头长期萦绕的所有使我的世界变得一片灰暗的负面情绪、使我感到不值得和没人爱的负面情绪全部一扫而光。我重新找回了过去的自己，做好了随时将与疾病来源有关的

---

① 编者注：灵媒在西方是指一些宣称能够通神、通灵的人。宗教学上称其为禁厌师、医巫、术士。

科学成果告诉全世界的准备。我再次焕发了活力，头脑也清晰起来。18 个月后，我遇到了现任妻子，完成了我的处女作《免疫革命》，并且和妻子一起制作了纪录片《医生不会告诉你的自身免疫性疾病解决方案》。

我无法解释那天灵媒的所作所为。虽然我不知道这一切是如何发生的，但我却折服于它的效果。我的消极情绪制造了一个令我无法摆脱的恐惧环境。但就在那一瞬间，我甚至未对生活方式做出任何改变的情况下这种恐惧环境就消失了。这就是心态的力量，这就是心态对健康的影响。

意识的培养方法

我们越专注于对意识的培养，免疫系统的表现就越好。意识还能改善人的态度、减轻焦虑。例如，西雅图海鹰队主教练皮特·卡罗尔（Pete Carroll）要求其团队集体做冥想，他发现冥想深刻地改变了球员的态度。引入这项训练以来，球队已经两次打入超级碗的比赛。

基于正念的平静心态有助于解决健康问题。正念是一种精神训练，旨在培养人对已经发生的事实建立开放和接纳的意识，而不是对其做出反应或被其左右。正念训练不是为了改变特定的经历，而是为了改变人与该经历的关系。我们或许无法改变生活压力产生的诱因，但可以改变自己对这些诱因的反应方式，从而改变它们对大脑及身体其他部位造成的影响。正念是一种有效的干预手段，可用于治疗各种慢性疾病和精神健康问题。例如，研究表明，正念能降低慢性抑郁症的复发率，并能改善焦虑和抑郁症的首次治疗效果。[10]

美国海军陆战队的抗压训练方案证实，正念可通过自我重组减轻压力，进而改善人面对压力时的生理和心理反应。2012 年的一项深入研究将正念与其他健康改善方案（饮食方案、锻炼方案、药物方案等）进行了对比，结果表明正念引发的炎症反应明显更小[11]，即使你仍然因触发因素而产生应激激素，但其引发的炎症有所减轻。

有意识的呼吸

呼吸急促往往伴随着压力，而有意识的呼吸能够促进身体转向由副交感神经支配的健康状态。一项研究表明，在进行有意识的呼吸时，29 名患者发现其焦虑、腹痛等症状有所缓解，生活质量也有了显著的改善。[12]

冥想

冥想是一种专注于自身以促进康复的方法。人在进行冥想时要学着放下外部世界，为自己营造一种不会对自身感受做出反应或被其支配的心境。自我接纳与自我同情便是冥想产生的有益效果。

冥想能够促进多个关键大脑区域的发展，尤其是与高级认知功能相关的区域。当我们进行冥想时，脑源性神经营养因子（BDNF）的分泌量会增多。BDNF 是健康脑细胞再生所必需的激素。经证实，BDNF 能够增强大脑活动，提高注意力和专注力。马萨诸塞大学医学院（University of Massachusetts Medical School）的乔恩·卡巴金（Jon Kabat-Zinn）博士是《全灾难人生》（*Full Catastrophe Living*）一书的作者。他认为，冥想能够将大脑活动转移到大脑皮质的不同区域。例如，易受压力影响的右前额叶皮层产生的脑波可以转移到相对平静的左前额叶皮层。这意味着冥想实际上可以影响大脑，从而平复和改善心情。

此外，研究人员认为，冥想有助于神经再生。在加州大学洛杉矶分校医学院（UCLA School of Medicine）2009 年开展的一项研究中，研究人员利用高分辨率磁共振成像发现，长期冥想者的大脑中与情绪调节和反应控制相关区域的灰质体积更大。这可能意味着有效的冥想能够更好地控制压力水平、减轻焦虑，并改善整体情绪。

冥想还有助于我们立足现实，保持清醒的认识。不少人习惯于"活在自己的大脑里"，而大脑每天会产生成百上千个不同的想法。不幸的是我们有时会陷入这些想法中：很容易主导自己的思维，认为某些事情比另一些更真实或更重要。冥想的益处在于它会使每小时百万千米转速的大脑平静下来，使你尽可能多地排除干扰，一次只关注几个想法，以求得平静。冥想将赋予你大脑平静的能力，从而使我们放松身心并感受真实的自己。所以，冥想也是一垒安打，而安打的积累是赢得比赛的关键。

冥想为人提供了静坐或思考的时间。它能营造一种深沉的宁静感，人只有在内心平静、沉默且完全警觉时才会产生这种感觉。但冥想并不是一种行为，而是一种意识或存在状态。冥想既可以在办公室里进行，也适合以莲花的姿势坐在山顶上进行，二者的效果相同。因为冥想的重点在于专注内心，而非外在环境。

就我个人而言，冥想就像天空中的太阳，虽然经常有云，但太阳始终存在。人的大脑经常受到杂音的干扰，但杂音的另一面是心如止水。有时候我在冥想时很难平静下来，并为此感到沮丧，甚至想向大脑喊："安静！"但我随后就会暗暗自嘲，强迫自己不思考是多么愚蠢的做法。想到此处，我会笑着深吸一口气，心跳也随之慢了下来。自嘲是进入冥想的诀窍。现在，我已能享受到冥想带来的安静时光。

在领悟冥想的诀窍时，不要给自己施加太大的压力，冥想需要在耐心中修行，所以冥想又被称为禅修，平复心绪需要时间。当你第一次学习冥想时，你可能感受到更多的是焦虑而不是放松。这是因为你可能首次触及自己的真实感受而带给你负面情绪，但这实际上是一种健康的表现。随着练习的不断深入，你将与真实的自己逐渐保持步调一致，并会更加频繁地自嘲，以释放被压抑的情绪并放松自己。久而久之，你便学会了使自己进入宁静之境的方法。

冥想练习实例

建议你坐在舒适的地方进行冥想，如椅子或沙发上。你可以盘腿而坐，也可以双脚平踩地面而坐，但应确保头和脖子挺直，因为这种姿势有助于想象有一个氦气球飘在你的胸部上方。如果你发现自己太焦躁而无法安坐，那就站起来散散步，做做家务，然后再试一次。通常这时候你便会心平气和，能平静地坐下来。

做冥想之前请换上没有束缚感的舒适衣物，找一个能尽量摒除干扰的空间。有些人喜欢在家中营造一个特别的冥想场所，但我不建议在床上（因为你可能会睡着）或者人满为患的房间里（集体冥想除外）。有些人喜欢安静地冥想，有些人喜欢听轻音乐或诵经。以海浪、降雨等自然节拍为背景的白噪声很适合做冥想的背景音乐。此外，建议你将冥想课录音，方便在练习时回放。

昏暗的环境有助于冥想，有人喜欢点着蜡烛冥想。如果你也是如此，请注意安全，应始终将蜡烛放在平整、耐火的物品（如陶瓷盘子）上。进入冥想场所后，应拔掉所有电源插头，并远离电视、手机、电脑等。冥想的关键在于保持安静。理想的冥想时长是 20 分钟，但你可能需要逐步练习才能达到。

有助于意识培养的其他思维训练

冥想不是唯一的激活思维、助人康复的方法，下列方式同样有效：

- 肯定自己（做积极的自我暗示）；
- 生物反馈；
- 呼吸练习；
- 能量疗法；
- 表达治疗法：写日记、艺术疗法、写诗、讲笑话；
- 催眠；
- 运动系统疗法，即亚历山大技巧；
- 祈祷；
- 心理治疗；
- 气功；
- 视觉意象；
- 瑜伽。

做好转变的准备了吗

改变与转变是有区别的。改变是指人从一种生活方式转向另一种生活方式；转变是指人对待生活的思维方式发生重大变化。如果只是为了获得短期效果，无须做出某种转变，只要改变一些习惯即可（如停止摄入麸质后头痛就会消失）。但要想获得长期效果，就需要做出某种转变（比如"我终于做了对症的检测，找到了头痛持续发作的原因，以后我再也不会做'火上浇油'的事了"）。在转变生活方式及应对潜在的致病机制时，改变和转变必须双管齐下：为了改变某些习惯并长期保持，我们必须做出转变。

你要做自己未来的"建筑师"，而不要沦为受害者。改变不仅仅是践行新想法，更重要的是改变旧观念。正如约翰·梅纳德·凯恩斯（John Maynard Keynes）所言："拓展新思路不是难点，摒弃旧观念才是。"我们都有幸听过奥普拉·温弗里（Oprah Winfrey）的名言："有史以来最伟大的发现就是一个人仅仅改变自己的态度，就能改变他的未来。"

我们必须学会调整和适应，因为这正是神经可塑性的基础，也是大脑适应能力的表现。你当然可以身心不一，一边强迫自己改变，一边抱着旧思维不放，但这样做并没有太大意义。你可能会感觉暂时好受一点，但不会真正走上充满活力的健康之路。

我知道改变并非易事，但并未困难到不能实现的地步。本书介绍的生活方式改变需要一定的投入和耐心。换言之，你需要的是一垒垒安打。你生活中出现了某些异常，所以你才购买了本书（在此表示感谢），这也是一种改变。重要的是记住改变是一个持续的过程。

20多年前，酗酒问题研究者卡洛·迪克莱门特（Carlo C. DiClemente）博士和詹姆斯·普罗查斯卡（James O. Prochaska）博士提出了一个能帮助专业人士了解其客户的酒瘾问题并鼓励客户做出改变的模型。该模型并非基于抽象理论，而是基于对个体生活行为方式改变的观察，尤其是针对抽烟、暴饮暴食和酗酒。功能医学从业人员也可以应用该模型，因为它与通过改变生活方式增进健康这一模式存在高度相关性。

1 000多人未接受心理治疗，他们的生活却发生了积极而永久性的改变。对这1 000多人进行研究后，两位博士在合著的《向好而变》（*Changing for Good*）中描述了他们的发现：改变无关乎幸运或意志力。只要掌握了原理，改变是任何人都可以做到的。一旦你认清了自己所处的阶段，就可以营造一种氛围以使你的现实处境（而不是理想处境）发生积极的改变。

以下是改变应经历的 5 个阶段。

· 无意识无行动阶段。处于该阶段的人甚至没有想过要改变自己的行为，他们没有意识到生活方式影响了他们的健康和幸福。

· 有意识无行动阶段。处于该阶段的人愿意思考他们存在健康问题的可能性，从而为改变带来希望。但人在该阶段往往处于极度矛盾状态中，行事如同墙头草。我判断该阶段的人最终能否成功的方法是看他是抱着怀疑主义（"我不相信这些，但我愿意了解更多的信息"）还是抱着犬儒主义（"我不相信这些，因为这些都是假的"）。有意识无行动表明人正朝着正确的方向前进，只是尚未付诸行动。

· 决心改变阶段。处于该阶段的人会在不久的将来认真尝试改善生活行为方式。

他们已经做好准备，并且愿意付诸行动，因为他们已经得到了足够的信息（如通过阅读本书），并且确信改变行为就能改善健康状况。

·行动阶段。处于该阶段的人会将方案付诸行动。几周后，他们会看到效果，并感受到自身健康状况发生了积极变化。

·维持阶段。我经常告诉患者，人总是见好就收。只有长期坚持新的行为模式，才能形成永久性改变。现实中，当你好不容易连续几个月采取无麸质饮食并初见成效时往往会禁不住诱惑，吃下了一块含麸质的生日蛋糕或蓝莓松饼。

但是当你解馋之后，我敢打赌你的感觉绝对算不上良好，"维持"的价值就在于此。重回恶习和重走旧路是人的天性，这一切的代价就是身体不适。于是你再次回到正轨，一同回归的还有美好的感觉。当你一次次跌倒并爬起时，生日蛋糕的诱惑（产生"我只吃一口"的想法）也在渐渐淡去。6个月之后，你会发现旧的生活习惯将不再对你构成威胁。

我发现，成功的改变者都是在"决心改变阶段"下定决心的：他们做好了准备，并且斗志昂扬，但他们需要引导。你可以通过这项测验判断自己改善健康状况的意愿、接受度和努力程度。

这项测验的得分决定了你的起点，你可以据此有意识地选择是否继续（但愿你选择"是"）。如果你的回答是"我现在还没准备好"，这并不表示你无法康复，因为你最终还是会在合适的时机选择继续。然而，如果你的回答是"这就是一堆垃圾"，然后将书放下，表明你确实没有为转变做好准备。我希望你在做好准备之后能够继续，因为我们始终要相信科学，这是属于你的健康之路。或者如我的导师乔治·古德哈特博士所言："这是你的球赛。"所以，我建议你对当前的健康情况进行总结，并做好准备继续前进。

第八周行动方案：有意识的呼吸练习法

我的朋友佩德拉姆·肖贾伊（Pedram Shojai）是一位东方医学博士，也是畅销书《都市僧侣》（*The Urban Monk*）和《停止时间的艺术》（*The Art of Stopping Time*）的作者。他开发了一种完全适合初学者的有意识的呼吸练习法，虽然有人可能认为这种练习法十分荒谬，但我衷心希望你能尝试一下。

　　本周需要你在清醒状态时将闹钟设置为每小时响一次。当闹钟响起时，无论你在做什么都要暂停片刻，想一件今天应该感恩的事情，然后做5次深呼吸。这听起来有些荒唐，但几天之后自有分晓。

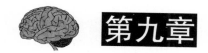

第九章

生物化学因素

几年前，健康领域掀起了排毒热潮，人们陆续发明了禁食排毒法、果汁排毒法、辣椒和枫糖浆排毒法，甚至香蕉排毒法。但排毒并不是什么新鲜事物，从 2 000 多年前的希波克拉底时代开始，人们关于排毒的讨论就没有停止过。这些排毒方法旨在将毒素排出人体，恢复体内平衡，重获健康。所以，排毒是有效清理人体内部环境的手段。如今，将排毒纳入日常生活是拥有健康生活的重要一环。当你意识到我们每天接触到的毒素量时，你的下巴可能会被惊掉。

当清除了体内累积的致敏食物、多氯联苯、二噁英、重金属和双酚 A，并因此获得健康的改善后，我们通常才恍然大悟，这些都是排毒的功劳，并且希望终生实施排毒方案。我希望读者了解，我们生活在这个世界上不可避免地要接触各种毒素，并面临其引发的包括大脑功能障碍在内的各种病症。

除了排毒，你还需要判断哪些是致敏食物，并将其从饮食中清除。通过这些措施，你不仅能停止"火上浇油"的行为，减轻炎症级联反应，还能使身体排出储存在脂肪细胞中的毒素，此时减肥便成为水到渠成的事情！所以，按照每天 30 毫升／千克体重的标准补充水分非常重要，因为当脂肪细胞释放毒素时，身体必须拥有良好的输送能力才能将其排出体外。如果未能补充足量的水分，体内的毒素便无法排出。毒素倾向于重回你的脑细胞，激活免疫反应，进而引发脑部炎症。但如果你饮用了足量的水，毒素负荷会自然而然地降低，也就是减少了内毒素。内毒素越少，炎症就越轻。内毒素刺激引发的炎症逐渐减轻，燃烧的脂肪细胞逐渐增多，从而使腰部赘肉开始减少。于是，你又恢复快乐、生气勃勃的状态了。

结合我们在第四章讨论的间歇性断食和低毒素负荷的益处，现在累积安打成了你生活的常态：燃烧脂肪、激活基因，使自己处于放松或"轻松生活"的副交感神经支配状态，帮家人营造一种全新的生活方式，使自己充实起来等，这些努力都在提高你的生活质量。当你进入合成代谢状态之后，包括脑细胞在内的所有细胞和组织的功能都会得到优化。正如我所期望的那样，一旦你坚持实施3周饮食方案并取得了预期效果，就会打消回到过去的想法。把你的身体当作一辆豪华轿车对待，而非你爸爸开了20年的二手车，因为它值得更好的对待。

大量食用炎性食物的体征

我的导师们是一群先行者，他们有勇气披露自己每天的所见所闻，敢于跳出思维定式，并通过举办讲座、出书和发布简报的形式与他人分享自己的见解。例如，多丽丝·拉普（Doris Rapp）博士、乔治·古德哈特博士、乔纳森·赖特（Jonathan Wright）博士、杰弗里·布兰德（Jeffrey Bland）博士和阿里斯托·沃伊丹尼（Aristo Vojdani）博士都是整合医学保健领域的巨匠，他们的科研事业不是为了标新立异，只是为了勇敢地坚持自己的立场。刚去世不久的多丽丝·拉普博士是将行为与饮食（尤其是儿童饮食）联系起来的先驱。直到两年前，我才有机会见到拉普博士，并当面对她数十年来坚持服务大众的精神致敬。她看着我，谦虚地说："我能做的也只有这些了。"

炎症引发的体征如下文所示，这些简单的指标提示我们身体负荷是否过重，或者是否已经"越线"——摄入的食物是否对身体健康造成了危害。请对照自身情况，判断是否存在下列炎症体征：

· 面颊发红（鼻子或周围有毛细血管破裂）。

面颊发红与胃酸不足具有较大的相关性，因为胃酸不足会导致食物无法完全消化，从而产生炎性肽。你的脸颊甚至可能出现痤疮样皮疹，皮肤科医生可能将其诊断为玫瑰痤疮，并给你开药。如果你的回答是"我的脸颊始终发红"，那么你可能长期处于炎症状态。成年人痤疮是食物敏感引发的一种常见炎症反应。通过观察数以百计的病例，我们发现连续几个月排除麸质、乳制品和糖便足以使一个人的皮肤恢复光洁。但如果此后再次摄入麸质、乳制品和糖，就会再次越过"红线"，导致痤疮复发。

·不少 50 岁以上的人面部呈微黄色。

大多数人认为这是衰老的表现。但实际上，你可以采取一些措施使自己重新焕发青春光彩。人们发现，注射维生素 B_{12} 有助于面部恢复健康的粉红色，甚至能够为神经系统的健康提供支持。维生素 B_{12} 缺乏通常是因为胃肠功能减退，无法继续分泌足量的盐酸（胃酸的主要成分）和胃蛋白酶，从而引发更多的炎症。

·腿前侧出现棕黄色色斑。

这种斑点通常是由胰岛素问题引发的炎症级联反应，并最终导致糖尿病的早期预警信号。

·手臂背部皮肤粗糙且凹凸不平。

这往往意味着身体缺乏维生素 A，或缺乏必需脂肪酸。维生素 A 和必需脂肪酸均是消除体内炎症的重要"灭火器"，人在缺乏这两种物质时更可能出现炎症级联反应。

·出现湿疹——皮肤发红、开裂、发痒。

这是慢性炎症造成的后果。

·腋下、后颈和腹股沟区域出现"皮赘"。

这是 2 型糖尿病（成年型）的早期预警信号。

·皮肤干燥。

这是长期炎症从细胞中夺走有益脂肪的迹象。

·皮肤易出现瘀青（青一块紫一块）。

这可能是长期轻度炎症的迹象。炎症导致血管脆化，从而使其更容易破裂。

·足开裂。

这是人体缺乏必需脂肪酸的明确表现。任何年龄段出现干燥、易脱皮屑的头皮都是饮食中精制糖含量过高，且缺乏必需脂肪酸的表现。就像将干枯的小树枝聚在一起，再扔上一根点燃的火柴，随时都有可能着火（发炎）。

·耳垂出现对角线折痕。

有此症状的人患心血管疾病的风险会增加 5 倍[1]。

·头皮敏感，梳头时感到头皮刺痛。

多年来，每当我遇到这种情况就会想起自己忘记了服用维生素 D（我认为维生素 D 是最重要的维生素）。在连续几天服用 50 000 国际单位（IU）的维生素 D 之后，梳头时便不再感到疼痛。维生素 D 水平低下会使身体更容易受肠黏膜通透性增加和慢性炎症的影响。

· 脱发或头发稀疏。

这通常是胃酸水平低下导致的，进行有针对性的补充可在 6 个月内逆转这一现象。随着年龄的增长，人会因食用太多炎性食物而面临各种问题，其中一个问题是胃无法分泌足量的胃酸和胃蛋白酶，从而导致蛋白质消化不良，引发炎症，阻碍头发的新生。随餐服用盐酸–胃蛋白酶胶囊有助于人体消化和吸收蛋白质，脱发也有可能因此停止。

· 体毛脱落，尤其是腋毛和阴毛异常脱落。

这往往表明你体内的雄性激素（脱氢表雄酮和睾酮）水平严重偏低。人的免疫系统在激素水平低下时无法正常发挥作用。此时，炎症开始肆虐，人体的天然"灭火器"失去燃料，与激素水平低下相关的各种症状便开始在你的薄弱环节出现。

· 刷牙或漱口时牙龈出血（牙龈炎或牙周炎）。

这是炎症的主要体现。牙龈炎、牙周炎、关节炎、滑囊炎等所有炎症都是针对特定组织的过度炎症。

· 出现齿痕舌。

齿痕舌是食物过敏的重要表现。如果出现齿痕舌，请立即去变态反应科就诊，因为你食用的某些食物可能在"火上浇油"。

· 唇角偶尔有裂纹。

这说明你可能缺乏 B 族维生素，这类维生素是人体用来消除炎症级联反应的重要"灭火器"。

· 出现黑眼圈。

黑眼圈又被称为"变应性暗影"。过敏性鼻炎患者下眼睑肿胀，会导致鼻子周边静脉回流障碍，使鼻子和下眼睑周围的皮肤发深、发青，看起来和"黑眼圈"一样。

· 下眼睑出现水平折痕。

这通常是严重食物过敏的表现。

· 指甲变脆或弯曲。

这说明胃酸和胃蛋白酶分泌不足。

· 指甲上出现白点。

一般表明身体缺锌。对于有些人而言，白点还可能意味着胰酶水平低下或者麸质敏感，后者会引发肠道炎症和吸收不良。

· 关节经常疼痛。

关节疼痛也许是早上起床后的第一个麻烦。你是否必须先洗个热水澡来"活动"筋骨，才能无痛苦地活动？许多人发现，将茄科蔬菜（西红柿、土豆、辣椒和茄子）从饮食中排除几个月后，关节疼痛会得到显著的改善。疼痛始终是炎症的生物指标。如果你停止"火上浇油"的行为（对某些人而言，茄科蔬菜就是"油"），炎症反应就会减轻，关节症状也会得到显著的改善。

· 身体出现衣物印痕。

当你脱下袜子时，腿上可能出现袜子留下的印痕，或者腰部有内裤松紧带留下的痕迹。当然，这也可能是你的袜子尺寸太小，或者内衣太紧造成的。可以更换一双尺寸刚好的袜子，如果腿上依然出现印痕，则可能是水肿的表现。人在吃了含毒素食物后身体会浮肿，以稀释食物的毒性。

· 皮肤划痕。

用指甲在腹部轻轻划3下，不要抓破或划伤皮肤，只在同一条线上划3次即可，然后等30秒再观察。你可能会看到指甲划过的地方有红色条纹。这种条纹是组胺反应的标志，组胺水平升高提示身体组织可能出现了炎症。

正确的饮食能保护你免受环境毒素的侵害

我们在第四章讨论过众多类型的毒素污染及饮食补救措施。总有一些环境毒素影响着我们，使我们无处可躲，比如空气污染。20世纪70年代以来，我们的空气质量已经得到了显著改善，但工业污染事件、大规模火灾（如加州大火）及我们无法察觉的日常轻微毒素暴露，如在加油站闻到汽油味（苯）、橱柜胶合板释放的甲醛、家具防污剂中含有的化学毒素，以及沙发坐垫、儿童安全座椅和床垫（有机卤素污染物）中的阻燃剂，仍然充斥着我们的生活，影响着大脑健康。例如，磷酸三（2，3-二氯丙基）酯（TDCPP）是一种阻燃剂。20世纪70年代，人们担心TDCPP可能会致癌，已禁止其出现在儿童睡衣中，但如今这种物质经常出现在沙发垫中。TDCPP很容易逸出，并吸附在室内灰尘中。因儿童身上常沾染灰尘，

TDCPP 有可能通过儿童的手进入口中。事实上，TDCPP 是美国常用的阻燃剂，睡垫、汽车座椅、婴儿车、护理枕头、家具等物品中均含有这种物质。[2]

　　如果环境毒素无法避免，那么选择更健康的饮食可以在一定程度上保护我们免受空气毒素侵害。空气毒素能通过肺部进入血液，然后直达大脑，引发炎症并使血脑屏障受损（脑漏）。而肠漏、脑漏以及肺漏其实都遵循了相同的机制。我们之所以得出这个结论是因为出现"渗漏"的肺部[3]和大脑[4]同样能产生与肠漏相关的抗体，即连蛋白。《纽约时报》（*New York Times*）2017 年刊载的一篇文章称，不断有研究表明，适当补充维生素并采取地中海饮食（与我建议的饮食方案极为相似，同样由水果、蔬菜、鱼肉、坚果组成）是关键。在我推荐的饮食方案中，食物并不能像口罩一样为身体提供直接的保护，但它们有助于减轻损伤。水果和蔬菜是饮食方案的关键，因为它们富含具有抗炎功效的多酚。而实施饮食方案的目的是"关闭"产生炎症的基因，同时激活消除炎症的基因。2017 年发表的一项研究成果显示，研究人员倾向于认为：

　　久坐不动的生活方式或不良的饮食习惯可能加剧化学毒素暴露造成的负面影响，但多项新研究表明，积极的生活方式改变（如保证健康营养）能够降低环境毒素对身体的损伤。我们发现，富含抗炎生物活性成分（如多酚等植物性营养素）的饮食可能降低环境毒素暴露导致相关疾病的风险。因此，选择富含植物性营养素的健康饮食，可能降低环境毒素导致的相关疾病的易感性。[5]

　　除天然食品以外，补剂在对抗环境污染方面也发挥着重要作用。例如，喝西蓝花芽汁可使尿液中苯的排出量增加 61%。油脂在烧焦时会生成一种名为丙烯醛的化学毒素，而西蓝花芽汁可使丙烯醛的排出量增加 23%。[6]西蓝花芽含有萝卜硫素和硫代葡萄糖苷，它们能像磁铁一样将化学毒素吸出来。相较于我们常吃的成熟西蓝花，西蓝花芽中两种物质的含量更高，因此西蓝花芽汁是更优选择。

汤姆博士提示

自制西蓝花芽

20 年前，人们就已经发现西蓝花芽是一种强效抗炎食物了，甚至对某些癌症也具有疗效。西蓝花芽是我多年来一直推荐的家常菜原料，只需要准备好种子和一个大的梅森（Mason）瓶即可。虽然不太可能一次榨出一大杯西蓝花芽汁，但它适合与任何餐食搭配。步骤如下：

1. 向梅森瓶中加入 2 汤匙西蓝花种子。

2. 倒入十几厘米深的过滤水，再用纸巾封口。

3. 将瓶子在温暖、避光的环境下放置一夜。

4. 第二天早晨将瓶中的液体倒掉，并用清水洗干净，然后将水沥干。将瓶口朝下倒扣在一只汤碗中，用纸巾滤出剩余的水分。每天重复冲洗两次。

5. 几天后，种子开始发芽。当芽苗长到 2 ~ 3 厘米时会长出黄色的叶子。

6. 将芽苗移到阳光下。继续每天冲洗，直到叶子变成深绿色为止，大约需要一周的时间。

7. 丢掉纸巾，拧紧梅森瓶瓶盖，放入冰箱冷藏。西蓝花芽适合做成沙拉、汤、三明治和冰沙。

每天服用 3 克富含 ω-3 脂肪酸的鱼油，可预防空气污染对心脏和胆固醇造成的不良影响。美国国家环境保护局开展的一项研究显示，在颗粒污染物环境中暴露两小时再服用鱼油补剂的受试者不会对进入其体内的颗粒产生明显反应，这表明污染对其造成的危害变小了。[7]

维生素在预防空气污染造成的危害方面也发挥着极为重要的作用，一个由全球各地顶尖医疗机构组成的医疗团队发出声明："在预防颗粒物的影响方面，补充 B 族维生素（每天补充 2.5 毫克叶酸、50 毫克维生素 B_6 和 1 毫克维生素 B_{12}）是一种有效的药物干预手段。"[8] 通过对墨西哥城的哮喘儿童进行观察，研究人员发现，补充维生素 C（250 毫克 / 天）和维生素 E（50 毫克 / 天）能够有效预防臭氧对肺功能的损伤。墨西哥城是全球环境毒素泛滥较严重的城市，而哮喘儿童是最容易受空气污染影响的群体。有趣的是这项研究称相对于轻度哮喘儿童，该保护效应在中度哮喘儿童身上表现得更明显。[9]换言之，病情越严重，补充维生素的治疗效果越显著。

食物解毒的机理

食物对身体的危害主要体现在两方面：一方面，如果你的免疫系统说"我们遇到问题了"，说明你的身体正在说"不"，体内产生了炎症反应，进而导致症状的出现。另一方面，含毒素食物会直接影响人的肠道菌群。目前，含毒素食物成为减肥的主要障碍。

体重增加和炎性食物暴露之间的关系很简单：炎性食物暴露越多，毒素影响的菌群范围越大，身体产生的炎症反应就越严重，体重增加就越多。日复一日地暴露在炎性食物（如麸质、乳制品和糖）之中会造成一系列后果。

首先，这些食物会摧毁你的免疫系统，激活肠道中的"幸存细菌"，并为其提供食物。数十年摄入的不健康食物会形成一个特殊的肠道菌群，它有自己的意志和生存欲望。如果你体内的菌群善于囤积热量，它会向大脑发出化学信号，表示"它想得到"更多的食物，任何食物都行（如大量的有害脂肪、糖及其他精制碳水化合物）。

其次，在这种情况下，由于食物选择不当，过度炎症反应只会提高白色脂肪细胞的储存能力。而这些脂肪细胞堆积在腰部，仅凭节食无法去掉。白色脂肪细胞能够分泌 17 种激素，其中 15 种可以引发炎症。[10]热量摄入过多并不是导致白色脂肪增加的唯一原因。人体会生成大量的白色脂肪细胞，作为一种保护机制，使你接触到的毒素远离大脑。当你的毒素负担过重，无法通过粪便、尿液和汗液排出时，为了保护大脑，这些化学毒素会储存在体内，促使生成更多的白色脂肪细胞。而过量的白色脂肪会引发更多炎症，表现为液体潴留（水肿）。

一旦体内出现了含毒素的脂肪细胞并且身体开始肿胀，再想排出毒素就没那么容易了。在排毒过程中，充满毒素的身体可能有意识地储存多余的脂肪或液体，以防止在清除该毒素的过程中出现二次毒素暴露。换言之，你的身体可能通过阻止毒素进入循环系统以保护你不受毒素暴露的伤害。毒素无法进入血液循环，自然就无法进入大脑，这实际上就是迫使你保持超重或肥胖状态。

当你不再接触炎性食物时，身体就能集中精力排出多余的液体，并开始燃烧储存毒素的脂肪。这是最好的情况，说明你正在远离最不受欢迎的高热量、低营养食物，取而代之的是更理想的营养丰富的食物，你甚至还能减掉一些体重。这也是成千上万的人称他们通过无麸质饮食在 60 ~ 90 天内减重 7 ~ 14 千克的原因之一。

饮食选择新规则

你可以通过消除免疫系统认为"有问题"的食物来开启治疗过程。如果你排除 3 类常见的炎性食物（麸质、乳制品和糖），就有机会使消化系统和免疫系统恢复正常。但需要注意的是你在停止"火上浇油"的行为后，还有一堆"火"需要处理。无论你处于哪个阶段，除了减轻炎症，还需要重建受损的组织，营造一个更健康的肠道环境，促进有益菌的生长，从而消除肠漏和脑漏。

我认为以下自身免疫疾病的饮食治疗方式（包括食物选择和重要营养素的补充）旨在抑制自身免疫级联反应。全面的自身免疫饮食方案是一种限制性强并消除了所有潜在诱因的饮食方案。但我在临床实践中发现并不是所有人都适合这种饮食方案。相反，通过消除 3 类炎性食物，我收治的 80% 以上的患者感觉明显好转，自身免疫级联反应也开始减轻。如果你的检测结果提示自身抗体水平偏高，建议你和医生共同研究是否存在与饮食相关的分子拟态。除了麸质、乳制品和糖以外，你还应该确定是否存在产生攻击自身组织抗体的其他食物。如果有，这些食物也应在清除之列。

在健康之路上，我希望你能一次一小步地向前探索，只有如此你才能在不影响自身健康的前提下继续享用美食。我还发现限制的食物种类越少，人的执行力越强。

你需要在特定的时间内排除特定的食物，并留意每种食物对身体的影响以及自身的感受。这种饮食方案是判断致敏食物的最佳方式。在接下来的 3 周内，我会帮你远离麸质、乳制品和糖，这些使你健忘、焦虑和疲惫的食物将被清除，代之以各种水果和蔬菜，干净的畜肉、鱼肉和禽肉，以及健康的脂肪。我们的目标很简单：杜绝炎性食物，包括深加工食品；加入有益食物——天然、未加工的食物。

人们经常问我的一个问题是到底能吃些什么。你大可不必为此担心，本书提供了可选择的食物清单。采取我推荐的饮食方案后，我不希望你产生被限制饮食的感觉。实际上，你每天可选择的食物有数百种之多。等你尝试过第十章的食谱后就知道我所言不假。

这种饮食方案与人类历史早期的饮食结构相似，即主要以天然植物性食物（蔬菜、水果、坚果、香草和香料）和动物性食物（畜肉、鱼肉、禽肉和蛋类）为主。植物中含有健康的碳水化合物和微量营养素（维生素、矿物质、抗氧化物质）。未加工的坚果、种子、由坚果制成的酱，以及动物性食物中含有优质、健康的蛋白质和脂肪。这是你一生都应遵循的饮食方案，但在采取该饮食方案之前，你必须先修复既有的损伤，重建身体系统，确保血液为大脑提供更好的给养。

进入酮症状态，预防与逆转认知功能衰退

如果你已经开始出现认知功能衰退或记忆障碍的症状（比如经常忘记车钥匙放在何处），那么短期内（1 ~ 3 个月）采取生酮饮食会产生积极效果。酮体是人体在能量不足情况下分解脂肪以获取能量时的产物，可以作为一种高效的后备能源物质，为身体提供能量。当我们的祖先因食物不足而忍饥挨饿时，正是靠着燃烧储备的脂肪以生成酮体而渡过难关的。我们可以通过酮症状态获取酮体，这是一种为脑细胞注入能量的简单替代方法，对于血糖代谢能力差的人尤为重要。

如果你的大脑功能出现了障碍，说明你的大脑很可能已经对炎症触发因素做出了反应，并已失去了部分将葡萄糖作为燃料（比例高达 24%）的能力。[11] 此时，你的大脑正在"挨饿"，从而引发更严重的炎症反应和大脑功能衰退，这是一个恶性循环。但研究显示，身体处于酮症状态不仅能为脑细胞提供能量支持，还能改善大脑的整体功能和健康状况。[12] 随着调光开关的转动，大脑中的"灯"慢慢亮了起来。具体而言，研究认为保持酮症状态能够改善阿尔茨海默病患者的记忆和认知能力，减轻血液灌注不足，增加脑部血流量。[13]

真正的生酮饮食要求完全戒除碳水化合物，但人体不能永远不摄入碳水化合物。建议你先试 1 ~ 3 个月，根据自己的改善情况而逐渐过渡。生酮饮食有助于你减轻体重，增强大脑功能。为了巩固这一成果，你应在重新添加健康的碳水化合物（需确保不含麸质、乳制品和糖）时适时采用间歇性断食法（详见第四章）。在此期间，你应密切关注重新添加少量碳水化合物对大脑功能的影响。如果你恢复摄入

碳水化合物之后症状再次出现，或者本已改善的大脑功能再次减退，说明你的身体尚未准备好重新摄入如此多的碳水化合物。此时，你应再次将碳水化合物从饮食中排除 1 ~ 2 周，然后再少量添加，继续观察身体的反应。

在此期间，你可以每隔几周做一次稳态模型评估（HOMA）。HOMA 评分是衡量胰岛素敏感的生物指标（详见第三章）。正常情况下，每次检测后你都会看到进步。但你的 HOMA 评分可能需要一段时间才能恢复正常，具体取决于你的葡萄糖输送系统的受损程度。所以，你要有耐心，继续努力，最终一定会恢复正常。

虽然生酮饮食确实效果出众，但它只是饮食方案的一个组成部分。生酮饮食比一般的"救生衣"（药物）更有效，但你必须先将自己从"水潭"中解救出来。人不可能永远不摄入碳水化合物，因为它们是人体的主要能量来源。与减肥计划的过山车效应（减肥与增重无限循环）不同的是大脑功能 12 周复原方案的效果具有持久性。但在此之前，你需要逆流而上，找出使你处于这种状态的根本原因、触发因素和机制。

将生酮饮食与多效营养方案相结合能更有效地促进大脑健康。此外，你还需要解决食物敏感、环境毒素暴露以及累积损伤（脑漏和肠漏）问题。通过间歇性断食法将食物明确地分出层次，并补充中链甘油三酯（MCT）等关键营养素，将产生最佳效果。例如，人们已经对椰子油和棕榈油含有的 MCT 进行了广泛研究，发现棕榈油并非健康油脂，应避免食用。MCT 能为所有脑细胞的"发电机"——线粒体提供燃料。[14] 研究表明，NEOBEE 是一种能增强酮症并消除认知功能障碍的 MCT 补剂，[15] 而两汤匙左右的椰子油也具有相同的功效。

转基因产品

当谈及食品健康话题时，我最关心的问题之一是转基因食品或转基因生物的日益流行。这些植物或动物是在实验室里培育而成的，它们的基因组成发生了改变，从而形成了自然界或传统杂交育种无法产生的变种。转基因食品的大规模商业化应用始于 1994 年。根据美国食品药品监督管理局和美国农业部的数据，人们目前已经培育出 40 多种转基因植物品种，最常见的是大米、大豆和玉米等谷物。[16] 图 9–1 揭示了转基因植物对农业多样性的巨大影响。截至 2012 年，美国近 90% 的玉米、大豆和棉花都是转基因品种。

目前，市场上共有9种常见的转基因作物，分别为大豆、玉米、棉花（棉籽油）、加拿大油菜（芥花油）、甜菜糖、西葫芦、黄南瓜、夏威夷木瓜和苜蓿。转基因谷物还是畜禽的饲料，因此对乳制品、蛋类、牛肉、鸡肉、猪肉等动物性食品都有影响。有些"天然"加工食品甚至也以上述产品为原料，如番茄酱、冰激凌和花生酱。转基因玉米或大豆还被用于某些调味料及软饮料的制作。例如，以玉米糖浆或人工甜味剂阿斯巴甜的形式，或者以葡萄糖和柠檬酸的形式，抑或以 β–胡萝卜素或核黄素等着色剂的形式出现。作为食品添加剂的大豆和玉米衍生物几乎无处不在，这意味着所有人都有转基因食品暴露史。事实上，超过80%的加工食品（如植物油和早餐谷物食品）都含有转基因成分。

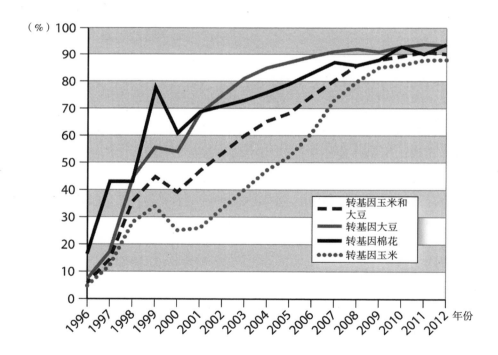

图 9-1 转基因作物在美国的种植比例

转基因小麦很快就会进入我们的厨房。与此同时，人们多年来一直通过自然育种的方式进行小麦杂交，导致其中的麸质等有害成分（如可发酵短链碳水化合物，称为FODMAPS）逐渐累积。和大多数转基因作物一样，人们也在小麦上喷洒草甘膦除草剂，其活性成分——草甘膦已被权威部门列为一种潜在致癌物。[17]

美国大多数小麦作物在收割前几周都会喷洒草甘膦除草剂，以杀死其植株，这样做的目的体现在两方面：一方面，植株死亡后更容易收割，因为作物不会堵塞联合收割机。另一方面，导致植株死亡的化学毒素会迫使植株从土壤中吸收更多的养分以维持生命。这些养分进入小麦种子后提高了麸质含量。因此，美国大部分小麦产品都含有致癌的草甘膦和麸质。

动物研究表明，转基因食品会对免疫系统、肝脏和肾脏造成损害。经证实，草甘膦能够改变肠道菌群，导致肠黏膜通透性增加。目前，研究人员正在努力研究这种化学物质与肝脏解毒能力之间的关系。他们甚至认为，这是环境因素破坏体内平衡并引发自身免疫反应（包括大脑的记忆中心——海马体的过度炎症反应）的教科书式案例。此外，草甘膦还与胃肠道疾病、肥胖症、抑郁症、自闭症、不孕不育、癌症和阿尔茨海默病有关。[18]由图9-2可知，当食品原料中出现草甘膦后，中风死亡的人数增加了。

我知道这一消息会令人震惊和不安，但它有助于解释为什么各种疾病的发病率在过去30年急剧增加了。如欲了解更多信息，建议阅读我参与撰写的一份权威报告《基因工程食品是导致麸质敏感性飙升的原因吗？》[①]（*Can Genetically-Engineered Foods Explain the Exploding Gluten Sensitivity？*）。

更可怕的是消费者对其食用的转基因食品并不知情，因为美国并不要求对转基因食品进行标识。尽管大多数发达国家认为转基因食品不安全，而且已有64个国家要求对转基因食品进行标识，但美国既不要求标识，也未对其进行限制。避免食用转基因食品的唯一办法是遵循3条简单的规则：

一是购买本地产品。加入当地食品合作社或社区支持农业（CSA），或者去本地农贸市场采购是避开转基因产品的最简单方式。建议购买天然、未加工的新鲜食品。与大公司相比，从当地农户或合作社那里更有可能采购到真正的非转基因食品。

二是购买有机食品。经认证的有机产品不含有转基因成分。有机产品既包括农产品，也包括肉类和乳制品，因为转基因饲料会改变牛的肠道菌群，进而影响牛

---

① 编者注：目前国际上关于转基因食品安全问题尚存在争议。

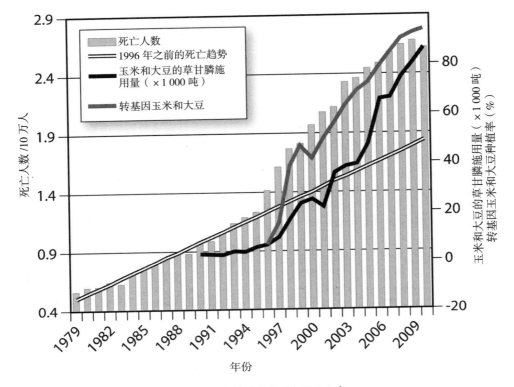

图 9-2　年龄调整后的中风死亡率

注：国际疾病分类编码 I62.9&432.9：脑出血、非栓塞性；

转基因玉米和大豆未使用草甘膦时的中风死亡率（R=0.9827，p ≤ 1.354e-06）与转基因玉米和大豆使用草甘膦时的中风死亡率（R=0.9246，p ≤ 1.471e-07）。

数据来源：美国农业部、美国农业统计局、美国疾病预防与控制中心。

肉和牛奶质量。

　　三是购买印有"非转基因项目认证"或"USDA 有机认证"字样的单一成分包装产品，如面粉和坚果。为了降低交叉污染的风险，还应确保包装上带有"无麸质"标识。①

———————————

① 编者注：中国的有机产品通常带有"中国有机产品"字样。

多吃新鲜食物

建议你食用各种水果、蔬菜、坚果和香料，尤其是新鲜的应季食物。虽然我通常推荐食用新鲜水果和蔬菜，但对于很多人而言这是不现实的。冷冻水果和蔬菜也可以，因为它们也是在成熟后采摘的，同样含有各种抗氧化物质。如果条件允许，请尽量选择有机农产品，尽量购买本地产品。此外，还应避免购买罐装水果和蔬菜，因为它们已经用糖或盐腌渍过了。相对于生花生，烤（炒）花生中的白藜芦醇含量更高。白藜芦醇是一种能保护大脑和心血管系统的有益成分，红酒中也含有该成分。其他坚果应以生吃为主。

人们认为，许多新鲜食物具有肠道修复功能，它们具有抗炎功效，因此这些食物是健康之选。以下食物可作为你的日常选择。

· 肉桂。

· 十字花科蔬菜（西蓝花、球芽甘蓝、花菜、卷心菜、白菜），含有一种重要的营养素——芥子油苷，这是一种强效的多酚，可有效减轻肠道炎症。

· 富含多酚的深色水果，如莓果、樱桃和红葡萄。

· 绿茶。

· 富含 ω–3 脂肪酸的食物。人体无法合成 ω–3 脂肪酸，只能通过饮食获取。ω–3 脂肪酸具有多重功效，如激活减轻肠道炎症的基因等。富含 ω–3 脂肪酸的食物包括草饲牛肉、冷水鱼、海鲜、黑核桃、山核桃、松子、奇亚籽、亚麻籽、罗勒、牛至、丁香、马郁兰和龙蒿。

· 欧芹。

· 番茄汁。

下列新鲜水果和香料能够抑制大脑中淀粉样斑块的形成，因此具有神经保护功效。[19]

· 肉桂。

· 枣[20]。

· 生姜。

· 迷迭香。

· 鼠尾草。

· 姜黄。

菊粉

果聚糖是一种碳水化合物，它能像肥料一样为肠道中的有益菌提供养分。最著名的果聚糖是菊粉，它是一种存在于 36 000 多种植物中的天然碳水化合物。此外，菊粉还是一种益生元，能用于储备能量。菊苣根具有益生功效，因为其中的菊粉含量较高（新奥尔良读者可能会感到高兴，因为菊苣是当地的地方菜）。其他含有菊粉的食物包括小麦、甜菜、韭葱、芦笋、朝鲜蓟、洋葱、大蒜、蒲公英根、香蕉和大蕉。

无麸质饮食的一个潜在问题是大多数人摄入的菊粉中有70%源自小麦。所以，当我们排除小麦制品之后，肠道中处于各种生长阶段的有益菌便陷入饥饿状态。无麸质产品中的菊粉含量通常极低，因此我们在努力修复肠黏膜屏障时往往会使肠道菌群陷入恶劣的生存环境，所以我们需要将富含菊粉的食物纳入日常饮食。此外，发酵食品能够促进肠道保护菌群的生长。

富含膳食纤维的蔬菜同样重要。人体需要丁酸盐强化血脑屏障功能。蔬菜尤其是根菜（如防风草、芜菁、芜菁甘蓝、卷心菜、甘薯、紫薯和各种颜色的胡萝卜）都含有能够产生丁酸盐的不溶性膳食纤维。所以，我建议每天吃一些根菜。

水果

通常来说，水果的含糖量比蔬菜高。升糖指数是一种量化特定食物的血糖提升速度的常用指标。有些水果具有极高的升糖指数，如香蕉的升糖指数为51。如果一个人每天吃大量香蕉，外加具有中高升糖指数的食物，过量的糖造成血糖水平如过山车一样大起大落，最终可能导致极度焦虑（情绪失控）或罹患糖尿病。

将纯葡萄糖的升糖指数作为基数，并将值设为100。其他碳水化合物的升糖指数均相对于葡萄糖而定，具体取决于它们进入血液的速度。食物的升糖指数越低，糖进入血液需要的时间越长，人的血糖就越容易保持稳定；升糖指数越高，人就越有可能感受到血糖水平的波动。

升糖指数高（>70）的食物包括冰激凌、面包、土豆、葡萄干、薯片、部分酒精饮料和白米饭。事实上，畅销书《小麦肚》的作者威廉·戴维斯医学博士认为，小麦制品的升糖指数也非常高。升糖指数低（<55）的食物被认为更健康，而大多数水果、蔬菜（尤其是豆类）的升糖指数较低。

升糖指数能够体现食物之间的差异，所以升糖指数可作为选择食物时的参考。例如，一片全麦面包的升糖指数高达69，比士力架还要高。由于含有花生，士力架的升糖指数仅为42。

升糖指数低的水果（包括杏、李子、苹果、桃、梨、樱桃和莓果）是最佳选择。虽然某些水果（如莓果）对人体有益，但其中含有大量糖，如食用不利于稳定血糖。因此，当你开始实施饮食方案时，应考虑身体的具体反应。少量食用低升糖指数水果对你有益，除非：

1. 你对某种水果过敏；

2. HOMA评分显示你存在胰岛素抵抗。低血糖导致的与大脑相关的症状包括脑雾、疲劳，以及站立时眩晕。此外，低血糖还与抑郁、多动症、焦虑、注意力不集中、偏执、头痛和易怒有关。

下列水果均为优质选择，建议轮换食用：

- 巴西紫莓
- 苹果
- 杏
- 鳄梨
- 香蕉
- 黑莓
- 黑树莓
- 蓝莓
- 博伊森（Boysen）莓
- 甜瓜
- 樱桃
- 椰子

- 无花果
- 枸杞
- 醋栗
- 葡萄柚
- 番石榴
- 蜜瓜
- 美洲越橘
- 杜松子
- 猕猴桃
- 金橘
- 柠檬
- 酸橙

- 蔓越莓
- 荔枝
- 杧果
- 油桃
- 橄榄
- 橙子
- 木瓜
- 西番莲
- 桃
- 梨

- 枇杷
- 柿子
- 菠萝
- 李子
- 石榴
- 柚子
- 榅桲
- 阳桃
- 草莓
- 西瓜

坚果

　　坚果是蛋白质的最佳来源。目前，市面上有不少由坚果磨成的面粉或制成的酱，你可以用它们代替传统的小麦粉。除非你对坚果过敏或敏感，否则常见的生坚果均可食用。此外，花生和椰子（我认为椰子是一种超级食品）也是可选食品，尽管严格来说它们并非坚果——花生是豆科植物，椰子是一种水果。

　　但这并不意味着货架上的所有坚果面包对你来说都是健康的。在购买时，请认真阅读产品标签上的营养成分表，避免购买含麸质、乳制品和糖的产品。尽量选择有机食品和无麸质加工食品。

　　下列坚果是优质选择：

- 美国大杏仁
- 澳大利亚坚果
- 山毛榉
- 黑胡桃
- 巴西坚果
- 白胡桃
- 腰果

- 栗子
- 奇亚籽
- 中国杏仁
- 板栗
- 欧洲榛
- 亚麻籽
- 榛子

- 印度山毛榉
- 可乐果
- 澳大利亚胡桃
- 碧根果
- 松子
- 开心果

- 南瓜子
- 红花
- 芝麻
- 葵花子
- 油莎豆
- 核桃

蔬菜

　　蔬菜的种类很多，烹调方法多种多样，生吃、清蒸、烘烤、煎炒均可，可以作为零食、配菜或主食。此外，蔬菜还能与汤、辣酱、炖菜、烧烤、沙拉、炒菜和砂锅搭配。请尽量选择高质量产品，如本地有机新鲜农产品。

　　蔬菜的食用原则是多多益善。我建议每天至少吃 5 种不同颜色的蔬菜，以提供不同种类的抗氧化物质，激活不同的基因，进而保持人体强健。

　　我知道，顿顿吃蔬菜是一种挑战，尤其是对于儿童来说。建议你将蔬菜加工成孩子爱吃的形式，因为无论哪种形式，食用总是有益的。蔬菜的处理原则是越简单越好。此外，油炸蔬菜对健康没什么好处。

　　蔬菜的种类很重要。山药的升糖指数为 37、甘薯为 44、新土豆为 57、白皮土豆泥为 70、炸薯条为 75、烤土豆为 85、素食土豆泥为 86、红皮煮土豆为 88。我们选择蔬菜的标准为升糖指数低、孩子爱吃。食物血糖负荷发挥着微妙而重要的作用，所以应慎重对待。

　　除非你对蔬菜过敏或敏感，否则一切蔬菜皆可食用。需要注意的是非有机大豆和玉米。美国种植的几乎所有大豆和玉米均为转基因品种，这本身就有可能导致肠黏膜通透。购买时请仔细阅读产品标签，尽量选购有机产品。

　　建议选择下列蔬菜：

- 洋蓟（球茎）
- 洋蓟（芯）
- 菊芋
- 芝麻菜
- 芦笋
- 豆类
- 甜菜根和甜菜叶
- 白菜
- 西蓝花
- 西洋菜心
- 球芽甘蓝
- 卷心菜
- 胡萝卜
- 花菜
- 芹菜
- 绿甘蓝
- 玉米（仅限有机产品）
- 黄瓜
- 茄子
- 茴香
- 蕨菜
- 大蒜
- 豆薯
- 羽衣甘蓝
- 韭葱

- 蘑菇
- 芥菜叶
- 洋葱
- 防风草
- 豌豆
- 辣椒（所有品种）
- 土豆
- 南瓜
- 小萝卜
- 食用大黄①
- 长叶莴苣
- 大头菜
- 海菜
- 青葱
- 豆制品
- 菠菜
- 菜瓜
- 甘薯（山药）
- 唐莴苣
- 西红柿
- 芜菁根和芜菁叶
- 水田芥
- 西葫芦
- 生菜

---

① 编者注：食用大黄是蓼科，大黄属，多年生草本植物，叶柄可供食用。

农药残留最高的 12 种蔬果和最低的 15 种蔬果

人们都希望吃到干净的食品，而本地产品、有机产品一般可满足这一需求。当地农民一般会使用安全、高效的化学药剂，而有机作物种植户不使用化学杀虫剂。不建议你购买大型农业公司生产的农产品，它们只关注作物的产量，通常会使用化学药剂增加产量，并使产品外观吸引人。我倾向于选择有瑕疵的苹果，因为它们相对安全。表面光鲜的苹果实则淡而无味，而且含有农药残留。

你从超市购买的未标明"本地产"或"有机"的农产品大多数来自大型农场，这些销量巨大的水果和蔬菜往往毒素含量较高。美国环境工作组每年都会公布"农药残留最高的 12 种蔬果"（Dirty Dozen）和"农药残留最低的 15 种蔬果"（Clean Fifteen）清单。[21] 根据 2021 年美国环境工作组发布的农产品农药残留指南，苹果已经 5 年蝉联"农药残留最高的 12 种蔬果"清单榜首，排在其后的依次是草莓、菠菜、油桃、桃、葡萄、樱桃、梨、甜椒（或辣椒）、芹菜和西红柿。蔬菜和水果诚然是健康之选，但当它们含有大量化学毒素残留物时食用相当于向体内输送毒素，累积的毒素会最终突破身体毒素负荷的阈值而引发炎症。

身体毒素的累积从胎儿尚在母亲子宫时就开始了，并可在任何年龄突破身体毒素负荷的阈值。如果在母亲怀孕之前，父母体内已有毒素累积，或母亲怀孕期间出现毒素暴露，那么其子女的毒素负荷在出生时很可能已经超过了身体毒素负荷的阈值。2017 年发表在《国际癌症杂志》（*International Journal of Cancer*）上的一篇论文显示，母亲在怀孕期间接触杀虫剂可使子女患脑瘤的风险增加 40%。[22]

吸烟造成的毒素累积会导致同样的后果。如果女性在怀孕期间吸烟，其子女罹患哮喘的风险将增加 79%。[23] 如果男性在备孕期间有吸烟习惯，其子女罹患哮喘的风险同样会增加 68%。[24] 自然疗法医生约瑟夫·皮佐诺在其论文中称，毒素的累积效应是现代科技进步为人类制造的另一个难题。化学毒素在体内缓慢累积会逐渐侵蚀人体的器官和组织，进而引发慢性疾病。[25]

根据 2021 年美国环境工作组发布的农产品农药残留指南，"农药残留最低的 15 种蔬果"包括鳄梨、甜玉米、菠萝、洋葱、木瓜（非夏威夷品种，因为夏威夷木瓜多为转基因产品）、甜豌豆、茄子、芦笋、西蓝花、卷心菜、猕猴桃、花菜、蘑菇、蜜瓜、哈密瓜。如果你买不到有机产品，请不要选择农药残留较高的蔬果，尽量选择农药残留较低的种类。以上策略旨在使你保持身体整体健康，确保在任何情况下都能做到最好。

动物蛋白

在选择动物蛋白质时，我们的首要任务是避免选择谷饲动物蛋白。草饲和放养动物蛋白是最优选择，你可以通过本地农场购买；有机食品是次优选择。例如，草饲牛牛肉中的 ω–3 脂肪酸含量是玉米饲牛的 4 倍。

毫无疑问，草饲牛比玉米饲牛的肉更有益健康。牛的 4 个胃是为消化草料构成的，而非谷物。它们消化草中的叶绿素，并将其转化为一种名为共轭亚油酸（CLA）的脂肪。草饲牛的肉中的 CLA 含量较高，而玉米饲牛的肉中的 CLA 含量极低。CLA 有助于人体以更健康的方式降解胆固醇，[26] 从而促进减肥。CLA 之所以有助于减肥是因为它能促进肠道有益细菌（乳酸菌和双歧杆菌）的生长，促进人体消耗热量，而非将其储存起来。[27] 如果你了解有关肥胖和肠道菌群的研究就会发现，CLA 服用者的肠道菌群更加健康，并且能够减肥成功。研究显示，CLA 服用者 1 周最多可减重 0.5 千克。[28] 此外，玉米饲牛的肉中含有抗生素和生长激素，而草饲牛的肉中则不含。

选择蛋白质时应参考的一个重要指标是生物学价值（BV），即从食物中摄入的蛋白质与人体吸收蛋白质的比例。蛋类之所以被誉为完美食物，是因为它们的 BV 高达 100%，这意味着人体可以吸收蛋类中的全部蛋白质（只要不对其过敏或敏感）。牛奶的 BV 是 91%，因此人们认为牛奶有益于儿童健康，因为蛋白质是促进儿童生长发育的基本成分。但问题是免疫系统会将牛奶视为"问题"食品，所以牛奶蛋白固然易于利用，却不适合所有人食用。

鱼肉、牛肉、鸡肉、大豆和小麦的 BV 分别为 83%、80%、79%、74% 和 54%，豆类的 BV 低于 50%。这一组数字表明，坚持素食很难获取足够的蛋白质，这也是为什么素食者往往是我遇到的病情最严重的群体之一，因为他们通常缺乏蛋白质。但欧洲食品信息委员会（European Food Information Council）发现，当一餐中混有两种植物蛋白质时，其中一种蛋白质的氨基酸能够弥补另一种的不足，从而提高蛋白质混合物的 BV，所以有些地域的饮食常常将非肉类蛋白质混合食用。例如，墨西哥饮食中的豆类和玉米、日本饮食中的大豆和大米、卡津（Cajun）人饮食中的红豆和大米，以及印度饮食中的木豆和大米均为豆类和谷物的混合，以确保饮食中含有丰富的必需氨基酸。

请尽量避免食用含有抗生素和激素的工厂养殖畜肉、禽肉和鱼肉。除非是自己制作的，否则应避免食用加工肉类，如热狗、培根、香肠、牛肉干和午餐肉等。这些食物通常用糖调味，以麸质作为黏合剂，并且含有防腐剂。

蛋类能够用来制作各种餐品。请购买带有"自由放养有机产品"标志的产品，这种产品不仅更健康、更鲜美，而且其色泽也不同于普通产品：蛋黄为橙色，而非纯黄色。

以下为蛋白质的优质选择：

- 黄牛肉
- 野牛或水牛肉
- 野猪肉
- 鸡肉
- 鸭肉
- 蛋类（所有品种）
- 鹅肉
- 羔羊肉
- 猪肉
- 火鸡肉
- 小牛肉[①]
- 鹿肉

鱼类

我们都听过鱼肉营养价值高的说法。鱼肉的确具有较高的BV，富含有益脂肪酸，能够满足大脑的正常发育和功能需要，而且可以降低心血管疾病的发病风险。事实

---

① 编者注：小牛肉是指牛犊出生后完全用全乳、脱脂乳或代乳料饲喂养 5 ~ 6 个月，经特殊的屠宰、分割、排酸而生产出来的牛肉，营养价值高于普通牛肉。

上，营养学家认为在人体能够摄取的所有营养物质中，冷水鱼体内的高水平 ω–3 脂肪酸是最理想的选择，它有助于保护肝脏，降低胆固醇，是健康脑细胞再生的主要原料。

但鱼类也是环境污染的受害者。持久性有机污染物（POP）是环境毒素的统称，包括二噁英、多氯联苯、溴化阻燃剂等。POP 的降解速度极为缓慢，而且几乎无法排出体外，会在人体内累积。大部分 POP 是脂溶性的，因此含脂肪的食物 POP 含量较高，尤以脂肪丰富的鱼类为甚。[29] 此外，母乳是 POP 进入婴儿体内的主要途径。[30]

大多数研究人员、美国国家环境保护局和美国食品药品监督管理局均认为，在鱼肉种类的选择和食用量方面，备孕女性、孕妇、哺乳期女性、婴幼儿应高度谨慎。有确凿的证据表明，子宫内的胎儿汞暴露（确切地说是甲基汞暴露）会给其大脑发育带来严重的影响，其出生后影响仍然持续。婴幼儿食用汞含量高的鱼肉也会导致同样的问题。受污染的野生鱼和养殖鱼体内含有二噁英和多氯联苯，二者可能导致婴儿表达能力差[31] 和语言能力发育迟缓的风险增加。[32]

三文鱼是一种脂肪含量相对较高的鱼类，位于食物链的上游（三文鱼等大型鱼以中型鱼为食，中型鱼以小型鱼为食，小型鱼以浮游生物为食，浮游生物以浮游植物和细菌等为食，海洋中的化学毒素往往在浮游植物中累积，这些化学毒素主要来自农田径流和受污染的雨水）。因此，位于食物链上游的鱼类体内毒素含量最高。野生鱼类是健康的选择，但养殖鱼不是。在一项迄今为止规模最大的三文鱼研究中，研究人员分析了两吨来自全球 39 个地区的养殖和野生的三文鱼，并对其中的多氯联苯、狄氏剂（杀虫剂）、毒杀芬（杀虫剂）和二噁英的含量进行了测定。虽然养殖与野生的三文鱼体内的汞含量并无显著差异，但养殖三文鱼中的多氯联苯、二噁英、毒杀芬和狄氏剂的平均含量是野生三文鱼的 3 倍。更严重的是根据美国国家环境保护局的统计，上述 4 种污染物仅为冰山一角，养殖的三文鱼体内共存在 14 种"可能"或"很可能"致癌的物质。[33]

养殖的三文鱼体内 ω–6 脂肪酸的含量是野生三文鱼的 6 倍。人体确实需要摄入少许的 ω–6 脂肪酸，但不可过量。ω–6 脂肪酸还与冠状动脉疾病有关。研究表明，养殖的三文鱼体内有益于心脏健康的脂肪含量降低了 2/3。[34]

一篇发表在《营养杂志》（*Journal of Nutrition*）上的论文指出，备孕女性、孕妇、哺乳期妇女和婴幼儿可选择受污染程度较低的野生三文鱼等脂肪酸来源，尽量降低污染物暴露水平，进而避免毒素对健康的影响，如智商降低及其他认知行为障碍。[35] 另外，建议选择野生鱼等 ω-3 脂肪酸来源，避免食用养殖鱼。

美国自然资源保护委员会（NRDC）编写了一份《海鲜选购指南：确保吃鱼有益于人体和环境的 5 种方法》。这一指南通俗易懂，[36] 内容包括购买小型鱼（沙丁鱼等体形较小的鱼类的汞含量比箭鱼等体形较大的鱼类汞含量低）、选择多样化、仅吃本地鱼、时刻保持警惕等。

据我所知，产自阿拉斯加的鱼类安全性较高。我的朋友兰迪·哈特韦尔（Randy Hartnell）曾在阿拉斯加从事三文鱼捕捞 20 多年。他发现，随三文鱼一同捕获的小型金枪鱼几乎不存在汞污染，用小型金枪鱼制作的金枪鱼罐头是便捷、高效的健脑食品。所以，用金枪鱼和无麸质面包为孩子做三明治是很棒的选择。

就我个人而言，除了阿拉斯加野生三文鱼之外，我只选择低汞水产品。

建议常吃的低汞水产品如下：

· 凤尾鱼

· 鲳鱼

· 鲶鱼

· 蛤

· 螃蟹（美国产）

· 淡水小龙虾

· 大西洋黄鱼

· 比目鱼 *

· 鳕鱼

· 鲱鱼

· 大西洋鲭鱼

· 鲻鱼

· 牡蛎

· 鲈鱼

· 鲽鱼

· 三文鱼 **

· 沙丁鱼

- 扇贝 *
- 美洲河鲱
- 太平洋鳎鱼
- 鱿鱼
- 罗非鱼
- 淡水鳟鱼
- 白鲑
- 牙鳕鱼

汞含量中等的鱼类：

- 鲤鱼
- 阿拉斯加鳕鱼 *
- 太平洋白姑鱼
- 大西洋大比目鱼 *
- 太平洋大比目鱼
- 银汉鱼
- 鲯鳅
- 安康鱼 *
- 黑鲷鱼
- 鳐鱼 *
- 鲷鱼 *
- 金枪鱼（罐装低脂水浸金枪鱼）
- 金枪鱼（鲣鱼）*
- 犬牙石首鱼（海鳟）

汞含量偏高的鱼类：

- 扁鲹
- 石斑鱼 *
- 西班牙海湾鲭鱼
- 金枪鱼（罐装长鳍金枪鱼）

汞含量极高的鱼类：

- 国王鲭鱼

- 马林鱼 *

- 大西洋胸棘鲷 *

- 鲨鱼 *

- 箭鱼 *

- 方头鱼 *

- 大眼金枪鱼 *

* 濒危鱼类：这些鱼类数量极少，已濒临灭绝。市售产品多数是以破坏环境的方式捕捞的。

** 养殖的三文鱼体内可能含有会长期严重影响健康的多氯联苯。

健康脂肪

椰子和椰子制品富含健康脂肪且保质期长。椰子的奶油状质地非常适用于制作无乳制品食物。由于椰子奶的脂肪含量较高，你可以在所有需要乳制品的食谱中使用它。除烹饪灵活以外，椰子制品对大脑健康也极为有益。椰子中含有的中链甘油三酯易于身体吸收，以提供能量，而且容易被肝脏代谢并转化为酮类（大脑的一种替代能源）。因此，食用椰子有助于降低对血糖的能量依赖。此外，椰子中的酚类化合物有助于预防 β-淀粉样蛋白斑块积聚，从而延缓阿尔茨海默病的发病时间。[37]

加工程度较低的食用油均明确标有"特级初榨"或"冷压"标识。建议你购买防紫外线瓶（桶）装油，因为这样储存的油不易变质。使用食用油烹饪时要注意，不可将其加热到冒烟的程度。冒烟说明食用油已被氧化并产生了大量自由基。所以，请购买健康食用油，并选择低温加热。

以下为健康脂肪的优质选择：

- 鳄梨油

- 椰子油

- 酥油

- 澳大利亚坚果油

- 橄榄油

烘焙材料

下列烘焙材料适用于无麸质饮食（除非你对某些产品敏感），但应确保其包装上有"无麸质"标识，且不含有添加糖或乳制品成分（如煎饼粉成分）。

- 苋菜
- 竹芋
- 荞麦
- 无麸质面粉
- 玉米糁
- 小米
- 玉米粉
- 木薯粉

发酵食品

每天吃一些发酵食品对健康有益，也是维持肠道菌群健康的绝佳策略。发酵食物本身就含有益生菌，这些益生菌会随食物进入消化道。

超市出售的普通德国泡菜中含有抑制发酵的苯甲酸钠，而食品店中的某些食品才是真正的发酵食品，并且不含糖等添加剂。建议选用密闭容器盛放发酵食品，或者购买带盖容器盛放的新鲜发酵食品，确保蔬菜能够良好地发酵且不滋生霉菌，避免某些人出现组胺反应（症状包括皮疹、消化不良等）。

以下为可供选择的优质发酵食品：

- 椰子开菲尔（kefir）酸奶
- 发酵黄瓜（非腌黄瓜）
- 韩国泡菜
- 康普茶
- 橄榄
- 酸姜
- 德国泡菜

富含益生元的食物

肠道菌群是身体健康的主要调控者（相当于握着方向盘的那双手）。你摄入的食物将决定肠道内拥有更多的有益菌还是有害菌。这一过程发展得非常快，通常只需要 1 ~ 2 天。益生元能够促进有益菌的生长。

含有益生元的食物不止一种。广谱益生元是能够增加菌"属"而非菌"种"的食物，其中以绿茶最为知名。绿茶是全球广受欢迎的饮品之一，针对绿茶的成分、对健康的有益影响等方面，研究人员开展了广泛的研究，包括促进双歧杆菌（一个有益菌属）生长的能力。绿茶中的多酚是一种抗菌剂，能够清除菌群中的有害菌，包括艰难梭菌、产气荚膜梭菌和化脓链球菌。[38]

其他富含益生元的食物包括豆类、香蕉、熟米饭、熟土豆、菊苣、芦笋、洋蓟、洋葱、大蒜、韭葱、大豆，母乳中也富含益生元。[39] 如果你每天吃几种富含益生元的食物，就很有可能重建更健康、更有利于维持体重（使瘦弱者增重，使肥胖者减重）的肠道菌群。

每天食用根菜相当于一垒回报巨大的安打。我在选购食物时一定会买 1 ~ 2 种有机根菜，如防风草、芜菁、甜菜（红色、黄色）、芜菁甘蓝、胡萝卜等。每种根菜都含有构建肠道菌群所需的不同成分，可以为生成强健的细胞提供优质原料。对于根菜，我的一贯做法是先切成丁，再用橄榄油、鳄梨油或椰子油炒，最后撒上一些香料和海盐，一道美味的蔬菜就完成了。

排除饮食中的麸质

无麸质生活方式需要避免含麸质食物，主要是小麦，还有黑麦、大麦、斯佩尔特（spelt）小麦和卡穆特（kamut）小麦。以传统方法种植的大米的砷含量较高，也应避免食用。但有机大米等无麸质谷物可以食用，除非你对其敏感。

燕麦本身不含麸质，但你购买的燕麦产品有可能因交叉污染而混入了麸质。例如，种植燕麦的土壤受到了污染（农户此前在此地种植过小麦），或者上周运送过小麦的卡车未清理便运送燕麦，或者加工厂用某条生产线同时加工小麦和燕麦，都有可能造成交叉污染。《新英格兰医学杂志》刊登的一项研究成果显示，在 3 家企业（一家为有机产品生产商；一家只在燕麦专用生产设备上加工燕麦，以杜绝加工环节发生交叉污染；另一家为大型知名生产商）采集的 12 个（每家 4 个）样品中仅有 2 个样品中的麸质未达到有害水平。[40] 采取一些附加措施后，有些公司生产的燕麦产品不含麸质。

说实话，坚持无麸质饮食的初始阶段的确很具挑战性。小麦在西式饮食中几乎无处不在，不仅用来制作意大利面、零食、早餐麦片、面包、调味品，还用于做汤和加工肉类的增稠剂、稳定剂。下文的清单和第十章的食谱有助于降低从普通饮食转为无麸质饮食的难度，你只需稍做计划即可实现。

我的朋友梅琳达·丹尼斯（Melinda Dennis）是一名注册营养师兼贝斯（Beth）以色列女执事医疗中心乳糜泻分部（Celiac Center at Beth Israel Deaconess Medical Center）的营养协调员。贝斯以色列女执事医疗中心隶属于哈佛大学医学院。她曾提醒我，饮食中缺乏小麦类可能使人缺乏大量的益生纤维、B 族维生素和铁，应摄入足量富含膳食纤维的蔬菜以补充营养素。如果你正从普通饮食转向无麸质饮食，但没有着力补充缺乏的营养物质，那么你的饮食方案很可能失败，并且可能导致营养不良，甚至因食用了某些特殊的无麸质食物而增重。

避免摄入麸质、乳制品和糖

食品生产商也响应号召，纷纷推出了海量的无麸质食品。但问题是有些产品通常和含麸质食品一样会给健康造成威胁。部分生产商推出的无麸质食品通常由精制碳水化合物和多种食品添加剂制成。和无脂肪食品一样，一旦生产商减掉了某种成分，必然会添加其他成分，以保证产品的味道、黏稠度等。为了改善口感，无麸质食品通常含有大量添加剂。因此，尽管生产商标榜这些产品无麸质，但它们的含糖量升高了，所以我们仍然应该避免食用。

建议避免食用下列市售的含麸质食品：

- 啤酒
- 块状浓缩汤料
- 面包
- 蛋糕
- 糖果

- 麦片
- 曲奇饼干
- 粗麦粉
- 脆饼
- 油炸面包块
- 调味肉汁
- 人造肉
- 未标明"无麸质"的燕麦
- 意大利面
- 馅饼
- 沙拉酱

认准"无麸质"标识

其实，大多数带"无麸质"标识的包装食品都是可以放心食用的。《食品化学》（*Food Chemistry*）2014 年刊登的一项研究显示，美国食品药品监督管理局的 3 名研究人员证实，食品的"无麸质"标识可信度达 97%，[41] 这表明美国食品药品监督管理局的指南已经在全行业得到了较好的执行，这是个好消息。但如果你是一位乳糜泻患者，而且不幸吃了 3% 受麸质污染的"无麸质"产品，那么你很可能出现免疫反应。在这种情况下，你可能永远搞不清自己旧病复发的原因，因为看起来你已经竭力避免摄入麸质了。

根据美国食品药品监督管理局的规定，所有无麸质包装食品中的麸质含量必须低于 20 毫克 / 千克。然而在上述研究中，研究人员发现在天然无麸质食品（并非带"无麸质"标识的食品）中，如仅由大米、盐和水分制成的米粉条，麸质含量达到有害水平的比例仍然达 24.7%。换言之，你认为可放心食用的天然无麸质食品中有近 1/4 达不到标准。食用这些食品造成的无意识麸质暴露是某些人无法康复的主要原因。事实上，仅有 8% 的乳糜泻患者通过无麸质饮食而痊愈，另有 65% 的人虽然表面痊愈，但仍然存在炎症反应导致的肠黏膜通透性增加，而无意识的麸质暴露可能是罪魁祸首。因此，隐藏的麸质对敏感者至关重要。每次麸质暴露都可能导致抗体水平在未来数月内持续升高，从而对薄弱环节造成破坏。

另外，即使食品被贴上了"无麸质"标签，但检测设备往往只能检测 α-麦胶蛋白，因为它是未完全消化的小麦中最常见的肽片段，然而仅有 50% 的小麦中存在 α-麦胶蛋白，其他小麦含有同样能刺激免疫反应的其他肽。所以，"无麸质"的说法并不恰当，更准确的说法应该是"无麦胶蛋白"。

基于上述原因，我强烈建议你避免食用加工食品，并且选用天然食材，如新鲜蔬菜、水果和动物蛋白。表 9-1 列出了人们不太注意的一些含麸质的食品或食材。

表 9-1　含麸质的食品或食材

麦芽酒	营养强化型漂白小麦粉	意大利面
细磨全面粉	营养强化型面粉	波斯小麦
大麦	谷粉	波兰小麦
大麦酶	全麦粗面粉	圆锥小麦
大麦片	法罗（Farro）小麦	油面酱
大麦草	药物填料	甜面包干
去壳大麦粒	面粉（一般指小麦面粉）	黑麦粒
栽培大麦	麦麸（干小麦麸质）	黑麦面粉
大麦芽	胚芽	黑麦属
大麦芽提取物	麸质	素肉
大麦芽面粉	麦谷蛋白	自发粉
精磨大麦	粗面粉	粗粒小麦粉
啤酒	原麦颗粒面粉	印度圆粒小麦
漂白面粉	大麦种子提取物	粗粒小麦
麸皮	卡穆特小麦	斯佩尔特小麦
面包屑	波兰面条	发芽大麦
面包面粉	贮藏啤酒	钢磨面粉
面包糠	印度小麦粉	石磨面粉
啤酒酵母	麦芽	司陶特（Stout）啤酒
裸麦面粉	发芽大麦粉	高筋面粉
布格（Bulgur）麦	麦芽奶	塔布勒（Tabbouleh）沙拉

续表

碎干麦	麦芽提取物	日式照烧酱
谷物黏合物	麦芽粉	提莫菲维（Timopheevi）小麦
谷物提取物	麦芽糖浆	小黑麦
奇尔顿（Chilton）面粉	未发酵薄饼	冬小麦
蒸粗麦粉	犹太逾越节薄饼	普通小麦
油炸面包块	可溶性小麦蛋白	小麦胚芽油
可食用淀粉	米尔（Mir）啤酒	小麦细粉脂质
单粒小麦	尼沙斯塔（Nishasta）面粉	乌冬面
二粒小麦	东方小麦	未漂白面粉
营养强化型漂白面粉	谷粒状意大利面	

可能含麸质的食材

　　用于制作无麸质饮食的食材中可能含有食品生产商掺入的麸质，这正是我们购物时经常遇到的问题（比如"香草精有问题吗"？答案是可能有。某些品牌可能含有麸质，必须认真辨别）。第十章的食谱同样需要使用这些食材，所以请务必购买带有"无麸质"标识的产品。如果你必须食用或使用无麸质包装食品，请不要选择对营养成分不熟悉的产品，如表9-2所示。

表9-2　可能含麸质的食材

燕麦	可能已被小麦等谷物污染
苏打粉	可能含有小麦淀粉
法国肉汤	可能含有麸质
高汤	可能含有麸质
糙米糖浆	可能含有大麦
焦糖	可能源自深加工小麦或大麦（在北美一般不含麸质）
角豆	可能含有大麦
苹果酒	生产过程中可能使用大麦

续表

柠檬酸	可能源自小麦（或玉米、甜菜糖、糖蜜）
澄清剂	可能含有麸质谷物或其副产品
小麦淀粉	一种去除麸质的精加工小麦淀粉
脆米粉	可能含有大麦
咖喱粉	可能含有小麦淀粉
糊精麦芽糖	一种源自大麦的精加工淀粉的提取物
糊精	一种源自小麦（或其他淀粉）的精加工淀粉的提取物
葡萄糖	一种源自小麦或大麦（或其他淀粉）的精加工淀粉的提取物（欧洲不要求标明麸质来源）
可食用的食物涂层	可能含有小麦淀粉
可食性纸	可能含有小麦淀粉
食品乳化剂	可能源自麸质谷物
脂肪替代品	可能源自小麦
调味酒精	可能含有麸质
增味剂	可能源自麸质谷物
杜松子酒	源自多种酒糟
葡萄糖浆	一种源自小麦（或其他淀粉）的精制甜味剂（在北美常源自玉米，欧洲不要求标明麸质来源）
谷物酒精	可能源自含麸质酒糟
谷物酿伏特加	可能源自黑麦或小麦酒糟
阿魏胶	通常与小麦面粉混合使用
花草茶	其中的增味剂中可能含有麸质（如大麦）
氢化淀粉水解物	可能源自小麦
水解植物蛋白	可能源自小麦
水解蛋白	可能源自小麦
水解蔬菜蛋白	可能源自小麦
羟丙基淀粉	可能源自小麦
甜酱油（与酱油类似）	可能含有小麦
麦芽糊精	可能源自精加工小麦

麦芽糖	可能源自大麦或小麦
麦芽醋	可能源自大麦，在发酵过程中混入了微量麸质
味噌	可能由大麦制成
混合生育酚	通常源自小麦芽（或大豆）
改性（食物）淀粉	可能源自精加工小麦
单双甘油酯	加工过程中可能以小麦为载体
谷氨酸钠	可能源自小麦
芥末粉	可能含有小麦淀粉
天然增味剂	可能源自麸质谷物
阿魏精油	通常与小麦混合出售
预糊化淀粉	可能源自麸质谷物
蛋白水解物	可能源自麸质谷物
大米芽	可能含有大麦
大米糖浆	可能含有大麦酶
日本米酒	可能源自小麦、黑麦或大麦酒糟
苏格兰威士忌	可能由麸质谷物制成
酱油	可能含有小麦
酱油固形物	可能含有小麦
香料和香草混合物	可能含有小麦淀粉
食品稳定剂	可能源自麸质谷物
淀粉	可能含有大麦
板油	盒装板油含有小麦淀粉
日本酱油	可能含有小麦
组织化植物蛋白	可能源自麸质谷物
香草提取物 / 香草精	可能含有谷物酒精
香草增味剂	可能含有谷物酒精
植物胶	可能源自麸质谷物
植物蛋白	可能源自麸质谷物

续表

植物淀粉	可能由麸质谷物制成
威士忌酒	可能源自小麦、黑麦、大麦（或玉米）酒糟
黄原胶	可能源自小麦
酵母提取物	可能由麸质谷物制成

避免摄入乳制品

牛奶的蛋白质含量是人类母乳蛋白质含量的 8 倍，所以很多人无法消化牛奶。相比之下，山羊奶的蛋白质含量是母乳的 6 倍。[42] 所以，山羊奶虽然蛋白质含量稍低，但仍然不易消化。有些动物乳制品易消化，但是不太容易买到。2007 年发表在《过敏与临床免疫学杂志》（*Journal of Allergy and Clinical Immunology*）上的一项研究显示，如果某种动物奶的蛋白质结构与母乳蛋白的相似度大于 62%，那么这种奶引起过敏的可能性就会减小。[43]

这种动物奶确实存在，如某些少数民族特色商店出售的骆驼奶[44]、驯鹿奶[45]和驴奶[46]。我最近刚尝试过骆驼奶，发现这种奶不仅口感好，而且不会像牛奶一样产生黏液感。我已经很久没有喝着动物奶吃一碗燕麦片了，骆驼奶实现了我的愿望。

我个人对豆奶没有好感，哪怕是有机豆奶。虽然目前关于大豆作用的研究显示其利弊难断，但毫无疑问，它含有的植物雌激素确实会对人体造成影响。这些源自大豆的雌激素样分子物质能够与雌激素受体结合，虽然效果有限，但也会发挥一定的雌激素作用。如果你缺乏雌激素，多吃大豆可能有益。但如果你的雌激素水平正常甚至过高，吃大豆无异于"火上浇油"，男性和女性皆是如此。更重要的是那些发现大豆有益的研究都是亚洲研究机构开展的，而且受试者为纯大豆饮食。

在豆奶等牛奶替代品的生产过程中，有些关键的营养物质会流失，还会添加甜味剂（如含麸质的大麦芽）改善口感。此外，有些产品中还添加了稳定剂——树胶。目前，已有确凿证据表明某些食物敏感者会针对树胶产生抗体。[47] 现在已证实使人对树胶产生免疫反应的触发因素包括饮酒或运动期间服用药物，如阿司匹林、β–受体阻滞剂类降压药。[48] 阿里斯托·沃伊丹尼（Aristo Vodjani）博士是我的导师之一，同时也是全球食物免疫反应研究领域的领军人物。他认为，下列树胶最常见

（按反应程度由高到低的顺序）：

- 卡拉胶
- 乳香胶
- 角豆胶
- 黄原胶
- β-葡聚糖
- 黄芪胶
- 瓜尔胶

　　椰子奶是我非常喜欢的牛奶替代品，它富含一种有益心脏健康的饱和脂肪酸——月桂酸，可以提高高密度脂蛋白胆固醇（有益胆固醇）的水平。此外，你还可以尝试坚果奶或米乳，但应选择无糖产品。每杯原味牛奶代替品约含有 6 克（1.5 茶匙）添加糖，而每杯加糖产品含有 12 ~ 20 克（3 ~ 5 茶匙）添加糖。购买牛奶代替品时应选择带有"无糖"标识的。

　　《食品过敏原标识与消费者保护法案》要求，所有含牛奶成分的食品必须在其标签上注明"牛奶"字样。即便如此，你仍然要仔细、完整地阅读食品标签，因为某些非乳制品中也含有牛奶成分。不少非乳制品中含有酪蛋白（一种牛奶蛋白，会在标签上注明），如某些品牌的罐装金枪鱼。此外，某些加工肉类也可能使用酪蛋白做黏合剂，而酪蛋白暴露与偏头痛有关。[49] 我发现，在采取无麸质、无乳制品饮食后，偏头痛患者的症状得到了显著改善。这些患者可能已经被偏头痛折磨了多年，但无麸质、无乳制品饮食使他们在一两个月内就摆脱了病痛。

　　有些人将贝类浸泡在牛奶中，以消除腥味。不少餐厅在烤牛排时加黄油，以打造特定风味。有些药物中也含有牛奶蛋白，所以在配药时请务必咨询药剂师，并在停药前征求医生的意见。

　　大多数人对乳制品中的脂肪分子并不敏感，但对其中的蛋白质敏感。如果你在餐厅吃过龙虾或蟹脚，会发现其中含有酥油（澄清黄油）。酥油是将酪蛋白去除后的黄油脂肪，所以即使是对乳制品敏感的人也可以吃酥油。在食谱中，酥油可作为黄油的替代品使用。但需要注意的是有嗜乳脂蛋白抗体的人不可食用酥油。

　　请避免食用含牛奶及下列成分的食品：

- 人造黄油增味剂
- 乳脂、奶油酸、奶油酯
- 酪乳
- 蛋糕粉
- 焦糖味糖果
- 酪蛋白
- 酪蛋白酸盐
- 酪蛋白水解物
- 谷物
- 奶酪
- 口香糖
- 巧克力
- 奶油
- 凝乳
- 水解牛奶蛋白
- 乳链菌肽
- 牛轧糖
- 布丁
- 酪蛋白磷酸肽–非结晶磷酸钙复合体

- 凝乳酵素
- 沙拉酱
- 冰冻果子露
- 蛋奶沙司
- 双乙酰
- 稀奶油
- 乳清蛋白、磷酸乳清蛋白
- 乳酸发酵剂
- 乳铁蛋白
- 乳糖
- 乳果糖
- 人造黄油
- 各种形式的奶
- 酸奶油、酸奶油固形物
- 酸乳固形物
- 塔格糖（Tagatose）
- 乳清

下列成分不含乳蛋白，可以放心食用：

- 乳酸钙
- 硬脂酰乳酸钙
- 可可脂
- 塔塔粉
- 乳酸
- 油树脂
- 乳酸钠
- 硬脂酰乳酸钠

避免摄入糖

我们生活在一个"高糖"社会，74%的食品含有高热量或低热量甜味剂，或二者兼有。2013年，在美国出售的全部包装食品和饮料中有68%（按热量比例计算）含高热量甜味剂，2%含低热量甜味剂。[50]我曾在麸质峰会上与马里兰综合健康大学（Maryland University of Integrative Health）营养与综合卫生计划学术总监利兹·利普斯基（Liz Lipski）博士交流。她告诉我，美国人的蔗糖和高果糖玉米糖浆的平均摄入量为59～66千克/（人·年），比不少成年人的体重还要重。随后，我对该问题进行了深入研究。根据美国农业部的数据，按热量计算，美国人的甜味剂摄入量约为69千克/（人·年），相当于一个人每天要摄入约181克（52茶匙）的甜味剂①！[51]

鉴于精制糖会引发众多病症，而且大部分加工食品中都含有精制糖，所以当前美国人的肥胖症和糖尿病发病率奇高就不足为奇了。

未加工的甘蔗实际上对健康具有积极作用，如保护肝脏免受化学毒素侵害、降低胆固醇、稳定血糖等。[52]但当我们对这种含有众多抗氧化物质的植物进行加工时，只提取了一种名为"糖的结晶"的白色粉末，而舍弃了对健康有益的其他营养物质。

除了少数医疗方面的需求，我们无须通过饮食大量摄入糖。即使我们需要摄入糖，也应以天然形式的糖（复合糖）为主。精制碳水化合物是癌细胞的养分。事实上，人们还为限制糖进入癌细胞而专门发明了一种化疗方法。糖还是肠壁的刺激物，可引发严重的炎症反应（火上浇油）。过量的糖为人体内不该存在的酵母菌提供了养分，并促进有害菌的过度生长（菌群失调），进而导致肠道炎症加剧并引发肠漏。

建议你避免食用各种糖，包括无热量的甜味剂，因为它们与糖一样有害。《细胞代谢》（Cell Metabolism）杂志2014年刊登的一项研究显示，善品糖是一种人造甜味剂，可显著促进热量囤积型细菌的生长。这些细菌会导致体重增加，杀死肠道有益菌，并影响人体对某些药物的吸收。[53]

---

① 编者注：此处的甜味剂是指各种在食物和饮料中提供甜味的天然和人工物质。

糖在饮食中无处不在，它和麸质一样难以清除。为避免摄入糖，你必须认真阅读食品标签上的成分表，因为有时连混合香料中也含有糖。据我观察，几乎所有的快餐食品都含糖，盐也不例外。这也是我强烈建议你采取第十章介绍的饮食方案，并且只吃天然食品的原因。

　　饮料是糖的最大隐形来源之一。由上文可知，汽水、果汁和牛奶替代品中均含糖，所以应避免饮用含糖量较高的饮料。研究人员曾针对 7 ~ 11 岁儿童发起过一项多喝水、少喝果汁和加糖饮料的学校教育活动方案。一年之后，参与该方案的儿童中超重或肥胖的人数减少了 7.7%。[54] 无糖汽水也不宜饮用，因为其中的人造甜味剂会改变肠道菌群，导致肥胖症。

　　酒精饮料基本上等同于液态糖，因为它们要么是小麦的衍生物，要么是糖（如葡萄酒和朗姆酒）的衍生物。在由国家防止酒精滥用与酒精中毒研究所、膳食补剂办公室和国立卫生研究院糖尿病、消化与肾病研究所共同举办的以"酒精摄入导致的医学后果"为主题的研讨会上，与会者得出以下结论：酒精可促进革兰阴性菌在肠道内的生长，从而造成肠黏膜通透性增加（肠漏）。建议有兴趣者继续阅读下面的内容：

　　酒精可促进革兰阴性菌在肠道内的生长，进而导致内毒素累积。革兰阴性菌和肠道上皮细胞对酒精的代谢会导致乙醛在体内蓄积，乙醛可提高紧密连接蛋白和黏合连接蛋白的酪氨酸磷酸化，进而增加肠黏膜通透性。此外，酒精诱导产生的一氧化氮可能与微管蛋白产生反应，增加肠道对内毒素的通透性，该机制可能造成微管损伤，进而破坏肠道的屏障功能。[55]

　　我引述这段话的目的是什么呢？酒精会使微管（神经细胞的骨架）蛋白损伤，从而产生高水平的微管蛋白抗体，此抗体是脑部炎症的生物指标之一。这是肠道问题导致脑部炎症及脑漏的一个实例。

　　酒精（包括优质葡萄酒）会损伤肠道，增加肠黏膜通透性（肠漏），并导致肠道菌群失调。如果你正在实施某项肠道修复方案，在此期间应避免摄入酒精。为了给身体留出喘息的机会，我建议在实施方案的前 3 周不饮烈酒。此后，你可以尝试饮用无麸质葡萄酒、啤酒和蒸馏酒。随着时间的推移，你可能逐渐发现戒酒没有那么困难。我们必须基于现实来评估损伤的触发因素。如果你和往常一样开始恢复每天饮用一杯葡萄酒，你会发现已经"好转"的病情将再次发作，因为这些饮料中含有糖。此时，你必须重新评估饮酒的必要性。

埃里卡·卡苏利（Erica Kasuli）是一位注册营养师兼注册膳食营养师，兼任全球著名的阿门医学中心（Amen Clinics）营养科主任。她告诉我，应从不同的角度看待饮食转变过程。她说过一句很有哲理的话，我经常转述给患者："重要的不是完全排除，而是学会替代。"微小的改变终将带来巨大的影响。所以，如果你希望做无麸质烘焙食品，请将糖替换为原蜜。原蜜与精制糖存在较大的区别，它是一种天然食物，含有较高的营养成分。建议将本地原蜜作为首选，这样你不易对花粉产生敏感。

为了避免隐形糖，请仔细阅读食品成分表，查看是否包含下列名称：

- 龙舌兰糖浆
- 龙舌兰汁
- 纯天然甜味剂
- 阿斯巴甜
- 巴巴多斯（Barbados）糖
- 甜菜糖
- 精制细砂糖
- 玉米淀粉
- 玉米甜味剂
- 玉米糖浆
- 黑糖
- 枣糖
- 枣糖浆
- 糊精
- 双糖
- 浓缩甘蔗汁
- 无花果露
- 过滤蜂蜜
- 果糖
- 浓缩果汁
- 红糖
- 甘蔗糖
- 甘蔗糖浆
- 焦糖
- 澄清葡萄汁
- 浓缩果汁
- 乳糖
- 黄砂糖
- 淡色糖
- 淡糖浆
- 低热量糖
- 低热量糖浆
- 甘露醇
- 改性食用淀粉
- 单糖
- 天然糖浆
- 花蜜
- 多糖
- 糖粉
- 葡萄糖浆

- 水果糖
- 水果甜味剂
- 半乳糖
- 葡萄糖
- 丙三醇
- 砂糖
- 瓜尔胶
- 浓缩糖浆
- 高果糖玉米糖浆
- 氢化葡萄糖
- 转化糖
- 转化糖浆
- 棕榈糖
- 木糖醇
- 粗糖
- 核酸糖
- 大米麦芽
- 大米糖浆
- 糖精
- 山梨糖醇
- 高粱饴
- 高粱糖浆
- 酱油
- 善品糖
- 黑红糖
- 蔗糖
- 分离砂糖
- 白糖

作为糖的一种形式，葡萄糖是人体内所有细胞的主要能量来源。由于大脑中的神经细胞众多，因此是最需要能量的器官，消耗了身体约一半糖的能量。大脑的功能（如思考、记忆和学习）与葡萄糖水平、大脑对葡萄糖的利用效率密切相关。如果大脑无法获取足够的葡萄糖，便无法分泌大脑的"化学信使"——神经递质，神经元之间便无法正常交流。此外，低血糖症作为一种糖尿病常见并发症，可导致与注意力不集中和认知功能障碍有关的大脑损伤。[56]

少量的糖对人体有益，过量的糖则带来负面效应。当孩子吃下一块糖之后，其血糖水平会先升高，约 45 分钟之后骤降，酗酒者也是如此。我的导师乔治·古德哈特博士将醉汉分为两种：

- 一种是坐在角落里郁郁寡欢、不参与活动也不说话的人；
- 一种是咄咄逼人、大嗓门、极度活跃甚至诉诸暴力的人。

当前，我们将后一种称为注意缺陷多动障碍，而且这种疾病已经出现在儿童（和成人）身上。不同的是成年人在公共场合比儿童更有自制力。

避免无意识暴露

　　无意识暴露（如误食麸质、乳制品、糖）会阻碍你成功实施饮食方案。遗憾的是无意识暴露是许多人即使"严格"遵循无麸质饮食，病情也无好转的主要原因。事实上，我收治的绝大多数食物敏感患者都在努力坚持健康饮食，但他们仍然疾病缠身，只因他们在不知情的情况下摄入了致敏食物。

　　为了确保完全康复，我们需要为身体提供必需的营养补剂。据我所知，随餐补充消化酶是较为有效的方法。胰腺和小肠可分泌天然消化酶，消化酶负责将食物分解成身体能够吸收的营养物质。为了充分消化无意识摄入的麸质，你可以额外补充特定的消化酶，以保护你免受常见过敏原的影响，如小麦、乳制品、大豆、蛋类、坚果、鱼类和豌豆。

　　建议每餐之前服用麸质辅助消化酶，以促进胃部的麸质完全消化。如果你食用了粗加工肉类和蔬菜之外的食物（汤、酱汁中经常含有麸质、乳制品和糖），都应补充消化酶。

　　如今市面上充斥着各种各样的麸质消化酶，但有些产品的功效不尽如人意。根据我多年的观察，某些患者服用消化酶后效果一般。研究表明，这些酶在实验中有效，但在临床实践中却表现欠佳。后来，我对消化酶无法充分发挥作用的原因进行了研究。我联系了一些研究人员（为了促进人体更彻底、快速地消化麸质，他们投入了 11 年的心血研究消化酶），并在随后的两年中，与他们合作研究导致上述现象的原因，结果令我们大吃一惊。

　　我们发现，在为人体提供保护的免疫系统中，"哨兵站岗"的位置为小肠的上部（十二指肠），此处恰好是肠胃的连接处，该区域存在树突状细胞和抗原呈递细胞（哨兵）。如果有未完全消化的蛋白质分子从胃部逸出，"哨兵"就会发出警报，激活人体的防御机制。免疫反应会在大部分维生素和矿物质被吸收的场所（十二指肠）内产生大量炎症，这就是乳糜泻的发病机理，也是对食物产生不良反应者身体不同部位出现症状的主要原因。如果正好营养不良、维生素和矿物质吸收能力下降，便会引发各种症状。

　　另外，一旦某次暴露导致免疫系统启动，它可以在未来 3～6 个月内保持活跃状态。既然食物从胃部排出时触发了警报，就应确保食物在进入小肠前被完全消化。为此，我们需要研发一种能在进食后 60 ~ 90 分钟内完全消化上述致敏食物的消化酶。我们将这种酶命名为 E3 超级消化酶（E3 Advanced Plus）。市售麸质辅助消化酶也许能起到一定的作用，但它们消化麸质的时间长达 3 ~ 4 小时，这给部分肽从胃部排出创造了机会，从而激活"站岗的哨兵"，触发全身自身免疫级联反应。所以，虽然市售麸质消化酶能够促进麸质在肠道下部的消化（服用后 3 ~ 6 小时），但它们无法阻止小肠上部已经发生的炎症级联反应。

E3 超级消化酶有益于肠道菌群健康，因为这种酶含有可为有益菌提供支持的益生元，从而为身体尤其是小肠营造均衡的环境，这是任何营养补剂都难以做到的。E3 超级消化酶还含有精选的益生菌，具有调节菌群和促进麸质消化的双重功效。

日常饮食中添加各种发酵蔬菜（富含益生元）可产生类似的效果。

修复肠漏和脑漏从漱口开始

牙龈卟啉单胞菌是引发牙龈疾病的主要细菌，这种细菌不仅会破坏肠道菌群，还会引发肠漏。牙龈卟啉单胞菌可由口腔进入血液，引发牙周炎。

除了刷牙和使用牙线清洁牙齿外，还有一个简单的方法可以保持口腔健康：每天含一小口椰子油漱口，有研究建议含 10 分钟，有些医生则建议含 30 分钟。含油漱口又被称为油拔法。在一项研究中，受试者使用椰子油漱口 30 天。结果显示，受试者的牙菌斑在 7 天后显著减少，牙龈健康也得到了改善。随着研究的进行，这两方面指标均得到了持续改善。[57] 含油漱口能够减少口腔中不应有的细菌和病毒量。[58]

我会在浴室的瓶子中放一点椰子油，需要时取出一茶匙，放入嘴中，漱几下口。椰子油味道浓、质地稠，因此开始时可能难以适应。但我现在竟然有点期待使用了，因为用椰子油漱口确实让人口气清新。

可消除炎症、修复肠漏和脑漏的营养物质

为了消除过度的炎症反应，你需要尽可能多地"关闭"促炎基因，并激活抗炎基因，以调节炎症基因表达。但在调节基因表达的同时要避免副作用和长期问题，必须双管齐下：一是选择高质量食物，有机产品最好，这是最重要的一点；二是在

饮食之外补充适当的营养物质。

　　天然维生素和矿物质的消炎作用远不如药物，但药物的副作用较大。天然抗炎物质，如维生素（维生素 C 等）、多酚（表没食子儿茶素没食子酸酯、西红柿中含有的番茄红素、姜黄含有的姜黄素等），能够通过"关闭"炎症基因或激活抗炎基因的方式调节约 1 100 种与炎症级联反应相关的基因。与药物不同的是它们不会将基因彻底"关闭"。药物虽然能够像开关一样"关闭"炎症基因，但这并非好事，因为炎症机制可使人体的"武装部队"发挥保护作用。只有过度的炎症反应才会造成问题。所以，抗炎药物"关闭"整个炎症机制会引发相关疾病，如自身免疫性疾病、抑郁症、焦虑症，甚至癌症。我们需要保留部分炎症反应能力，以应对每天都在上演的各种化学毒素"攻击"。尽管天然抗炎药物效果有限，但它们是我提倡的多效方案的组成部分，这种多效方案综合使用各种安全、天然的物质以激活多种基因，而且能够多管齐下，产生抗炎效果。

　　研究证明，绿茶能够通过基因调节修复肠道通透性，保护人体免受强效药物的损害。此外，绿茶还能保持血管弹性，维持人的思维能力——发挥神经保护作用。绿茶发挥神经保护作用的机制是减少 β–淀粉样蛋白斑块（阿尔茨海默病的特征性标志）和 α–突触核蛋白原纤维（帕金森病）的形成。[59,60,61,62] 绿茶中的活性多酚 EGCG 是一种有益的营养素，它能调控各种基因，从而产生抗炎功效。

　　绿茶对多效抗炎方案有价值吗？答案是肯定的。我们发现，绿茶确实能够激活细胞中特定基因的表达，产生抗炎功效。我一直保持每天喝绿茶的习惯，因为这也相当于一垒安打。

　　但不喜欢绿茶者认为，营养补剂市场处于监管之外，某些产品未必如宣传的那样有效，或者实际含量与标识的含量不符。他们的担忧不无道理，每个行业都有害群之马，为了赚取利润不择手段，这也突显了从可靠来源购买营养补剂的必要性。在研究营养物质对炎症、修复相关基因的有益作用时我曾阅读过数百篇文献，并因此确定了一种包含 22 种抗炎营养物质的营养方案，它们能够协同作用，共同减轻炎症，修复肠壁。我将这种营养方案传授给了不少医生，他们利用这种方案治疗了一万多名患者。据我所知，这种模式没有不良反应。

　　我推荐患者使用初乳——一种有助于修复肠漏的天然营养物质。初乳是哺乳动物分娩后 3～5 天由乳腺分泌的乳汁。初乳中含有新生儿赖以抵御疾病的抗体，其对基因的调节作用是其他物质无法比拟的。我们发现，初乳含有生长因子，以及

"关闭"新生儿肠上皮细胞间紧密连接（胎儿在子宫内的肠道屏障是完全通透的）所需的激素，可以全面保护肠道健康。对于成年人来说，初乳也能启动相同的基因，有助于修复肠壁损伤，恢复肠道完整性，"关闭"紧密连接。同时，初乳也能调节肠道炎症基因。此外，初乳还能促进有益肠道细菌的定植。

初乳中大约有 1/4 的固形物是免疫球蛋白抗体（IgG、IgE、IgA、IgD），新生儿需要这些抗体来定植肠道菌群。IgG 能够为新生儿提供保护，使他们免受病毒、霉菌、真菌和寄生虫的侵害。对于成年人来说，初乳具有相同的功效。初乳还能激活修复小肠绒毛的基因，促进乳糜泻患者重新长出小肠绒毛。正如全球著名初乳研究专家安德鲁·基奇（Andrew Keech）博士在我发起的麸质峰会上所言："虽然健康食品商店货架上有不少帮助修复受损肠道的'单音符'，但只有初乳才能演奏出完整的'交响乐'。"

我们可以通过补充牛初乳来修复肠道，因为牛初乳中的肽与人体内的相似。事实上，这些肽作为初乳的免疫成分，在所有哺乳动物体内是完全相同的。但遗憾的是市售初乳的质量参差不齐，建议购买未使用抗生素或牛生长激素的草饲牛分泌的初乳。对于大多数成年人来说，摄入初乳的建议剂量为每天一勺。

虽然初乳被认定为一种乳制品，但它属于典型的低致敏蛋白，且酪蛋白含量极低。如果你对乳制品敏感，请在服用之前咨询医生，以判断你是否适合食用初乳。

每当我遇到对乳制品敏感的患者，都会建议他坚持食用初乳至少两个月，因为初乳能够激活更多的基因，从而减轻炎症、修复肠道，效果优于其他食物或营养补剂。此外，我还要求患者禁食其他乳制品。如果你在此期间出现任何症状，如放屁、腹胀、腹痛等，请立即停止食用初乳。通过临床实践，我发现该方案对 70% ~ 80% 的乳制品敏感患者有效。

其他对于营造健康肠道环境起重要作用的营养物质包括：

维生素 D

维生素 D 在治疗肠黏膜通透性方面具有独特作用，因为它负责监督紧密连接。紧密连接即肠道细胞间的缝隙，大量未消化的大分子物质可通过这些缝隙进入血液。连蛋白将肠道细胞紧密连接在一起，肠道细胞类似于鞋带。大多数情况下，"鞋带"系得很紧，有时会稍微放松，允许小分子物质通过细胞间隙。随后，免疫系统对其进行甄别，并根据甄别结果决定是允许其进入血液还是直接将其清除，这就是人体从食物中吸收维生素和矿物质的机制。但如果"鞋带"完全松开，更大的分子物质会从紧密连接处进入血液。

如果人体缺乏维生素 D，"鞋带"便系不紧。因此，许多自身免疫性疾病在远离赤道的国家更常见，这些地区日照不足，人体内合成的维生素 D 较少。

维生素 D 是多种肠道有益菌的"燃料"。事实上，维生素 D 有数百种益处。我曾在前文提到过受体的作用。睾酮不会进入甲状腺受体，胰岛素也不会进入雌激素受体，依次类推。但人体细胞中只有两种物质具有受体，这意味着人体内的每个细胞都需要这两种物质：一是甲状腺激素，它是一个恒温器，控制着所有细胞的温度和代谢活动。二是维生素 D，人需要每天摄入维生素 D，因为所有细胞都需要它。

太阳光能够转化皮肤中低密度脂蛋白胆固醇构成的激素。不少人认为，低密度脂蛋白有害，但事实并非如此。过量且类型错误的低密度脂蛋白的确有害，但皮肤中的胆固醇可在阳光的作用下转化为维生素 D。

专家建议每天正午日光最强烈时晒太阳 15 分钟，并确保阳光能够照射到胳膊和腿。15 分钟持续的阳光照射不会伤及皮肤，只会提高体内的维生素 D 水平。此外，所有人每年都应做一次维生素 D 血液检测，最好在春季进行，因为人的太阳辐照量在冬去春来时最低。维生素 D 血液检测有助于你发现冬季日照不足的问题，并判断你的维生素 D 水平是否正常。重要的是没有维生素 D 我们的细胞便无法正常工作。维生素 D 缺乏可能影响大脑功能，或造成肠黏膜通透性增加，或给你的肝脏、肾脏带来问题，还可能导致细胞功能失常。

谷氨酰胺

胃肠道是人体内消耗谷氨酰胺最多的器官，肠内壁上皮细胞以谷氨酰胺为主要"燃料"。谷氨酰胺有助于保护受损的肠道，并激活促进肠道修复的基因。

如果你有酵母菌感染史，应密切监测自己的谷氨酰胺摄入量，因为这种氨基酸能够促进酵母菌生长。谷氨酰胺还是免疫细胞的"燃料"，有助于免疫细胞在肠道内产生健康的炎症反应。但是如果炎症已经出现，谷氨酰胺有可能会使炎症加剧（虽然罕见，但确实会出现）。所以，我经常告诉患者，如果对谷氨酰胺的反应不佳，建议先停用几周，继续服用其他营养素，几周后再恢复服用谷氨酰胺。

鱼油

鱼油是一种极为有效的营养补剂，能够通过激活或"关闭"多种基因以发挥抗炎功效。鱼油可降低心血管疾病（以中风和急性心肌梗死为主）的发病风险，降低血压，并增强大脑功能。

鱼油的主要成分是二十碳五烯酸（EPA）和二十二碳六烯酸（DHA）。EPA 具有抗炎特性，能够激活肠道中的抗炎基因，同时"关闭"炎症基因。DHA 对胎儿大脑发育及两岁前的视网膜发育发挥着重要作用。大脑细胞膜的 35% 由 ω–3 脂肪酸构成。因此，如果没有这些构成强健脑细胞的有益脂肪，身体只能将其他脂肪作为替代原料。如果你吃了炸薯条等油炸食品，身体便将其中的脂肪作为大脑细胞的原料，但这些脂肪非常黏稠，不易通过细胞膜。

脑细胞间的交流方式是一个脑细胞存储的化学信息穿过细胞膜，传递给邻近的脑细胞。但如果你的饮食中充斥着不健康的脂肪，信息便无法从一个脑细胞无缝地传递给另一个脑细胞，所以，补充富含 ω–3 脂肪酸的鱼油可使儿童的智商提高 3% 以上（效果相当显著）。补充鱼油有助于将脑细胞膜中的有害脂肪排出，从而改善大脑功能。

ω–3 脂肪酸只能通过饮食获得，因为身体无法直接生成。鱼肉富含 ω–3 脂肪酸，但由于很多鱼类无法放心食用，补充高质量的鱼油补剂（已通过重金属等化学污染物检测）就成为人们获取这些必需营养素的理想方式。研究显示，成年人服用 3 克治疗剂量的 ω–3 脂肪酸不但效果出众，而且非常安全。

益生菌

与发酵食品相同，益生菌支持肠道菌群的机制也是引入有益菌。虽然我们早在 30 年前就知道应给患者服用益生菌，但当时能参考的科学数据极为有限，我们能给出的建议只是"服用益生菌，多多益善"。但如今我们了解到，肠道菌群中有成千上万种不同的有益菌可与益生菌发生积极反应，但目前仍有不少问题尚未解决，即大量服用某些益生菌会出现什么问题。在解决该问题之前，适量服用多种益生菌比大量服用某一种似乎更妥当。

所以，我强烈建议你通过完全发酵蔬菜（而非营养补剂）获取益生菌。你还可以扩大发酵蔬菜的种类范围，因为每种蔬菜都含有不同的有益菌。

此外，我建议你在食用发酵蔬菜的同时服用混合益生菌胶囊。益生菌补剂应含有下列菌种：乳酸菌、双歧杆菌（最常见菌科）、枯草芽孢杆菌（能使双歧杆菌的数量增加 5 倍以上）和布拉迪（boulardii）酵母菌。

适应原

2012 年春季的一天，姐姐给我打电话说："是时候回家看看了。"我母亲患有脓毒血症，当时已经昏迷了 8 天，对任何刺激均无反应。接到消息后我迅速收拾行囊，订了最早的航班，踏上回家的路。到家我就要决定是否撤掉母亲的静脉输液和监控设备了。

凌晨两点多，我抵达姐姐家。所有人都已经入睡，我径直来到母亲的房间，发现她躺在病床上，身子像胎儿一样缩成一团，眼睛半睁着，样子十分痛苦。我吻了她一下说："妈妈，我回来了。"但没有任何回应。

随后，我回房休息。当我打开行李时，发现最上层放着一瓶我几周前才开始服用的适应原草本精华。开始服用这种草药之后，我对自己的变化感到吃惊，我的精力得到了显著改善。我心里突然有了一个想法，自言自语地说："为什么不试试呢？"于是，我回到母亲的房间，将她的头侧放，向她嘴里滴了几滴适应原草本精华，然后回房睡觉。两个小时后，我再次起床，又给她滴了几滴。

第二天一早，姐姐看到我在给母亲滴东西，问道："那是什么？"

"我正在尝试的一种新产品，能够极大地改善人的精神状态，所以我想给母亲试用一下。"

"没有坏处就行，"姐姐答道。

临终关怀医院每天早上 8 点派人来陪护母亲，给她洗澡，播放弗兰克·西纳特拉（Frank Sinatra）的专辑（我们认为她会喜欢）。安排好这些之后，我们外出了，并在约 4 个小时后回来。一进门，我们发现母亲竟然在轮椅上坐着。

"汤……姆……你……好……呀。"

看到此情此景，我们一时语塞，姐姐开始哭了起来。我吃惊地看着母亲，最后挤出了几乎所有良医在那种情况下都会说的一句话："给她服用适应原草本精华，每天 4 次，每次 80 克！"

我立刻明白了母亲身上发生了什么，但我仍然不敢相信，这种适应原配方中的草药激活了母亲肠道和大脑中的基因，减轻了炎症，激活了她的意识。随着调光开关的转动，车灯亮了起来。我将母亲从"悬崖"边拉了回来，她靠着草本制剂又撑了 6 周。母亲再也没有喊疼，每餐都坚持让人推着坐到餐桌旁，而且她还在某种程度上与我们进行互动。例如，她听到笑话时会微笑，甚至有一次因生气而大喊！

有了这次经历后，我一回到加州就找到了适应原生产商的人，并将我母亲的经历告诉了他。他惊得下巴都快掉了下来，因为他也是第一次听说自己的产品竟然有如此奇效。我对此深信不疑，后来成为这家企业的医学总监。

"适应原"一词是俄罗斯科学家尼古拉·拉扎雷夫（Nikolai Lazarev）博士于20世纪40年代对刺五加进行研究后提出的。1968年，以色列布里克曼（I.Brekhman）博士和达迪莫夫（I.V.Dardymov）博士正式将适应原定义为具有下列3个特征的植物：

- 不含毒素，能够长时间安全服用；

- 能够产生非特异性生物反应，提高身体应对多重压力的能力，包括躯体应激、化学应激和生物应激。这意味着适应原不会像药物那样具有靶向性，而是对于全身产生有益功效；

- 具有恢复平衡的作用，无论应激源从哪个方面使人失衡，适应原都有助于系统恢复平衡。如果系统过度活跃（焦虑），适应原能使我们平静下来；如果系统过于不活跃（抑郁），适应原会"打开车灯"，"照亮"我们。

《纽约科学院年鉴》（Annals of the New York Academy of Sciences）2017年刊登的一项相关研究将适应原的定义概括如下："适应原是一种应激反应调节剂，可通过增加生物体的适应和生存能力以增强其对压力的非特异性抵抗。"[63] 我认为该定义较为贴切。在过去的4年里，我见证了许多令人难以置信的效果。我坚信，适应原在恢复人体健康方面发挥着不可或缺的作用。我们在功能医学研究院的年会上发布了一种名为"雾刀"（Fog Cutter）的产品。该产品在促进大脑适应和抵抗压力方面效果显著。以下为雾刀含有的适应原成分及其科学依据。

- 假马齿苋：9项研究证实，在服用假马齿苋提取物的受试者中有11.2% ~ 17.9% 的人的认知功能得到了改善，反应时间减少了9% ~ 12%。[64] 另一项研究显示，在服用假马齿苋提取物后，老人的词汇回忆能力和记忆力得分有所提高。[65] 此外，假马齿苋还被证明能增加大脑供氧量，减少氧化应激，降低应激激素水平，延缓神经功能老化。[66]

- 灵芝：灵芝是一种真菌，可在毒素暴露时为海马体（记忆中心）提供保护，确保神经元不会因炎症而死亡，同时提高人的认知能力。[67]

- 南非醉茄：在一项针对成年人轻度认知障碍的研究中，服用南非醉茄8周的受试者，"在即时记忆、一般记忆、执行能力、持续注意力和信息处理速度方面得到了显著改善"。[68] 另一项研究证明，南非醉茄能够"恢复脑源性神经营养因子（一种对大脑活力和细胞生长至关重要的激素）水平"，还能促进"其他突触调节因子的表达，该因子与突触可塑性密切相关（对大脑的适应和成长能力极其重要）"。[69] 在第 3 项研究中，成年男性受试者服用南非醉茄 2 周。科研人员注意到，"简单反应、选择辨别、数字符号转换、数字敏感和卡片分类测试显示，他们的反应时间得到了显著改善"。

· 罗勒（圣罗勒）：在对涉及 1 111 人的 24 项研究进行综述分析后，研究人员得出结论："使用罗勒的临床预后良好，未造成任何重大事故。这些研究填补了传统方法的空白，并且证明罗勒能够有效治疗与生活方式相关的慢性疾病，包括代谢综合征和心理应激。"大脑功能的改善包括认知灵活性的提升和注意力的改善。15 天后，受试者的注意力增强，压力的相关症状减轻，生理年龄评分显著降低（细胞功能年轻化），焦虑和抑郁症状减轻。[70]

· 冬虫夏草：冬虫夏草能够保护大脑免受毒素的侵害。

· 积雪草：积雪草有助于恢复神经系统的活力，增加专注力和注意力持续时间。一项研究证实，积雪草可保护大脑不受 β–淀粉样蛋白（阿尔茨海默病出现的斑块）神经毒性的侵害。[71]

· 黄芩：一项研究证实，黄芩具有抗炎作用，并能保护细胞免受 β–淀粉样蛋白斑块的侵害。[72]

目前针对雾刀所含成分的研究已有数百项。

阅读营养补剂和药物标签，避免问题成分

营养补剂及药物中都可能含有少量的麸质、乳制品和糖。所以，在服用任何产品之前都应仔细阅读标签，寻找麸质等的蛛丝马迹。目前政府部门制定的有关标识的规定并不要求营养补剂和药物对含麸质情况进行特别的标注。虽然营养补剂和药物通常不含麸质，但麸质有可能作为黏合剂或其他非活性成分加入其中。通常用来吸收药片水分以延长保质期的淀粉中含有麸质。如果某种产品标明含有淀粉，则应确定其淀粉来源。麦芽糊精是主要的问题成分，其原料主要为玉米、大米、小麦和土豆。

片剂和胶囊是麸质的最大潜在来源，因为它们的添加剂（如吸收剂、保护剂、黏合剂、着色剂、润滑剂、膨松剂）中可能含有麸质，这些添加剂的主要成分可能是合成材料，也可能是提取自植物或动物的天然成分。尽管美国食品药品监督管理局认为它们无活性，人类可以放心使用，但它们仍然可能是潜在的过敏原。

人们通常认为，甘露醇和木糖醇相对安全。二者均为精制糖醇，对于大多数人来说不会产生问题，即使其中的某些成分源自小麦。药物中还存在其他安全的添加剂，包括二氧化钛、乳糖（除非你对乳糖敏感）、明胶、糊精和硬脂酸镁。

　　应该始终遵循的一个原则是无论开什么处方药都应提醒药剂师选择无麸质药品。你应该要求药剂师告诉你药品中所含的成分，或者要求他们为你提供药品的相关说明文件。此外，还可以要求他们帮你查证，或者告诉你如何联系药品制造商。

　　然而找出营养补剂中的隐形麸质来源并非易事。健康食品店员工的工作能力或许十分突出，但大多数人并未接受过营养成分和添加剂方面的专业培训。向你推荐营养补剂的医务人员通常能像药剂师一样回答你的问题。即使不知道产品的成分，他们也有查证的渠道。

　　此外，建议你将每一次服用的营养补剂或药物都当作新药，小心对待。制药公司经常改变处方药的配方，仿制药在非活性成分方面与品牌药并不完全相同，非处方药也是如此。所以，你要仔细阅读药品说明书，并避免摄入下列成分：

- 酒精
- α–生育酚
- α–生育三烯酚
- 燕麦
- 大麦
- 大麦 β–葡聚糖
- 大麦麸皮
- 大麦草
- 大麦叶
- 大麦粉
- β–葡聚糖
- β–聚糖

- β–生育酚
- β–生育三烯酚
- 啤酒酵母
- 焦糖色
- 谷物纤维
- 柠檬酸
- 交联淀粉
- D–α–生育酚
- D–β–生育酚
- δ–生育三烯酚
- 右旋糖酶

- 糊精（如未指定来源，糊精通常源自玉米或土豆，二者为可接受来源，但有时也源自小麦）
  - D-γ-生育酚
  - γ-生育酚
  - γ-生育三烯酚
  - 二棱大麦
  - 栽培大麦
  - 麦芽糊精
  - 麦芽糖
  - 混合生育酚
  - 混合生育三烯酚
  - 改性淀粉
  - 燕麦葡聚糖
  - 燕麦麸
  - 燕麦提取物
  - 燕麦纤维
  - 燕麦草
- 糊精麦芽糖
- 预糊化改性淀粉
- 黑麦草
- 黑麦草花粉提取物
- 黑麦
- 羟基乙酸淀粉钠
- 淀粉
- 醋酸生育醇酯
- 琥珀酸生育酚
- 小麦
- 维生素 E
- 麦麸
- 小麦胚芽提取物
- 小麦胚芽油
- 小麦蛋白
- 小麦淀粉
- 黄原胶
- 酵母

第九周行动方案：汇总饮食建议

本周的主题为生物化学因素。能够认识到摄入的食物可能受常见炎症环境诱因的影响，这是可以对自身健康"金字塔"做出重大改变的方面之一。如果只能解决健康问题的一个方面，那么最有可能解决的就是生物化学因素，因为你只需采取简单的措施：避免有害食物，食用有益食物。当你开始排除致敏食物时相当于已经停止了向自身免疫"火上浇油"。

作为健康"金字塔"4 个方面之一的生物化学因素事关健康大脑的再生。为了实现这一目标，我们必须做到：

避免摄入麸质、乳制品和糖，停止"火上浇油"的行为；

尽量选择本地食品或有机食品，以排出体内累积的毒素；

服用富含抗氧化物质的营养补剂（如初乳、鱼油、维生素 D 和绿茶）"关闭"基因，消除炎症级联反应；

利用适应原草本制剂激活基因，重新生成健康、有活力、有韧性的细胞。

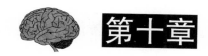

第十章

大脑修复食谱

我是一名"相当出色"的厨师，虽然称不上大厨，但厨艺也还不错。即便如此，我也无法做出所有的美味供你和家人选择。因此，我向健康、医疗和教育系统的朋友发出请求："请给我发一份你最喜爱的早餐、午餐和晚餐食谱，我要将它写入书中。"而且我为入选食谱制定了下列标准：

- 易于制作；
- 无麸质、无乳制品、无糖；
- 适合全家食用（所有家庭成员都能接受）；
- 有益于大脑健康。

我将符合以上标准的食谱整理在本章中。这些食物我都亲自尝过，口感上乘。希望你能从中找到对你和家人均有益的食谱。重要的是它们并非一般的食谱，提供者也非普通人。例如，其中食谱提供者丽莎·施蒂莫（Lisa Stimmer）是真正意义上的大厨；其余提供者均为全球卫生保健领域的专家，这些食谱是他们多年来的研究成果，他们唯一的愿望就是使大众拥有健康的大脑。我希望这些食谱不仅能激发你的食欲，还能为你的免疫系统提供能量，促进健康脑细胞的重生。

现在，让我们尽情享受美味吧！

早餐

藜麦早餐

提供者：特雷弗·凯茨（Trevor Cates）

分量：1 ~ 2 人份

原料：

2 茶匙椰子油

1/2 个苹果，保留果皮，切成小丁或小片

1/2 杯熟藜麦

2 汤匙南瓜子

1 汤匙椰蓉

肉桂粉少许

甜叶菊粉少许

做法：

1. 取一口炖锅，倒入椰子油，倒入苹果丁，使其裹上油，开火炒热。

2. 倒入藜麦、南瓜子、椰蓉、肉桂粉和甜叶菊粉，小火加热，同时不断搅拌。趁热食用。

健脑功效：

南瓜子含有左旋色氨酸，能够缓解抑郁，提高大脑中 5- 羟色胺的水平，5- 羟色胺具有调节情绪的作用。[1]

南瓜核桃脆冻糕

提供者：艾伦·克里斯蒂安森（Alan Christianson）

分量：2 人份

原料：

1/4 杯南瓜罐头

1/2 有机香梨，切碎

3/4 杯无糖椰子酸奶

1 汤匙碎核桃

1 茶匙蜂蜜

做法：

将所有食材放入一只碗中，拌匀，冷藏后食用。

健脑功效：

核桃的形状有点像大脑，这是有原因的。核桃是 ω–3 脂肪酸的优质来源，而 ω–3 脂肪酸对大脑健康至关重要。此外，核桃还能增加肠道有益菌的种类，从而提高肠道分泌的大脑必需的化学物质（如 5- 羟色胺）含量。

众所周知，南瓜极具药用价值。深橙色果肉不但富含有益健康的抗氧化物质，而且具有抗炎功效。[2]

E3 能量强化型巧克力薄煎饼

提供者：希瑟·杜贝（Heather）、达米安·杜贝（Damian Dube）

分量：2 人份

原料：

1 杯亚麻籽饼粉

1 茶匙生可可粉

2 勺乳清蛋白质粉

2 个鸡蛋

1/2 杯有机低脂椰子奶

1/8 茶匙盐

2 汤匙无糖生可可粒

30 克核桃，切碎

1/2 杯冷冻有机蓝莓

2 茶匙有机粗制椰子油

椰子花蜜（可选）

做法：

1. 取一只口径为 20 厘米的不锈钢长柄铸铁平底煎锅，中火加热 3 ~ 5 分钟。

2. 将亚麻籽饼粉、生可可粉和乳清蛋白质粉倒入碗中，搅拌，直至混合均匀。

3. 倒入鸡蛋和椰子奶，继续搅拌，直至完全混合、无硬块为止。加入盐、生可可粒、核桃和蓝莓。

4. 取中号长柄平底煎锅，中低火加热，倒入椰子油。舀一汤勺糊糊，均匀摊在预热好的长柄煎锅中。煎 3 ～ 4 分钟（操作时间可能存在差异），使用小铲翻面。待煎饼煎好后盛至盘中。

5. 重复进行第 4 步，直到所有面糊用完。待所有煎饼煎好后，可根据个人口味淋上椰子花蜜。

健脑功效：

乳清蛋白质粉有助于减轻大脑中的氧化应激，提高线粒体的活性。[3]

三文鱼刺山柑蛋卷

提供者：香农·加勒特（Shannon Garrett）

分量：2 人份

原料：

4 个散养鸡蛋

2 汤匙全脂椰子奶

适量黑胡椒粉

1/2 杯野生三文鱼片

1 汤匙刺山柑，洗净、沥干

2 茶匙碎鲜莳萝

1/4 杯原味椰子酸奶

2 汤匙酥油

1 个鳄梨，切片

做法：

1. 将鸡蛋、椰子奶和黑胡椒粉倒入碗中，拌匀备用。

2. 将三文鱼片、刺山柑、莳萝和椰子酸奶倒入另一只碗中，拌匀备用。

3. 取一口长柄平底煎锅，以中高火将酥油融化。当酥油冒泡时倒入鸡蛋糊，同时调至中低火。待鸡蛋凝固后将三文鱼片倒入锅中央，并小心地将鸡蛋卷成卷。再煎几分钟，直到熟透为止。做好后立即食用，可以放入鳄梨片做装饰。

健脑功效：

三文鱼含有丰富的 ω-3 脂肪酸，不仅具有抗炎效果，也是维持大脑健康的必需营养物质。

盐渍三文鱼早餐沙拉

提供者：兰迪·哈特内尔（Randy Hartnoll）

分量：2 人份

原料：

$1^1/_2$ 汤匙有机特级初榨橄榄油

1/2 汤匙鲜柠檬汁

1/2 茶匙芥末酱

适量盐和黑胡椒粉

2 ~ 3 大把羽衣甘蓝（或其他质地较硬的绿叶蔬菜）

1/2 根黄瓜，可根据个人喜好去皮，纵向切开，切成薄片

1/2 个鳄梨，切成薄片

100 克盐渍三文鱼，解冻并切成片

2 个有机鸡蛋

做法：

1. 取一只大号沙拉碗，倒入橄榄油、柠檬汁、芥末酱、适量盐和黑胡椒粉，拌匀。放入沙拉甘蓝（或其他质地较硬的绿叶蔬菜），与调料拌匀（在使用甘蓝等硬绿叶蔬菜时，为了更好地使其入味，建议提前腌渍）。

2. 将腌渍好的沙拉甘蓝分为两份，分别盛在两个大盘子中，撒上黄瓜和鳄梨片，再各放上一半盐渍的三文鱼片，放置一旁备用。

3. 取一口小炖锅，将鸡蛋放入，倒水使其没过鸡蛋。将水煮开，调至文火，继续煮 6 ~ 10 分钟，具体时间根据个人喜好而定（我一般将鸡蛋煮至半熟到全熟之间）。将鸡蛋冰浴 2 ~ 4 分钟，小心地剥掉蛋壳。

4. 将一个鸡蛋放在一份沙拉上，待鸡蛋温度适宜时食用。

健脑功效：

羽衣甘蓝是一种富含抗氧化物质（叶黄素和玉米黄质）的绿叶蔬菜，被认为能够改善人的视觉和认知功能，还具有抗炎特性，能够改善大脑结构，促进大脑发育（尤其是儿童），甚至还能预防眼部疾病。成年人饮食中的叶黄素含量越高，其认知能力越强。[4]

蓝莓奇亚籽粥

提供者：奥申·罗宾斯（Ocean Robbins）

分量：2 ~ 4 人份

原料：

1/2 杯奇亚籽

2 杯有机或非转基因冷藏大豆奶（或杏仁奶、米乳）

2 汤匙枫糖浆

1 茶匙香草精

2 杯新鲜或冷冻蓝莓

做法：

1. 将奇亚籽和大豆奶倒入罐子中，搅拌，直至所有种子没入奶中。将罐子放入冰箱中冷藏，浸泡 8 小时或一夜。

2. 将罐子取出，加入枫糖浆、香草精和蓝莓。再将混合物倒入碗或杯子中。

健脑功效：

奇亚籽富含 ω–3 脂肪酸，有助于激活基因，减轻肠道和大脑炎症。

蓝莓含有膳食类黄酮，可为大脑提供多方面保护：保护神经元免受神经毒素侵害，抑制大脑炎症，促进记忆、学习和认知能力。因此，终生食用富含类黄酮的食物有助于抑制与神经紊乱相关的神经退化，同时预防或逆转认知功能的正常或异常恶化。[5]

花菜泥鸡肉墨西哥卷饼

提供者：伊莱恩·德·桑托斯（Elaine de Santos）

分量：4 人份

原料：

1 大棵花菜，切成小块，蒸熟

1 茶匙柠檬皮粉（确保将柠檬皮磨成细末）

1/2 茶匙大蒜粉

1/2 茶匙孜然粉

2 汤匙椰子油，分成两份

适量盐和黑胡椒粉

2 块无骨去皮鸡胸肉，切成小块

4 大片绿莴苣叶

1/4 杯碎鲜香菜叶

做法：

1. 将花菜、柠檬皮粉、大蒜粉、孜然粉、一汤匙椰子油、适量盐和黑胡椒粉倒入搅拌机中进行间歇性搅拌，直到所有食材混合均匀为止。

2. 取中号长柄平底煎锅，中低火加热，倒入剩余的一汤匙椰子油。倒入鸡块，根据个人口味撒入适量盐和黑胡椒粉调味。约煎 10 分钟，或煎至鸡胸肉熟透为止。

3. 取一片莴苣叶，将第 1 步的混合物倒在上面，再倒上鸡胸肉，撒上香菜叶，最后将菜叶卷起来即可食用。

健脑功效：

花菜中的某些成分能够促进神经细胞之间的联系。

焗鸡肉西葫芦

提供者：伊莱恩·德·桑托斯（Elaine de Santos）

分量：4 人份

原料：

450 克培根，切碎

2 大块无骨去皮鸡胸肉，切成小块

1 棵中等大小的葱，切成薄片

2 瓣大蒜，切成末

2 杯冷冻菠菜，解冻并沥干汁水；或 6 杯新鲜菠菜

1 杯罐装全脂椰子奶

1 汤匙椰子油

2 个中等大小的西葫芦，刨丝

适量肉豆蔻末

适量盐和黑胡椒粉

做法：

1. 将烤箱预热至 220℃。

2. 取一口长柄平底煎锅，中火加热，倒入培根、鸡胸肉、葱和蒜末，煎 5 ~ 10

分钟，或煎至培根酥脆、鸡肉呈棕黄色且葱软嫩为止。再倒入菠菜，盖上锅盖，放置一旁备用。

3.取一只大碗，倒入椰子奶、椰子油、西葫芦、肉豆蔻末、适量盐和黑胡椒粉，拌匀。取一只大号烤盘，将一半西葫芦糊铺在烤盘上，再将全部培根混合物倒在上面，然后将剩余的西葫芦糊倒在培根上。将烤盘放入烤箱中烤35分钟，或烤至西葫芦发嫩、鸡肉熟透、食材起泡为止。

4.取出烤盘，冷却至少15分钟，然后切开，趁热享用!

健脑功效：

椰子油中含有健康的中链甘油三酯，能够为所有大脑细胞的"发电机"——线粒体提供"燃料"。

英式松饼（5分钟做好、无麸质、无乳制品）

提供者：丽莎·施蒂莫（Lisa Stimmer）

分量：2人份

原料：

1个鸡蛋或2个蛋清（如果不喜欢鸡蛋的腥味）

1汤匙椰子油（或杏仁油、鳄梨油、葡萄籽油，化开）；酥油亦可，化开

1汤匙纯枫糖浆或龙舌兰糖浆

2汤匙水

1/2茶匙香草精

1/4茶匙盐

1汤匙椰子粉

1汤匙车前草壳粉或薄片

1/4茶匙苏打粉

3汤匙杏仁粉 *

适量肉桂粉（可选）

适量葡萄干或蔓越莓干（可选）

做法：

1.将鸡蛋、椰子油、枫糖浆、水、香草精和盐倒入碗中，搅拌均匀。

2.倒入椰子粉、车前草壳粉和苏打粉，搅拌均匀。

3. 将两个可微波炉加热的 8 厘米松饼模涂好油，倒入面糊。将松饼模放入微波炉，高火加热 3 分钟后取出，将松饼切成两半，再烤 2 分钟即可。

* 如果不喜欢吃坚果，可以用 3 汤匙椰子粉代替杏仁粉。

注：这道美食有另一个版本，即加入 1/4 茶匙肉桂粉和 2 汤匙葡萄干或蔓越莓干，制成英式葡萄干松饼。

健脑功效：

鸡蛋含有胆碱（细胞膜的基本成分），在大脑和记忆力发育中起着重要作用。[6]

洋蓟菠菜希腊煎蛋卷

提供者：伊莎贝拉·温兹（Isabella Wentz）

分量：4 人份

原料：

10 个鸡蛋

1 杯碎洋蓟心，用水提前浸泡

1 个大番茄

100 克鲜嫩菠菜，切碎

2 瓣大蒜，切成末

2/3 杯碎绿橄榄

1/2 茶匙干百里香

1/2 茶匙甘牛至

适量盐和黑胡椒粉

2 汤匙椰子油

做法：

1. 取一只大碗，将椰子油以外的所有食材倒入，搅拌均匀。

2. 取一口大号长柄平底煎锅，中高火加热。将面糊倒入锅中，加热 1 ~ 2 分钟后，待蛋卷呈棕黄色时将其对折，继续每面煎 1 ~ 2 分钟，直到蛋卷熟透为止，然后立即食用。

健脑功效：

菠菜是一种含叶绿醌、叶黄素、硝酸盐、叶酸、α-生育酚和山奈酚的绿叶蔬菜，这些成分都有助于延缓认知衰退。[7]

午餐

西班牙凉菜汤

提供者：纳内特·阿奇格（Nahette Achziger）

分量：4 人份

原料：

4 ~ 5 个罗马番茄，切成大块

1/3 根黄瓜，切成大块

1/2 个红甜椒，切成大块

1/4 个小洋葱

3/4 杯鹰嘴豆，煮熟

1 瓣大蒜

1 汤匙红酒醋

1 ~ 2 杯冰块

适量盐和黑胡椒粉

1 ~ 2 撮孜然粉

2 ~ 3 汤匙特级初榨橄榄油，外加少许作浇料

做法：

1.将番茄、黄瓜、红甜椒、洋葱、鹰嘴豆、大蒜、红酒醋和冰块倒入搅拌机中，高速搅拌至均匀细腻后倒入水，使其稀释到可饮用的程度（加入冰块的目的是使这道汤在搅拌时保持冰凉）。

2.撒上盐、黑胡椒粉和孜然粉调味。

3.将搅拌机调至低速，根据个人口味淋入橄榄油。盛至小玻璃碗中，再次淋上橄榄油后即可享用。

健脑功效：

大蒜有助于降低痴呆症（包括血管性痴呆症和阿尔茨海默病）的发病风险。此外，大蒜有益于大脑健康，使人不易患神经退行性变性疾病。[8]

甘蓝三文鱼

提供者：戴夫·阿斯普雷（Dave Asprey）

分量：2 人份

原料：

2 片野生三文鱼（以野生红鲑为佳）

1 汤匙椰子油

适量海盐

3 汤匙酥油

1 捆（340 克）羽衣甘蓝，去茎，将叶子撕成片

1 汤匙新鲜碎欧芹

1 个柠檬，榨汁

做法：

1. 将烤箱预热到 160℃。

2. 取一只烤盘，铺上羊皮纸，放上三文鱼。将椰子油涂在鱼肉上，并用海盐腌渍，再淋上一汤匙酥油。然后用羊皮纸将三文鱼鱼肉裹好并密封，确保蒸汽不会逸出。

3. 将烤盘放入烤箱，烤 18 分钟，或烤至 3 分熟。

4. 同时，将羽衣甘蓝上锅蒸 3 分钟，或蒸至叶子失水。将其沥干，倒入剩余的 2 汤匙酥油，并根据个人口味加入盐。

5. 将羽衣甘蓝盛至盘中，放上烤好的三文鱼片，再淋上碎欧芹和鲜榨柠檬汁，即可享用。

健脑功效：

长期以来，酥油一直被认为可提高记忆力。经证实，酥油能够在 3 个方面促进大脑功能改善：学习能力、记忆力和回忆能力。[9]

鸡肉椰奶咖喱饭

提供者：海拉·卡斯（Hyla Cass）

分量：4 人份

原料：

1 杯有机原味无糖椰子奶（纯天然，无任何添加剂）

900 克鸡肉，切成小方块（鸡大腿或鸡胸肉，我个人倾向于鸡大腿，因为其中

含有更多的水分）

　　1 杯碎蘑菇

　　1 杯碎西蓝花

　　1 个洋葱，切碎

　　4 ~ 5 瓣大蒜，切碎

　　1 汤匙咖喱粉

　　1 茶匙鲜姜末

做法：

　　1. 取一口大号长柄平底煎锅，中火加热。倒入椰子奶、鸡肉、蘑菇、西蓝花、洋葱和蒜末，煮 15 分钟。

　　2. 倒入咖喱粉和鲜姜末，调至低火，继续煮 15 ~ 20 分钟，或煮至你认为合适的程度。做好后搭配糙米饭食用。

健脑功效：

　　蘑菇及其提取物具有多重健康功效，包括调节免疫力等。经证实，一些食用菌含有对大脑细胞有益的稀有化合物，有助于抵抗阿尔茨海默病等痴呆症。[10]

　　咖喱粉含有姜黄素，具有抗氧化、抗炎和抗淀粉样蛋白活性的功效。此外，阿尔茨海默病动物模型研究表明，姜黄素在降低阿尔茨海默病淀粉样病理异常方面具有直接作用。[11]

凉拌黄瓜沙拉

提供者：特雷弗·凯茨

分量：2 人份

原料：

2 杯有机黄瓜丁

1 杯小萝卜片

2 杯碎欧芹

1/2 杯萝卜丝

3 汤匙薄荷末

2 瓣大蒜，切成末

3 汤匙柠檬汁

2 汤匙特级初榨橄榄油

1/2 茶匙喜马拉雅（Himalayan）海盐或凯尔特（Celtic）海盐

1/2 杯南瓜子

做法：

取一只大号沙拉碗，将所有食材放入，搅拌均匀，冷藏后食用。

扁豆甜菜汤

提供者：艾伦·克里斯蒂安森

分量：3 人份

原料：

1 杯扁豆

2 茶匙小茴香

2 汤匙特级初榨橄榄油

2 根芹菜茎，切碎

3 棵中等甜菜，洗净，切成片

1 升左右鸡肉汤（或蔬菜高汤）

适量盐和黑胡椒粉

做法：

1. 取一只中号碗，放入扁豆，倒入水使其没过扁豆。浸泡 2 小时后沥干水分。

2. 取一口大号炖锅，中火加热。倒入橄榄油和小茴香，一边煎一边搅拌，直到炒香为止。再倒入芹菜茎和甜菜，继续炒 2 ~ 3 分钟。

3. 将鸡肉汤和扁豆倒入炖锅，根据个人口味撒上盐和黑胡椒粉，文火煮 30 ~ 40 分钟。

健脑功效：

扁豆具有一种特殊的功效，其中的某些成分可与侵害大脑的毒素（如砷）结合形成沉淀物，使之降低或失去毒性。

甜菜有助于改善甲基化反应，促使大脑更有效地生成各种化学物质。甜菜还富含叶酸（维生素 B），具有改善情绪、缓解抑郁的功效。认知能力下降及某些类型的痴呆症（包括阿尔茨海默病）都与叶酸水平降低有关。[12]

E3 能量强化型塔克镇（Taco）沙拉

提供者：希瑟·杜贝，达米安·杜贝

分量：3 ~ 4 人份

原料：

2 汤匙橄榄油

1 磅（约 453 克）无骨去皮鸡胸肉，切成小片

1/2 茶匙大蒜粒

$1\frac{1}{2}$ 杯粗切黄洋葱

$1\frac{1}{2}$ 杯成熟碎番茄

2 ~ 3 茶匙小茴香

1/2 汤匙辣椒粉

1 茶匙甘牛至

2 茶匙盐

$1\frac{1}{2}$ 汤匙碎鲜香菜

1/2 个柠檬，榨汁

1/2 杯过滤水

6 杯绿卷心菜丝

1 个鳄梨，切成小片

做法 1：

1. 取一口长柄平底煎锅，中火预热 3 ~ 5 分钟。待锅热之后倒入橄榄油和鸡肉，炒至将熟为止。

2. 倒入大蒜，以及黄洋葱和番茄各 1/2 杯，炒 3 ~ 4 分钟，或炒至洋葱软嫩为止。

3. 调至中低火，倒入小茴香、辣椒粉、甘牛至、盐、香菜和柠檬汁，继续炒 3 分钟，同时搅拌。

4. 倒入水，文火继续煮 3 ~ 5 分钟，同时搅拌。

5. 将卷心菜丝放在餐盘上，用勺子将第 4 步的混合物从锅中舀至卷心菜上。再将剩余的 1 杯洋葱和番茄以及鳄梨放于卷心菜上即可食用。

做法 2：

将卷心菜替换为 6 ~ 8 片清蒸绿甘蓝叶。用勺子将第 4 步的混合物从锅中舀

至叶子的中心，将剩余的洋葱、番茄和鳄梨放于叶子上，再将叶子折叠起来做成卷或卷饼状后即可食用。

春虾蓝莓沙拉

提供者：阿莱恩·德·桑托斯

分量：4 人份

原料：

450 克虾，去皮、去虾线，烤熟

1/2 杯小萝卜

2 根长叶莴苣，切碎

1 个小鳄梨，去皮、去核，切片

2 汤匙特级初榨橄榄油

1/4 杯苹果醋

1 汤匙韭葱，切碎

1 汤匙鲜莳萝，切碎

3 杯蓝莓

适量盐和黑胡椒粉

做法：

1. 取一只大碗，倒入虾、小萝卜、莴苣和鳄梨，搅拌均匀。

2. 另取一只小碗，倒入橄榄油、苹果醋、韭葱、莳萝、蓝莓、适量盐和黑胡椒粉，搅拌均匀，淋在沙拉上，拌匀后即可食用。

健脑功效：

黑胡椒有助于改善记忆障碍和海马体神经退行性变性疾病。[13]

咖喱鸡肉沙拉

提供者：香农·加勒特

分量：4 人份

原料：

4 块有机无骨鸡胸肉

1 ~ 2 片月桂叶

1/2 杯碎芹菜

1/2 杯碎核桃

2/3 杯鳄梨蛋黄酱

2 茶匙无麸质芥末酱

1 茶匙咖喱粉

适量盐和黑胡椒粉

适量绿叶沙拉菜

1/4 杯碎欧芹

1 个鳄梨，切碎或切片

适量石榴籽

2 汤匙特级初榨橄榄油（可选）

1 个柠檬，榨汁（可选）

做法：

1. 将鸡肉洗净，沥干。取一个蒸笼，倒入适量水。将月桂叶放进水中，再将鸡肉放在蒸笼上蒸 45 ～ 50 分钟。蒸好后将鸡肉放凉切碎。

2. 取一只大碗，倒入鸡肉、芹菜、核桃、鳄梨蛋黄酱、芥末酱和咖喱粉，用叉子搅拌均匀，再根据个人口味放入盐和黑胡椒粉。

3. 将绿叶沙拉蔬菜放入多个盘中，再将第 2 步的鸡肉沙拉放于蔬菜上，还可用欧芹、鳄梨片和石榴籽装饰（如有需要，可将柠檬汁和特级初榨橄榄油淋在绿叶沙拉蔬菜上）。

健脑功效：

石榴含有多酚，有助于改善轻度记忆问题，包括语言和视觉记忆。[14]

火鸡肉馅西葫芦舟

提供者：多纳·盖茨（Donna Gates）

原料：

4 个西葫芦，纵向剖开，切除两头，洗净，用水焯好

2 ～ 3 汤匙椰子油

3 瓣大蒜，切成末

1 个小洋葱，切成末

2 根芹菜茎，切成末

3 汤匙碎鲜欧芹

1 茶匙甘牛至

1/4 茶匙盐

450 克碎火鸡肉

2 个鸡蛋，炒熟

做法：

1. 将烤箱预热至 190℃。

2. 用勺子将西葫芦瓤挖去，操作时注意不要刺穿外皮。

3. 取一口大号长柄平底煎锅，中高火加热。倒入椰子油、大蒜、洋葱和芹菜茎，炒至洋葱呈透明状。倒入欧芹、甘牛至和盐，继续炒几分钟，倒入碎火鸡肉和鸡蛋，然后关火。

4. 将第 3 步炒好的混合物作为馅料盛入西葫芦中，再将西葫芦放入一只深烤盘中。

5. 将烤盘放入烤箱烤 30 分钟，或烤至火鸡表面呈浅黄色且熟透为止。

健脑功效：

欧芹含有槲皮素，对身体具有诸多益处。例如，槲皮素具有强抗氧化和抗炎特性，有助于降低人患神经退行性变性疾病的风险。[15]

三文鱼杂烩

提供者：安德烈亚·中山（Andrea Nakayama）

分量：4 ~ 6 人份

原料：

1 汤匙酥油

1 个中等大小的洋葱，切碎

2 根芹菜茎，切碎

2 茶匙干莳萝或 2 汤匙鲜莳萝

1 茶匙干百里香

1 棵中等大小的芜菁（或防风草），去皮，切成小方块

2 根中等胡萝卜，切碎

4 杯肉汤（鸡汤、鱼汤）或蔬菜汤

1 罐（400 克）椰子奶

450 克野生三文鱼片，去皮，切成方块

适量盐和黑胡椒粉

做法：

1. 取一口大号汤锅，倒入酥油，中火加热。倒入洋葱，炒至发软。再倒入芹菜茎、莳萝和百里香，搅拌，使所有菜都裹上油，继续炒 1 分钟。倒入芜菁（或防风草）和胡萝卜，炒 3 ~ 5 分钟。

2. 倒入肉汤（或蔬菜汤）和椰子奶，煮开，调至文火，煮 10 ~ 15 分钟，或煮至蔬菜变软为止。再倒入三文鱼片，继续文火煮 5 分钟，根据个人口味放入盐和黑胡椒粉即可。

健脑功效：

芜菁、防风草和胡萝卜都是根菜，含有调节肠道菌群所需的各种益生元，为构建健康的细胞提供原料。

菠菜苹果核桃沙拉

提供者：辛西娅·帕斯奎拉（Cynthia Psaquella）

分量：2 人份

原料：

1/2 杯核桃

2 汤匙蜂蜜

4 杯嫩菠菜

1/2 个富士苹果，去核，切碎

2 汤匙柠檬汁

2 汤匙橄榄油

做法 1：

1. 将烤箱预热至 180℃。

2. 取一只烤盘，将核桃平铺，淋上蜂蜜，放入烤箱烤 10 分钟，并偶尔搅拌。

3. 取一只大碗，倒入核桃、菠菜、苹果、柠檬汁和橄榄油，拌匀后即可享用。

做法 2：

将核桃替换为杏仁、富士苹果替换为澳大利亚青苹，可营造更浓郁、更新鲜的口味。如果家中没有蜂蜜，可用 2 汤匙龙舌兰糖浆或赤糖糊代替。

健脑功效：

苹果含有槲皮素，对身体有诸多益处。槲皮素具有强抗氧化和抗炎特性，有助于降低人患神经退行性变性疾病的风险。[16]

蜂蜜有助于改善大脑功能，提高记忆力，减轻大脑的氧化应激，提高脑源性神经营养因子和乙酰胆碱的浓度。[17]

胡萝卜咖喱汤

提供者：奥申·罗宾斯

分量：4 人份

原料：

2 杯碎胡萝卜

$1\frac{1}{2}$ 杯碎洋葱

3 杯水

1/2 杯生腰果（或烤腰果）（请选无盐或低盐产品）

1 汤匙有机或非转基因日本酱油（或椰子酱油）

2 茶匙咖喱粉（如果喜食辣味，可以多备些）

1/2 茶匙姜黄

1/4 杯碎欧芹

做法：

1. 取一口炖锅，大火加热，倒入胡萝卜、洋葱和水。盖上锅盖煮开，再调至文火煮 10 分钟。

2. 将第 1 步煮好的汤汁、腰果、日本酱油、咖喱粉和姜黄倒入搅拌机中搅拌成乳状。

3. 撒上欧芹做装饰后即可趁热食用。

鸡肉蔬菜法式沙拉

提供者：丽莎·施蒂莫

分量：4 人份

原料：

2 块无骨去皮鸡胸肉（140 ~ 170 克 / 块），切成小块

2 茶匙葡萄籽油

适量盐和黑胡椒粉

适量沙拉和酱料

5 汤匙山核桃油（或榛子油、鳄梨油、葡萄籽油）

3 汤匙洋梨醋（或苹果醋），外加 1/4 个梨，去皮，切碎，搅拌倒入酱料中

$1\frac{1}{2}$ 汤匙纯枫糖浆（或龙舌兰糖浆）

适量盐

少许红辣椒

1/4 杯完整山核桃（或榛子），烤熟

2 个熟梨，去皮、去核，切成薄片

300 毫升鲜树莓

350 克法国蔬菜沙拉

做法：

1. 鸡肉的做法：以中高火预热烤炉。将葡萄籽油涂在鸡肉上，再淋上盐和黑胡椒粉，放进烤炉每面烤 4 分钟，或烤至表面有烤痕，且鸡肉熟透为止。待鸡肉烤好后取出，冷却 3 分钟，再切成 1/2 厘米厚的肉片，装盘备用。

2. 沙拉和酱料的做法：将榛子油、洋梨醋、1/2 汤匙纯枫糖浆或龙舌兰糖浆、盐和红辣椒放进搅拌机搅拌，根据个人喜好调整口味。

3. 将烤箱预热至150℃，再将坚果放入烤箱烤 10 分钟，或烤至表面呈浅棕黄色，取出冷却，切碎。将碎坚果盛至碗中，并根据个人口味淋上剩余的一汤匙纯枫糖浆或龙舌兰糖浆、盐和红辣椒，然后拌匀。

4. 取 4 个盘子，将梨片和树莓摆在盘子边缘，先将蔬菜沙拉和一半的酱料拌匀，倒入盘子中央。再将鸡肉片点缀在蔬菜沙拉上，撒上榛子，最后淋上剩余的酱料，装盘之后立即食用。

健脑功效：

山核桃或山核桃油富含 ω–3 脂肪酸，能够激活基因以减轻肠道和大脑炎症。

三文鱼鳄梨杜果沙拉

提供者：伊莎贝拉·温兹

分量：4 人份

原料：

4 片（80 ~ 100 克）熟三文鱼肉

1 个鳄梨

1 个熟杜果

1/4 杯蛋黄酱

做法：

将三文鱼肉、鳄梨和杜果切碎，加入蛋黄酱后即可食用。

健脑功效：

杜果中含有的多酚是一种抗氧化物质，可保护脑细胞免受氧化应激的伤害。[18]

简易泡菜沙拉

提供者：马格达莱娜·瓦泽拉基（Magdalena Wszelaki）

分量：1 ~ 2 人份

原料：

1 杯乳酸发酵德国泡菜

1 茶匙小茴香，炒香

1/2 杯西蓝花芽

1/2 个鳄梨，切片

1 根中等胡萝卜，切丝

2 汤匙特级初榨橄榄油

1 茶匙黑芝麻（可选）

做法：

取一只碗，倒入泡菜和小茴香，拌匀，再倒入西蓝花芽、鳄梨和胡萝卜，最后淋上橄榄油，撒上黑芝麻（如需要）即可。

健脑功效：

德国泡菜是一种发酵食品，由卷心菜制成，其含有的益生菌具有解毒功效，能够吸收体内累积的大量毒素和重金属。德国泡菜中的益生菌含量是营养补剂的

100 倍。建议你每天吃少许（如一勺）德国泡菜或韩国泡菜。

晚餐

南美肉汤

提供者：纳内特·阿奇格（Nahette Achziger）

分量：4 人份

原料：

2 汤匙特级初榨橄榄油

1 个洋葱，切丁

6 瓣大蒜，切成末

1 个辣椒，切成末

4 杯鸡肉汤

2 根芹菜茎，切成薄片

1 根胡萝卜，纵向剖开，切成片

1 小块木薯，切丁

1 根熟大蕉，纵向剖开，切成片

1 根青大蕉，纵向剖开，切成片

1 个西红柿，切丁

1 茶匙海盐

适量黑胡椒粉

1/4 杯碎香菜叶

2 杯熟鸡肉丁

做法：

1. 取一口大锅，中火加热，倒入橄榄油和洋葱，炒 4 分钟。倒入大蒜和辣椒，继续炒 1 分钟。

2. 倒入除鸡肉以外的剩余食材，调至文火，煮 25 分钟，或煮至蔬菜软嫩为止。

3. 倒入鸡肉，继续文火煮 5 分钟后即可上桌。

健脑功效：

木薯是一种根茎类蔬菜，含有调节肠道菌群所需的各种益生元，为构建健康的细胞提供原料。

羊肉辣饭

提供者：戴夫·阿斯普雷

分量：2 人份

原料：

1 根韭葱，切碎

2 根胡萝卜，切碎

4 根芹菜茎，切碎

2 杯水

1/2 杯芦笋，切成薄片

1 杯花菜，切碎

1 杯南瓜（或西葫芦），切碎

450 克草饲羊的碎肉（或草饲牛的碎肉）

1 茶匙苹果醋

1 茶匙碎香菜

1 茶匙孜然粉

1 茶匙多香果

1 汤匙甘牛至

1 片月桂树叶

1 茶匙盐

1/4 杯椰子油

1 汤匙脑辛烷油

1 汤匙橄榄油

做法：

1. 取一口中号锅，倒入韭葱、胡萝卜和芹菜茎，中低火炒 3 分钟，或炒至出香味且韭葱发软为止。

2. 倒入水、芦笋、花菜、南瓜、羊肉、苹果醋、香菜、孜然粉、多香果、甘牛至、月桂树叶和盐，盖上锅盖煮 10 分钟。

3. 加入椰子油和脑辛烷油，搅拌均匀。

4. 盛至碗中，淋入橄榄油后即可食用。

高蛋白肉丸骨汤

提供者：乔希·阿克斯（Josh Axe）

分量：8 ～ 10 人份

原料：

700 克碎北美野牛肉（或普通碎牛肉）

2 个鸡蛋，打碎

$1^1/_2$ 茶匙盐

1 茶匙红辣椒（或烟熏辣椒粉）

2 汤匙椰子油

4 杯骨头汤（也可用 3 勺原味骨汤蛋白粉、1 千克水搅拌而成）

2 片月桂树叶

4 根胡萝卜，切碎

1 个大甘薯，切碎

1 杯青豆，切碎

1 杯嫩豌豆

2 个西红柿，切碎

做法：

1. 取一只中号碗，将牛肉、鸡蛋、1/2 茶匙盐和辣椒倒入搅拌，并揉成小肉丸。

2. 取一口大锅，倒入适量椰子油，中火加热，倒入肉丸，炸 5 ～ 8 分钟，至肉丸呈棕黄色为止。

3. 倒入骨头汤、月桂树叶、胡萝卜、甘薯和剩余的 1 茶匙盐，中高火将汤煮开。

4. 倒入青豆、豌豆和西红柿，文火煮 20 分钟至甘薯熟透为止。

健脑功效：

骨头汤含有胶原蛋白，这种天然的益生元可为有益菌提供养分，有助于修复肠漏。

绿蔬黑豆三文鱼

提供者：特雷弗·凯茨

分量：4～6 人份

原料：

沙拉原料

1 杯黑豆，煮熟

2 杯碎有机嫩羽衣甘蓝

1 杯胡萝卜片

1/4 杯洋葱片

酱料原料

1/4 杯特级初榨橄榄油

1/4 杯鲜酸橙汁

2 瓣鲜大蒜，切碎或拍碎

3 茶匙碎鲜香菜

适量盐和黑胡椒粉

1 汤匙鳄梨油

4 片（100 克/片）阿拉斯加野生三文鱼

做法：

1. 制作沙拉：将黑豆、羽衣甘蓝、胡萝卜片和洋葱片倒入中号碗中搅拌均匀。

2. 制作酱料：取一只小碗，将橄榄油、酸橙汁、大蒜和香菜倒入并拌匀，根据个人口味放入盐和黑胡椒粉。将 3/4 的酱料淋在沙拉上，放置一旁备用。

3. 制作三文鱼：将烤箱预热至 200℃，再将三文鱼摆在涂好鳄梨油的烤盘上，鱼皮朝下。将烤盘放入烤箱烤 5～10 分钟。再将酱料淋在鱼肉片上，每片约 1 勺。待三文鱼烤好后趁热放在沙拉蔬菜上，并淋上剩余的酱料。

番茄沙丁鱼

提供者：艾伦·克里斯蒂安森

分量：2 人份

原料：

500 克樱桃小番茄

1 汤匙特级初榨橄榄油

1 罐橄榄油浸沙丁鱼

1/2 茶匙甘牛至

1/2 茶匙百里香

少许红辣椒

1 瓣大蒜

做法：

1. 将小番茄对半切开，放入容量约 2 升的炖锅中，倒入橄榄油，文火煮 1 小时，并多翻动。

2. 将沙丁鱼沥干，倒入炖锅中，并打碎。倒入甘牛至、百里香、红辣椒和大蒜，继续煮 10 分钟。

3. 可与藜麦或意面南瓜搭配食用。

健脑功效：

沙丁鱼富含的 ω–3 脂肪酸具有出色的抗炎功效。多项研究表明，ω–3 脂肪酸在抗抑郁方面还具有广阔的应用前景。[19]

E3 能量增强型椰子咖喱羊肉

提供者：达米安·杜贝

分量：2 人份

原料：

350 克碎羔羊肉

2 杯西葫芦片

2 杯白菜片

1 汤匙咖喱粉

1 茶匙姜黄

1/2 茶匙小豆蔻

1/2 茶匙盐

1/4 杯有机原味椰子奶

1/4 杯有机低脂椰子奶

做法：

1. 取一口大号长柄平底煎锅，中火预热。倒入羔羊肉，炒熟，并多搅拌。

2. 加入西葫芦和白菜片，继续炒至菜色鲜嫩，并多搅拌。

3. 调至小火，倒入咖喱粉、姜黄、小豆蔻、盐和两种椰子奶。继续煮 2 ~ 3 分钟，注意不要烧煳。

4. 关火后即可食用。

柑橘肉丸配脆甘薯面条

提供者：阿莱恩·德·桑托斯

分量：4 人份

原料：

8 汤匙椰子油，分成两份

1/2 个大洋葱，切成末

2 瓣大蒜，切成末

1 茶匙姜末

450 克碎牛肉

1 汤匙碎鲜百里香

适量盐和黑胡椒粉

1/2 杯鲜橙汁

1/4 杯椰子酱油

2 杯甘薯，去皮

做法：

1. 取一口大号长柄平底煎锅，中火加热，倒入 2 汤匙椰子油。当油化开且锅烧热以后倒入洋葱，翻炒 8 分钟，或炒至洋葱透明为止。倒入大蒜和姜末，翻炒出香味，时间约 1 分钟。关火，将炒好的菜盛至碗中，放凉备用。

2. 将放凉的菜倒入搅拌碗中，再倒入碎牛肉和百里香，加盐和黑胡椒粉调味。小心搅拌，直至所有食材混合均匀，做成 3 ~ 4 厘米大小的肉丸。

3. 向长柄平底煎锅中倒入 2 汤匙椰子油，中火加热。当油化开且锅烧热以后，倒入肉丸，将每面煎成棕黄色，时间约 3 分钟，再翻面继续煎。待肉丸煎好后，倒入橙汁和椰子酱油，盖上锅盖煮 10 分钟，或煮至肉丸熟透为止。将肉丸捞出，放置备用。

4. 调至中高火，将锅中剩余的酱汁煮 5 ~ 10 分钟，去除约一半水后关火。

5. 用去皮器将甘薯去皮，切成长条状，再用螺旋刨丝器将其刨成丝状。

6. 另取一口长柄平底煎锅，倒入 2 汤匙椰子油，中高火加热。当油化开且锅被烧热之后倒入一半甘薯，翻炒 10 分钟，但不要翻太多次，以确保其表面煎成棕黄色。待第 1 批煎好后盛出，倒入剩余的 2 汤匙椰子油，倒入第 2 批。待全部甘薯制作完毕，将肉丸盛于甘薯上即可食用。

健脑功效：

生姜被认为具有抗淀粉样变性活性，并可能抑制脑斑块的发展。[20]

鸡肉西蓝花椰子意面酱

提供者：阿莱恩·德·桑托斯

分量：4 人份

原料：

1/4 杯柠檬汁

$1\frac{1}{2}$ 茶匙意大利香料

适量盐和黑胡椒粉

3 片无骨去皮鸡胸肉，切成小片

1/4 杯杏仁粉

2 杯鲜西蓝花，切成小块

$1\frac{1}{2}$ 汤匙椰子油

3 瓣大蒜，切成末，分成两份

2 汤匙酥油

1/4 杯竹芋粉

2 杯全脂椰子奶

300 克熟意面南瓜

做法：

1. 取一只大碗，将柠檬汁和意大利香料倒入，加入盐和黑胡椒粉。倒入鸡肉，使其均匀裹上调味汁，再放入一只小碗中，撒上杏仁粉。

2. 将西蓝花煮到脆嫩，沥干。用冷水冷却，再次沥干，放置备用。

3. 取一口大号长柄平底煎锅，倒入椰子油，中高火加热。倒入一半大蒜末和鸡肉，煎 10 ~ 15 分钟，并偶尔翻动，煎至鸡肉呈棕黄色时盛出。

4. 倒入酥油和剩余的大蒜末，加入竹芋粉，继续炒，并多搅拌。当竹芋粉起泡时徐徐倒入椰子奶，并煮至汤汁呈奶油状。再加入鸡肉和西蓝花，搅拌，使其与酱汁均匀混合。

5. 与刚出锅的意面南瓜搭配，撒上黑胡椒粉后即可食用。

健脑功效：

西蓝花富含维生素 K 和胆碱，可使人保持敏锐的记忆力。

椰奶炒唐莴苣

提供者：香农·加勒特

分量：4 人份

原料：

1 茶匙椰子油

1 个洋葱，切片

1 大根韭葱，切片

1/2 杯全脂椰子奶

1 捆唐莴苣，切成薄片

1 茶匙咖喱粉

适量盐和黑胡椒粉

做法：

1. 取一口炖锅，倒入椰子油，中低火加热。倒入洋葱和韭葱，煎 5 ~ 7 分钟，至蔬菜发软为止。

2. 倒入椰子奶、唐莴苣、咖喱粉、盐和黑胡椒粉，煮 3 分钟，至唐莴苣失水后即可食用。

3. 建议将淋上柠檬汁的清蒸野生三文鱼或烤野生三文鱼与这道菜搭配食用。

美墨（或意大利）风味小米苋菜玉米煲

提供者：多纳·盖茨

原料：

1 汤匙椰子油或酥油

1 个大洋葱，切成末

1 个青椒，切丁（可选）

1$\frac{3}{4}$ 茶匙墨西哥调料或类似产品

1 汤匙盐

1¹/₂ 杯小米，提前浸泡 8 小时并淘洗干净

1/2 杯苋菜，提前浸泡 8 小时并淘洗干净

8 根玉米，剥下玉米粒（或 450 克冷冻玉米粒）

6 杯过滤水（或高汤）

1 个大红甜椒，去籽，切成丁

1 茶匙调味盐

做法：

1. 将烤箱预热至 180℃，取一口炖菜锅，涂好黄油。

2. 取一口汤锅，倒入椰子油，中高火加热。倒入洋葱、青椒、墨西哥调料和盐，炒至洋葱透明。

3. 倒入小米、苋菜、玉米和水，煮开。盖上锅盖，文火继续煮沸 30 分钟。[*]

4. 加入红甜椒丁和调味盐，根据个人口味放入调料。

5. 将上述混合物转盛至炖菜锅中，根据个人口味加入少许酥油。再将锅放入烤箱烤 30 分钟。

[*] 如果喜欢意大利口味，可以将墨西哥调料替换为 1 汤匙意大利调料，将玉米和青椒替换为西葫芦和香菇。

咖喱椰子炖红鲑

提供者：兰迪·哈特内尔

分量：2 ~ 4 人份

原料：

1 汤匙特级初榨橄榄油（或有机澳大利亚坚果油）

1 根大葱，切成末（也可用 1/2 个白洋葱或黄洋葱代替）

2 茶匙鲜姜末

2 瓣大蒜，切成末

2 ~ 3 汤匙泰式绿咖喱酱

1 罐无糖椰子奶

1 汤匙红糖（可选）

1 杯鸡肉汤（或蔬菜汤）

2 棵白菜，去根

2 个鲜西红柿，切碎

2～4 块无皮、无骨阿拉斯加野生三文鱼肉，解冻

适量盐和黑胡椒粉

适量黑米（或糙香米）

少许鲜香菜叶

做法：

1. 取一口炖锅（单层能够铺开 2～4 片鱼肉），倒入橄榄油，中火加热。倒入大葱（或洋葱）、姜末和大蒜，翻炒 5 分钟，或炒至洋葱开始发软为止。

2. 倒入咖喱酱，炒 1 分钟，或炒至出香味。倒入椰子奶（如果酱汁与椰子奶不融合，应先搅拌使其充分融合）、红糖和鸡肉汤，煮开。调至文火，倒入白菜和西红柿，盖上锅盖，继续煮 2 分钟，或煮至白菜鲜嫩为止。

3. 根据个人口味，用盐和黑胡椒粉腌渍三文鱼块后小心倒入汤中。盖上锅盖，文火继续煮沸 4～5 分钟，至鱼肉刚好煮熟为止，具体时间取决于个人喜好。煮鱼肉的诀窍是小火慢炖，因为大火容易将其煮碎。如果火候控制得当，煮好后的三文鱼会肉块完整、质地鲜嫩。当鱼肉开始爆皮时说明已经煮熟。

4. 可搭配黑米饭食用，也可撒少许香菜叶做装饰。

摩洛哥绿蔬鸡肉

提供者：安德利亚·中山

分量：4 人份

原料：

1 汤匙酥油

1/2 杯碎葱

1 汤匙鲜姜末

1 茶匙姜黄

1 茶匙肉桂粉

2 茶匙辣椒粉

1/2 茶匙香菜末

1/2 茶匙孜然粉

1 茶匙盐，可根据个人口味添加

2 个西红柿，切碎

2 杯鸡肉汤

1 个柠檬，切片，去皮、去籽

1/2 杯碎香菜叶

6 块无骨去皮鸡大腿肉

1/2 捆羽衣甘蓝叶（或菠菜），切碎

1/2 个柠檬，榨汁

适量黑胡椒粉

做法：

1. 取一口大炖锅，倒入酥油，中火加热。倒入葱和姜末，炒软，再倒入姜黄、肉桂粉、辣椒粉、香菜末、孜然粉和盐，炒 1 分钟。最后倒入西红柿、鸡肉汤、柠檬片和香菜叶，文火煮 10 分钟。

2. 倒入鸡肉，盖上锅盖，文火煮 30 分钟。

3. 倒入羽衣甘蓝和柠檬汁，盖上锅盖，文火煮 5 ~ 10 分钟，关火。根据个人口味放入盐和黑胡椒粉。

健脑功效：

香菜中 β-胡萝卜素、β-隐黄素、叶黄素和玉米黄质的含量较高，这些物质有助于改善人的视觉和认知功能。此外，这些植物性营养素还具有抗炎功效，有助于改善大脑结构，促进大脑发育（尤其是儿童），并可预防眼部疾病。膳食叶黄素含量高还与成年人的认知能力改善有关。[21]

香菜牛至青酱

提供者：克里斯塔·奥雷奇奥（Christa Orecchio）

分量：约 1 杯

原料：

1 捆鲜香菜叶，洗净，晾干，去根

2 汤匙鲜牛至

1 个酸橙，榨汁

3/4 杯特级初榨橄榄油

1/3 杯松子（可选）

2 瓣大蒜，切成末

适量海盐

做法：

将盐以外的所有食材倒入搅拌机，根据个人口味放入盐。可将搅拌好的酱汁作为浓沙拉酱、蔬菜蘸酱或鸡肉（鱼肉）浇料使用。

健脑功效：

松子可有效改善大脑功能障碍，具有广泛的应用前景。[22]

扁豆腰果咖喱汉堡

提供者：辛西娅·帕斯奎拉

分量：6 人份

原料：

1 杯水

1/2 杯红扁豆，淘洗干净

少许盐

3/4 杯生腰果

1 个小洋葱，切碎

6 茶匙椰子油

1 杯蘑菇，切碎

1 瓣大蒜，切成末

2 茶匙咖喱粉

3 汤匙水

1/2 杯快煮燕麦

6 大片莴苣叶

做法 1：

1. 取一口锅，倒入水、红扁豆和盐，煮开。半盖锅盖，文火煮至红扁豆软嫩，再将红扁豆用滤锅沥干，放置一旁冷却。

2. 将生腰果倒入长柄平底煎锅内，中高火烤 4 分钟或烤出香味为止，盛出备用。

3. 向煎锅内倒入 1 茶匙椰子油，中火加热。倒入洋葱，炒 1 分钟或炒至洋葱变透明为止。倒入蘑菇、大蒜、咖喱粉和3汤匙水，煮2分钟后关火，放置一旁备用。

4.将腰果和扁豆倒入搅拌机中，间歇性搅拌，直至坚果糊质地细腻。转盛至碗中，倒入蘑菇混合物，加入燕麦，混合均匀。

5.双手蘸水，将上述面糊做成6个面饼。向锅中倒入剩余的5茶匙椰子油（如果不够，可以酌量添加），中火加热。倒入面饼，每面煎4分钟或煎至表面呈棕黄色且熟透为止。

6.将每个面饼用一片莴苣叶包好，淋上你喜爱的浇料后即可享用。

做法2：

这道食谱适合批量制作，冷藏起来备用。你可以用莴苣叶把面饼包好，放入冰箱冷冻。如果喜欢辛辣口味，可以酌情加入咖喱粉。

健脑功效：

莴苣等含叶黄素、硝酸盐、叶酸、α–生育酚和山奈酚的绿叶蔬菜有助于延缓认知功能衰退。[23]

核桃藜麦

提供者：奥申·罗宾斯

原料：

1汤匙橄榄油

1根芹菜茎，切碎

1根中等胡萝卜，切碎

1个中等洋葱，切碎

6个草菇，切成薄片

2杯水

1杯藜麦，浸泡5分钟，淘洗干净，沥干

1/2茶匙黑胡椒粉

1/2茶匙干迷迭香

1 ~ 2汤匙有机或非转基因日本酱油（或椰子酱油）

1/2杯碎核桃

1/4杯碎鲜欧芹

做法：

1. 取一口炖锅，倒入橄榄油，中高火加热。倒入芹菜茎、胡萝卜和洋葱，翻炒 5 分钟。

2. 倒入草菇，继续翻炒 1 分钟。加入水、藜麦、黑胡椒粉、干迷迭香和日本酱油。盖上锅盖，煮开后调至文火，继续煮 25 分钟。

3. 将熟藜麦转盛至碗中，加入核桃和欧芹，放凉或趁热吃均可。

三文鱼洋蓟西葫芦意面

提供者：丽莎·施蒂莫

分量：4 人份

原料：

6 个西葫芦（中等大小以上，质地硬实且不弯曲），切成条状 *

1 千克新鲜野生三文鱼片（去皮）

适量盐和黑胡椒粉

2 汤匙鳄梨油（或葡萄籽油）

3 汤匙橄榄油

4 汤匙葱，切成末

4 瓣大蒜，切成末

8 个洋蓟心（泡水），每个切成 4 瓣

1 个柠檬，去皮，榨汁

4 汤匙碎鲜欧芹

少许红辣椒

6 片碎脆皮火鸡培根（或脆皮培根、意式培根）

做法：

1. 用盐腌渍西葫芦条，静置几分钟，用手揉搓，尽可能多地挤出水分。

2. 用盐和黑胡椒粉腌渍三文鱼肉。取一口大平底锅，倒入鳄梨油，中高火加热。倒入三文鱼肉，上面朝下，煎至金黄酥脆，然后翻面，直至煎熟。煎鱼期间只用防溅网遮盖，以保证鱼肉酥脆。

3. 取一口锅或大平底锅，倒入橄榄油，中火加热。倒入葱，炒至发软，倒入大蒜，继续炒 1 分钟。

4. 倒入西葫芦条，调至中高火，继续炒 2 分钟。再倒入洋蓟心和柠檬皮，搅拌均匀，炒 1 分钟后关火。倒入欧芹、柠檬汁和红辣椒，搅拌均匀。再倒入培根，根据个人口味放入调味料。

5. 将西葫芦条平均盛到 4 个盘子或碗中，再将三文鱼放在西葫芦条上，淋上剩余的柠檬汁后即可享用。

其他西葫芦条

如果想做西葫芦"宽条"，可以使用削皮器，将西葫芦削成片再切成带状。先从一侧削起，再换另一侧，直至削到西葫芦籽为止。

如果想做西葫芦意面，可以使用螺旋刨丝器、切片器或刀具，螺旋刨丝器是最佳选择。如果你只有切片器，可使用其切丝附件制作蔬菜意面。如果你只有刀具，可将西葫芦去芯，切成片，码在一起，纵向切成细条。

红酒意大利香醋烤羊排

提供者：丽莎·施蒂莫

分量：4 人份

原料：

2 块（500 克 / 块）嫩羊排，剔除脂肪

少许迷迭香，干鲜均可，切碎

适量大蒜粒或蒜粉

适量盐和黑胡椒粉

1/4 杯无亚硫酸盐的红酒

1/4 杯牛肉汤

1/2 杯香醋

1 汤匙酥油

适量山药泥（使用酥油和海盐制成）

适量蒸西蓝花或青豆（用酥油和盐制成）

做法：

1. 将烤炉预热至 230℃。

2. 将羊排的两面撒上迷迭香、大蒜、盐和黑胡椒粉，用锡纸将骨头包好，以免烧焦。将羊排放在烤盘上，肉厚的一面朝下。在 8 ~ 10 档下烤 8 分钟，然后翻面，

继续烤 7 分钟（至 3 分熟）。将烤盘从烤炉中取出，冷却 3 分钟，去除锡纸，沿骨头将肉均匀地切开。

3. 取一口平底锅，倒入红酒、牛肉汤和香醋，文火煮开，慢熬成稀糖浆状。倒入酥油，根据个人口味放入盐和黑胡椒粉。

4. 装盘时，先将一大块山药泥盛在盘子中央，再将羊排靠在山药泥上。将酱汁淋在山药前方，在酱汁上摆 3 ～ 4 根羊排，并在盘子的另一侧放西蓝花或青豆做装饰。

健脑功效：

有人认为，香醋有助于改善认知功能。[24]

煎三文鱼配第戎（Dijon）三色沙拉

提供者：维珍（JJ Virgin）

分量：2 人份

原料：

沙拉原料

2 茶匙柠檬汁

1 汤匙葱末

2 茶匙芥末酱

1/8 茶匙盐

1/8 茶匙黑胡椒粉

4 茶匙特级初榨橄榄油

1/2 棵红菊苣，切成薄片（约 2 杯）

1 棵比利时菊苣，切成薄片（约 1 杯）

3 杯嫩芝麻菜

三文鱼原料

1 茶匙橄榄油

2 片（200 克）野生三文鱼肉

1/8 茶匙盐

1/8 茶匙黑胡椒粉

做法：

1. 制作沙拉：将柠檬汁、葱末、芥末酱、盐和黑胡椒粉放入小碗中，慢速淋入橄榄油，一边淋一边搅拌，直至均匀混合，放置备用。另取一只碗，将红菊苣、比利时菊苣和芝麻菜混合均匀，放置备用。

2. 制作三文鱼：取一口小号长柄平底不粘锅，倒入橄榄油，中火加热。三文鱼肉上撒盐和黑胡椒粉，放入锅中，鱼肉一面朝下煎 4～5 分钟或煎至鱼肉能用叉子轻易翻起后盛出。

3. 将沙拉分为两份，每份放入一片三文鱼肉。

健脑功效：

芝麻菜是一种绿叶蔬菜，富含叶绿醌、叶黄素、硝酸盐、叶酸、α-生育酚和山奈酚，这些成分均有助于延缓认知衰退。[25]

柠檬皮烤芦笋

分量：4 人份

原料：

600 克芦笋，去根

1 汤匙棕榈仁油

1/4 茶匙盐

1/8 茶匙黑胡椒粉

2 茶匙鲜柠檬皮末

2 茶匙碎鲜欧芹

做法：

1. 将烤箱预热至 220℃，取一只大烤盘，涂少许棕榈仁油。

2. 取一只中号碗，将芦笋、棕榈仁油、盐和黑胡椒粉倒入拌匀，再将芦笋单层铺在烤盘上。

3. 将烤盘放入烤箱烤 10～12 分钟，或烤至芦笋鲜嫩为止，同时晃动烤盘一两次。烤好后将烤盘取出，撒上柠檬皮末和欧芹。趁热吃或冷藏后吃均可。

蓝莓烤里脊配核桃炒菠菜

提供者：伊莎贝拉·温兹（Izabella Wentz）

分量：2 人份

原料：

猪里脊原料

1 个中等大小洋葱，切丁

2 杯冷冻蓝莓，化开

1/2 杯苹果醋

2 茶匙蜂蜜

1 茶匙干百里香

1/4 杯椰子油，涂烤架用

200 克猪里脊肉

1 茶匙大蒜粉

适量盐和黑胡椒粉

菠菜原料

1 汤匙橄榄油

1 瓣大蒜，切成末

300 克嫩菠菜

1 汤匙香醋

适量盐和黑胡椒粉

1/4 杯烤核桃，切两半

做法：

1. 制作猪里脊：

①取一只大碗，倒入洋葱、蓝莓、苹果醋、蜂蜜和干百里香，混合均匀，盖上盖子，放入冰箱冷藏一夜，或在室温下静置一小时。

②中高火预热烤炉，将烤架涂上椰子油。用大蒜粉、盐和黑胡椒粉腌渍里脊肉，再将其放入烤炉，每面烤 4 ~ 5 分钟或烤至肉汁不再流出为止。将肉从烤炉中取出，淋上腌泡汁。

③制作菠菜：取一口大号长柄平底煎锅，倒入橄榄油，中火加热。倒入蒜末，炒 1 分钟。徐徐倒入菠菜，并用餐钳翻炒，直至菠菜轻微失水为止。再淋入香醋，根据个人口味放入盐和黑胡椒粉，最后撒上核桃后即可食用。

甜点

巧克力水果椰子奶油

提供者：纳内特·阿奇格

分量：2 人份

原料：

1 罐全脂椰子奶，提前冷冻一夜

1/4 杯生可可粉

1 汤匙枫糖浆

2 个猕猴桃，纵向切开，然后切片

1 杯莓果

2/3 杯坚果（杏仁、核桃、山核桃、开心果等）

做法：

1. 用勺子将罐头中的椰子奶舀至大碗中，用手持搅拌器搅拌 1 分钟，再倒入生可可粉和枫糖浆，继续搅拌 1 ~ 2 分钟，至食材混合均匀。

2. 将搅拌好的食材分到两只碗中，分别倒入猕猴桃、莓果和坚果。这道美食可提前一晚做好，冷藏一夜后食用。

健脑功效：

莓果和可可粉含有膳食类黄酮，可为大脑提供多方面保护，包括保护神经元免受神经毒素侵害，抑制大脑炎症，促进记忆、学习和认知能力。因此，终生食用富含类黄酮的食物，有助于抑制与神经紊乱相关的神经退化，同时预防或逆转认知功能的正常或异常恶化。[26]

骨汤蛋白椰子巧克力布丁

提供者：乔希·阿克斯

分量：4 人份

原料：

3 罐（400 克 / 罐）椰奶，提前冷冻一夜

1/2 杯椰子糖

100 克无糖巧克力（可可含量 70% 或以上）

3 勺骨汤蛋白粉

2 汤匙可可粉

一把树莓

做法：

1. 准备 3 个中号搅拌碗，用勺子将罐中的椰奶舀至搅拌碗中。用手持搅拌机将奶油搅拌至蓬松状，放入冰箱冷藏。罐内的汁水不要丢弃。

2. 取一口小平底锅，中低火加热，倒入椰子糖、巧克力和罐内的汁水，轻轻搅拌至均匀混合。

3. 调至中火，倒入骨汤蛋白粉和可可粉，并混合均匀。将混合物放入冰箱冷藏 30 分钟，或冷藏至冷却为止。

4. 将椰奶从冰箱取出，倒入已冷却的巧克力混合物中，使之混合均匀，再次放入冰箱冷藏 2 小时，或冷藏至混合物凝固为止。

5. 撒上树莓后即可享用。

椰子柠檬果馅饼

提供者：多纳·盖茨

分量：1 个

原料：

饼皮原料

3/4 杯椰子粉

1 汤匙酥油，化开

3 汤匙椰子油

1 汤匙罗汉果糖

2 个鸡蛋

馅料原料

3/4 杯柠檬汁，外加 1 个柠檬皮 *

2 汤匙甜菊糖精华液

4 汤匙罗汉果糖

2 汤匙椰子油

2 个完整鸡蛋，外加 2 个蛋黄

2 汤匙酥油

做法：

1. 制作饼皮：将烤箱预热至 180℃。取一只中号碗，倒入椰子粉、酥油、椰子油、罗汉果糖和鸡蛋，并用叉子搅拌成碎屑状。取一只 22 厘米的脱底烤盘，刷上油，将饼皮紧紧压入烤盘中。再将烤盘放入烤箱，烤 10 分钟后取出放凉。

2. 制作馅料：将柠檬汁、柠檬皮、甜菊糖精华液、罗汉果糖、椰子油和鸡蛋倒入搅拌机高速搅拌，再将混合物倒入一口炖锅的中央，倒入酥油，低火加热。同时不断搅拌，直至混合物变浓稠为止。

3. 将馅料倒在饼皮上，再将烤盘放入烤箱烤 10 分钟，取出冷却至室温，放入冰箱冷藏数小时，或至馅饼完全冷却为止。

＊对草酸敏感者不可用柠檬皮，因为柠檬皮和橘子皮中的草酸含量极高。但柠檬中含有的柠檬酸能保护人体免受草酸伤害。

腰果布丁

提供者：克里斯塔·奥雷奇奥

分量：6 人份

原料：

1 尖杯生腰果，提前浸泡 1 小时，沥干

1 杯纯净水、无糖杏仁奶或椰子水

1 茶匙香草精

3 汤匙椰子酱

1/2 茶匙黑甜菊糖

1/2 茶匙盐

做法：

将所有食材倒入搅拌机搅拌均匀，放入冰箱冷藏后食用。可根据个人口味，在冷藏前加入巧克力屑等。

健脑功效：

甜菊糖是一种公认的低热量并有助于控制体重的代糖，同时还具有其他健康功效。例如，甜菊叶提取物与抗病毒、抗菌、抗炎症和免疫刺激反应有关。[27]

蓝莓果子露

提供者：丽莎·施蒂莫

分量：8 人份

原料：

4 杯新鲜或冷冻蓝莓

1 杯冷冻香蕉片（可选，使口感更细腻，同时增甜）

1/4 杯龙舌兰糖浆，或根据个人口味添加 *

1 汤匙柠檬汁

少许盐

做法：

将所有食材倒入搅拌机，搅拌至质地细腻后即可食用。如果喜欢较硬的口感，可将食材盛入小碗，放入冰箱冷冻 20 分钟，根据个人口味添加鲜蓝莓。

* 如果希望做无糖版本，建议根据个人口味滴几滴甜菊糖；如果你使用了香蕉，则无须再加甜味剂。

巧克力慕斯

提供者：丽莎·施蒂莫

分量：2 人份

原料：

1/2 杯鳄梨，打成泥（约 1 杯）

2 汤匙无糖椰子奶（或杏仁奶）

1 汤匙酥油，化开

$2\frac{1}{2}$ 汤匙龙舌兰糖浆（或几滴甜菊糖，根据个人口味添加）

1/2 汤匙无酒精香草精

3 汤匙无糖生可可粉

1/8 茶匙盐

1/8 茶匙肉桂粉

1 片薄荷叶

做法：

1. 将鳄梨倒入小型搅拌机。如有必要，在搅拌过程中暂停，将底部的鳄梨翻动一下。

2. 倒入椰子奶、酥油、龙舌兰糖浆、香草精、生可可粉、盐和肉桂粉，将所有食材打成泥并混合均匀。

3. 将搅拌好的混合物转盛至两只碗中，放入冰箱冷藏，以备食用。食用时可放一片薄荷叶做装饰。

杏仁海盐黑巧克力块

提供者：维珍

分量：12 人份

原料：

1/3 杯生杏仁

100 克黑巧克力（可可含量 70% 或以上），切碎

1/8 茶匙粗海盐

做法：

1. 将烤箱预热至 180℃。

2. 将杏仁单层铺在一只大烤盘上，放入烤箱，烤 6 ～ 7 分钟，或烤至杏仁刚熟为止。取出烤盘，冷却 10 分钟，将杏仁粗切备用。

3. 取一只微波炉专用碗，将 3/4 的黑巧克力倒入碗中，间隔 15 秒加热，每加热一次后搅拌一下，直至巧克力完全融化。将剩余巧克力拌入使其融化，再倒入碎坚果。取一只烤盘，铺上羊皮纸，将巧克力和坚果混合物倒在上面，摊成直径 30 厘米左右的圆形。

4. 撒上盐，将烤盘放入冰箱冷藏 20 ～ 25 分钟，或冷藏至巧克力凝固为止。取出烤盘，将巧克力切成小块，装入密闭容器后放在阴凉处储存。

健脑功效：

作为一种树生坚果，杏仁可有效改善大脑功能障碍，具有广泛的应用前景。坚果是人体必需营养物质（如维生素 E、叶酸和膳食纤维）的重要来源。坚果还含有多种成分，如类黄酮、原花青素、酚酸、不饱和脂肪酸、ω–3 和 ω–6 多不饱和脂肪酸等植物性营养素，它们具有对抗与衰老相关的大脑功能障碍的潜力。越来越多的证据表明，坚果有助于延缓与衰老有关的认知功能衰退。[28]

腰果蛋白丸子

提供者：马格达莱娜·瓦泽拉基

分量：12 人份

原料：

3/4 杯生腰果

2 汤匙椰子油，外加一部分备用

1/3 杯杏仁粉

1/3 杯无糖碎椰子肉

1/2 茶匙肉桂粉

1 茶匙纯香草精

2 汤匙水

1/2 杯碎蔓越莓干（或樱桃干）

做法：

1. 将腰果倒入一只大碗中，再倒入热水，使水没过腰果。浸泡 15 分钟，彻底沥干水分。

2. 将沥干的腰果倒入搅拌机高速搅拌几分钟，直至腰果呈糊状为止。倒入椰子油，继续加工，直至腰果酱变浓稠细腻为止。如有需要，可多放些油，使黏稠度更理想。

3. 取一只大碗，将腰果酱、杏仁粉、碎椰子肉、肉桂粉、香草精和水倒入并混合均匀，做成曲奇面团，再均匀地将蔓越莓干撒入其中。

4. 用勺子舀一汤匙面团，用手掌团成小球状，直至面团用完为止。上述食材一般能制作 12 个腰果丸子。

5. 制作好后可立即食用，也可将其放入密闭容器冷藏一周或冷冻一个月。

冰沙、奶昔和奎宁水

骨汤蛋白摩卡（Mocha）巧克力冰沙

提供者：乔希·埃克斯

分量：1 ~ 2 人份

原料：

1 杯冷冻香蕉

1/4 杯生腰果

2 汤匙可可粉

1 茶匙角豆荚粉

1 茶匙速溶咖啡

350 克椰子奶

1 茶匙原蜜

1 勺骨汤蛋白粉

做法：

将所有食材倒入搅拌机中搅拌至均匀细腻，再根据需要加水或冰块即可。

蓝莓杏仁奇亚奶昔

提供者：希拉·卡斯

分量：1 人份

原料：

1 份蛋白粉

1 杯杏仁奶或椰子奶（或两者各一半）

2 汤匙杏仁酱

1 汤匙奇亚籽

4 块冰块

1/2 杯蓝莓

适量甜菊糖（根据个人口味添加）

做法：

将所有食材倒入搅拌机，搅拌至均匀细腻，再根据需要加水，使其浓度适中后即可享用。

绿蔬奶昔

提供者：特雷弗·凯茨

分量：1 人份

原料：

1 杯有机鲜菠菜

1/4 个中等大小青苹果，去皮、去核

1 杯过滤水或花草茶

1 份高质量豌豆蛋白粉

1 茶匙碎鲜香菜叶

1 茶匙酸橙汁（或根据个人口味添加）

做法：

将所有食材倒入搅拌机，搅拌至均匀细腻后倒入高脚玻璃杯，冷藏后享用。

生姜迷迭香柠檬水

提供者：艾伦·克里斯蒂安森

分量：6 ~ 8 人份

原料：

2 升纯净水

1 升冰

2 汤匙有机鲜姜薄片

2 枝有机迷迭香（10 ~ 20 厘米长）

1 个有机柠檬，切成 1 厘米厚的圆片

做法：

将所有食材倒入细颈大玻璃杯中，轻轻搅拌后即可享用。

鳄梨莓果提神饮品

提供者：香农·加勒特

原料：

1 杯全脂椰子奶

1/2 个熟鳄梨，去皮、去核

1/4 杯冷冻树莓

1/4 杯冷冻野生蓝莓

1 汤匙有机无糖椰子片

1 茶匙亚麻油

1 茶匙无麸质香草精

1 茶匙蜂蜜

适量过滤水或冰块

做法：

将除水以外的所有食材倒入搅拌机中，高速搅拌均匀后再倒入水，使其黏度适中。如果希望做成乳脂状奶昔则可以加些冰块。

樱桃螺旋藻冰沙

提供者：多纳·盖茨

分量：2 人份（200 克）

原料：

1 根黄瓜，切碎

2 个西葫芦，切碎

3 大片长叶莴苣叶，撕成片

1/4 杯薄荷，只保留叶子

1/2 杯椰肉

6 盎司（约 170 克）冷冻黑樱桃

1 茶匙超级螺旋藻

12 滴甜菊糖或根据个人口味添加

1 杯营养益生菌或气泡矿泉水

1 杯过滤水

做法：

将所有食材倒入搅拌机中搅拌成泥，再根据需要加水即可。

抹茶味刨冰

提供者：安德利亚·中山

分量：2 人份

原料：

2 茶匙绿茶粉

2 杯坚果奶或 1 杯全脂椰子奶，外加 1 杯水

1 个梨，去皮，切碎

4 颗枣，去核

1 大撮肉桂粉

做法：

将所有食材倒入搅拌机中，搅拌均匀即可。

健脑功效：

绿茶粉：茶是全球消耗量最大的饮品之一，富含对人体健康有益的茶多酚。虽然这些物质仅有少量抵达大脑，但其具有累积效应，有助于预防神经退化、延缓脑功能衰退。[29]

早餐

柠檬口味低糖冰沙

提供者：安德利亚·中山

分量：2 人份

原料：

2 杯水

2 杯野生蓝莓

1 大把欧芹

1 个柠檬皮

1/2 个柠檬，榨汁

1 汤匙亚麻籽粉

1 小块鲜姜，约大拇指大小

1 茶匙肉桂粉

1 茶匙香草精

20 滴香草味甜叶菊提取物

1/4 杯巴西坚果

1 汤匙玛咖（maca）根粉（可选）

适量冰（可选）

做法：

将所有食材倒入搅拌机中高速搅拌至细腻乳脂状。可适当加冰，使其黏度适中。如果你的搅拌机功率较小，可以先将欧芹切碎，一次添加一种食材，直至所有食材搅拌为液体态为止。

健脑功效：

亚麻籽具有抗氧化的功效，在减轻抑郁症状方面具有显著作用。[30]

秘鲁玛咖不仅营养丰富，而且有助于改善人的精力，增强记忆力和学习能力。[31]

姜黄生姜柠檬水

提供者：克里斯塔·奥伦奇奥

分量：4 人份

原料：

4 杯水

1 茶匙有机姜黄（或一根约 7 厘米长的姜黄根，去皮）

1 茶匙有机姜粉（或一块约 10 厘米长的鲜姜，去皮）

适量甜菊糖（或蜂蜜）

适量柠檬片或 1 个柠檬榨汁

做法：

1. 取一口中号锅，倒入水，大火煮开。倒入姜黄和姜粉，文火煮 8 ~ 10 分钟。

2. 关火，用细孔过滤器将汁水滤到杯子中，根据个人口味添加甜菊糖和柠檬片后即可饮用。

绿蔬精益冰沙

提供者：辛西娅·帕斯奎拉

分量：2 人份

原料：

2 把菠菜

1 把羽衣甘蓝

1 个鲜杧果，去皮、去核

1 根黄瓜，切碎

1 杯水

1/2 杯冰

做法：

将所有食材倒入搅拌机中高速搅拌至均匀细腻后即可享用。

其他做法：

可将杧果替换为 2 杯菠萝，用其他绿叶蔬菜替换菠菜和羽衣甘蓝。如果希望冰沙含有更多绿蔬营养，可添加 1 汤匙螺旋藻或 1/2 茶匙叶绿素。如需要具有提神功效，可加入 1 茶匙玛咖。如欲在锻炼后饮用，可将水替换为椰子水。此外，添加香菜叶可使这道美食具有排毒功效。

蓝莓桃子奶昔

提供者：维珍

分量：1 人份

原料：

1 ~ 2 勺香草味混合蛋白

1 勺混合纤维

1/2 杯新鲜或冷冻蓝莓

1/2 个中等大小桃子，去皮、去核，切成片

1/8 茶匙杏仁提取物

200 ~ 300 克无糖椰子奶

5 ~ 6 块冰

做法：

将所有食材倒入搅拌机中高速搅拌至均匀细腻，根据个人喜好加水即可。

巧克力亚麻鳄梨奶昔

提供者：维珍

分量：1 人份

原料：

1 ~ 2 勺巧克力味混合蛋白

1 勺混合纤维

1/4 个小鳄梨

2 茶匙现磨亚麻籽粉

2 茶匙杏仁酱

200 ~ 300 克无糖椰子奶

5 ~ 6 块冰

做法：

将所有食材倒入搅拌机中高速搅拌至均匀细腻，根据个人喜好加水即可。

胡萝卜姜黄开菲尔

提供者：马格达莱娜·瓦泽拉基

分量：2 ~ 4 人份

原料：

2 杯鲜榨胡萝卜汁

2 杯鲜榨橙汁

3 片（约 0.5 厘米厚）鲜姜

$1\frac{1}{2}$ 茶匙干姜黄粉（或 1 汤匙鲜姜黄根末）

1 包开菲尔发酵剂

做法：

1.取一个容量 1 升的干净瓶子，倒入胡萝卜汁、橙汁、鲜姜和姜黄粉，搅拌均匀。倒入开菲尔发酵剂，再次搅拌。

2.用一块布或咖啡过滤器盖住瓶口，并用橡皮筋或绳子扎好，室温下静置 24 小时。

3.打开密封口品尝。如果希望开菲尔起泡，可以继续静置 12 小时。当发酵至适当口味后换上瓶子的原盖，拧紧放入冰箱冷藏，并在一周内食用。

第十周行动方案：观察自己的进步

从本周开始，按照上述食谱尝试制作吧！在排除麸质、乳制品和糖的同时，将自己的思维、感受及症状变化记录下来。建议使用智能手机监测你的睡眠状况、白天的工作效率和情绪波动情况。你可能发现，当你将致敏食物排除以消除潜在的炎症反应后，你的焦虑感有所减轻，脑雾开始消散，记忆力也得到了改善。我希望全世界的相关人群都能受益，但这需要所有人的积极参与。

第十一章

电磁场暴露的危害

　　全球医生正面临越来越多不明原因的健康问题。随着研究的深入，我们发现这些原因往往并非单一机制，而是与健康"金字塔"4个方面（身体结构、心态、生物化学因素和电磁场暴露）累积造成的有害环境有关。虽然某一方面的问题可能较为突出，但它们对健康皆有影响。

　　健康"金字塔"的最后一方面是电磁场（EMF）暴露的风险。作为保护人体的"武装力量"，我们的免疫系统如今正因持续的毒素侵害而超负荷运行。我敢肯定，有读者读到此处时一定会对我翻白眼："汤姆博士，开什么玩笑？你的意思是我周围的有线和无线电正在影响我的思维？"不，我没有跟你开玩笑。当信息复杂且不易理解时，人会本能地拒绝一些极端值，以及支持那些极端值的科学理论。我的目标是将电磁场暴露的危害以一种合理、可接受的方式传达给读者。

　　正是由于存在对新思想的抵制，研究人员往往需要花平均17年的时间才能将观念转变性研究成果应用于健康实践。[1]例如，从科研人员发现胆固醇可能导致血管堵塞到普通医院开始检测患者的胆固醇水平，便用了17年的时间（图11-1）。

　　但事实可以说明一切：

　　·20世纪50年代，美国西部和西南部的报纸均在头版刊登了政府和科学家的报告，声称原子弹地面爆炸极其"安全"。"没什么好担心的"成了原子弹相关新闻的宣传统一口径，但如今事实再清楚不过了。20世纪60年代，政府和科学家

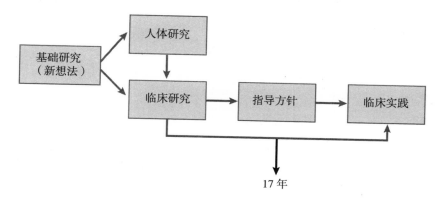

图 11-1　从基础科学研究到最终被医生应用平均需要 17 年时间

曾宣传香烟的"安全性"。某种品牌香烟还曾一度成为"医生最推荐的香烟"，但如今事实再清楚不过了。20 世纪 70 年代，政府和科学家曾宣称，在奶牛身上可以安全地使用人类生长激素，但如今事实再清楚不过了。20 世纪 80 年代，政府和行业委员会还宣传过人造黄油的"安全性"，但如今事实再清楚不过了。到了世纪之交，政府还向人们灌输过转基因食品"非常安全"，并称喷洒在农作物上的剧毒化学药品对人类"无害"，但如今事实再清楚不过了。

　　1979 年，我读过的一篇文献称住宅附近 400 米以内的大功率输电线辐射与儿童白血病发病率增加存在关联，[2] 这是我第一次认识到电磁场暴露对健康的危害。1982 年，另一篇文献显示，同样的大功率输电线辐射与成年人患癌之间存在联系。[3] 1991 年，研究人员发现整晚睡在电热毯上会使乳腺癌的发病率增加 31%。[4] 自那时起，电线已经将这个世界缠绕得越来越紧密，所有人都暴露在了穿屋过巷的电磁场之中。考虑到全球越来越多的人的健康受到影响、生命受到危害，我们无法再视而不见，任由毒素负荷过量而不采取任何措施。但这么小的电器的电磁场暴露何以造成如此巨大的危害？

　　电磁辐射（EMR）和光均以波的形式传递能量，二者的传播速度相同。EMR 的能量分为电能和磁能。电磁波能发生快速交替，表现为电性的正负变化和磁性的南北极变化。

　　无论辐射源在何处，EMR 都能穿透周围区域，形成 EMF。EMF 在其场源处最强，并随着距离的增加而减弱，直至衰减到无法测量的水平。但强 EMF 既可能是远处的强辐射源发出的，也可能是近处的弱辐射源发出的，因此头部附近的智能手机产生的 EMF 比 400 米外的手机信号发射塔产生的 EMF 更强，二者都与癌症相关。

　　EMR 具有的穿透力是其影响人体健康的主要因素。有些类型的 EMR 穿透力较强。例如，灯光能够穿透空气、水和玻璃，但无法穿透砖墙、金属板和人体。如果你打开手电筒向手上照射，就会发现灯光很难穿透皮肤。但我们知道，X 线能够轻易穿透人体，否则它就没什么利用价值了。

　　人们常见的一些 EMR 具有极强的穿透力。极低频辐射（如电器产生的辐射）能够穿透混凝土柱子和金属板，自然也能穿透人的血肉之躯，但其产生的可测量 EMF 仅能覆盖很短的距离，通常只有几十厘米。

　　大量的电、辐射暴露（如原子弹爆炸）会造成严重问题。电能够以各种波长和频率传播。众所周知，X 线对身体健康具有一定影响，频繁照射 X 线可能致癌。你是否注意到牙医在做 X 线检查时会迅速离开检查室？因为他们知道随着时间的推移，哪怕微量的 X 线暴露也会累积成巨大伤害。

　　太阳耀斑是 EMF 暴露影响人体健康的另一个例子，这种剧烈爆发能够产生 EMF，并将其射向太空，而太阳发出的 EMF 会冲击地球。太阳耀斑每 11 年出现一次。由于地球大气层的存在，太阳辐射对地面上的人并不会造成太大问题。你可能已经注意到在山顶徒步旅行或滑雪比在地面上更容易晒伤。这是因为海拔越高具有保护作用的大气越稀薄，人体受到的辐射就越强，也越容易被晒伤。

　　同样，当我们在一万米的高空飞行时，具有保护作用的大气极为稀薄。由于飞机机身常由铝制成，而铝无法像铅一样防辐射，所以我们会暴露在大量辐射之下。我们所受的辐射强度取决于处于 11 年耀斑活动周期的哪个阶段。如果正值太阳耀斑活动的低谷期，当从纽约飞往洛杉矶时你受到的辐射小于做 1 次胸透。但如果正值太阳耀斑活动的高峰期，在相同的旅程中你受到的辐射相当于 7 次胸透。这也是为什么在所有职业中飞行员的淋巴癌发病率最高，空乘人员的激素失衡和妊娠并发症的发病率最高。[5] 受 EMF 暴露的影响，从业 30 年的飞行员或空乘人员的皮肤经常过早衰老。这种专家也不知如何弥补的环境危害，导致的后果是炎症频发和细胞过早老化。

　　当人处于 EMF 中时辐射实际上已经进入了人体，有些仅深入人体数厘米，有些却能够直接穿透人体。所以，EMF 暴露会影响人体的所有器官细胞。每个细胞内都有一种名为线粒体的"发电机"。当人体吸入氧气后，线粒体利用氧气制造维持身体正常运转所需的能量。在该过程中会额外产生一种名为自由基的氧分子。自由基会破坏细胞膜，当细胞膜损伤累积到一定程度时组织或器官功能便受到影响。通常情况下，具有抗氧化性的维生素和多酚能够中和自由基，它们能像海绵一样吸收自由基。颜色鲜艳的水果和蔬菜富含维生素，所以我建议每天多吃各种蔬菜。蔬菜的颜色不同，所含的有益于人体健康的维生素、多酚等抗氧化物质的种类也不同。

但如果我们的饮食中缺乏抗氧化物质，或者我们过度暴露在抗原（刺激免疫反应的食物或环境毒素）之下，自由基便会持续累积，引发氧化应激。氧化应激是引发炎症、造成细胞损伤的主要机制。细胞损伤加剧会造成组织功能受损，当组织功能损伤严重到一定程度时器官功能障碍便开始显现，并最终发展为器官相关疾病，这时你将收到医院的诊断通知书。

电磁场辐射是引发氧化应激的原因之一。如果你此时继续"火上浇油"，即继续食用可引发炎症的致敏食物，或者暴露在其他环境毒素中而造成毒素负荷增加，那么氧化应激会加剧炎症，从而造成更严重的组织功能损伤和功能障碍，并最终导致疾病。每次 EMF 暴露都会加剧氧化应激。如果你每 3 周坐一次飞机，即使你因此受到了辐射，身体也能自行修复，或者损伤造成的影响会减弱。但如果你像我一样频繁地坐飞机，辐射造成的损伤便会逐渐累积。所以，在飞行前后各 3 天，我会按正常剂量的 2 ~ 3 倍服用具有抗氧化功效的维生素，这也是我为飞行员和空乘人员提供的防辐射建议。

以下仅为数字推理，但我希望你能够理解我想表达的意思。假设人体的细胞总数为 3 万亿个，如果其中的 10 万个已受到损伤，你可能不会有所察觉。但如果每周都有 10 万个细胞受到损伤，再加上你每天使用手机受到损伤的 5 000 个，以及你睡觉时将电子闹钟放在头附近、在无线辐射无处不在的办公室工作等因素，几年之内数以亿计的细胞会因此被杀死而造成身体某些器官损伤。

EMF 暴露对人体的影响

EMF 暴露引发的症状通常随着时间的推移而恶化。病症可能需要经过很长一段时间（通常为几年甚至几十年）才会逐渐显现。令人吃惊的是在 EMF 暴露对人体的影响方面，美国和国际公认的安全阈值远高于研究人员确定的 EMF 强度。电磁波会在穿过人体时激发电流。人体天然存在的电脉冲具有多种功能，如思考、传递感觉信息、激发肌肉运动、控制心跳等。甚至人们通常认为的与电无关的各种化学过程（如发生在细胞、血液、身体组织或器官中的化学过程）的实现也依赖于体内的电荷。使人体内产生电流的外部 EMF 确实会干扰众多生物过程。具体对于大脑而言，EMF 过度暴露会造成以下常见症状：

- 焦虑 [6]
- 注意力不集中 [7]
- 抑郁 [8]
- 疲劳 [9]
- 头痛 [10]
- 记忆力减退 [11]
- 恶心 [12]
- 心悸 [13]
- 睡眠障碍 [14]

当然，能够引发上述症状的因素绝非 EMF 暴露一种。但如果你恰好存在这些症状，并且你和医生都没能找到病因，那么评估并尽量减少 EMF 暴露是明智之举。

电磁超敏反应（EHS）是 EMF 暴露引发的常见健康问题。EHS 可能已经影响了 3% 的美国人。[15] EMF 可通过刺激各种过敏和炎症反应、影响人体组织功能的修复过程对免疫功能造成干扰。《病理生理学》（*Pathophysiology*）曾经刊登过一篇标题为《EMF 暴露对免疫系统的干扰：可能导致细胞损伤和组织功能修复能力减弱的潜在根本原因》的文章。[16] 仅看标题就能洞悉其内容。无论你的薄弱环节在何处，只要用力过大（EMF 过度暴露），链条总会在薄弱环节处断开并出现症状。而大脑（常见薄弱环节）和身体其他组织功能都有可能受到影响。

例如，一位 51 岁的糖尿病患者曾经一边在电脑前工作一边测血糖，结果显示，其血糖水平很高。离开电脑后，他的血糖水平在 10 分钟内便下降超过 10%。[17] 所以，电脑产生的 EMF 暴露影响了其血糖调节系统。该案例的有趣之处在于患者的血糖水平竟然能如此迅速地发生变化。

第二个案例与 EMF 屏蔽器有关。在给出现"空调病"（病态建筑综合征）的学校安装格雷厄姆 – 斯特泽（Graham-Stetzer，GS）屏蔽器后，教职员工和学生均称他们的健康状况得到了改善，精力也有所恢复。一项研究发现，在降低 EMF 暴露之后，一所学校需要使用哮喘呼吸器的学生人数减少了，另一所学校学生的注意缺陷障碍或注意缺陷多动障碍行为有所改善。有些糖尿病患者的血糖水平会对 EMF 暴露产生反应，如上述案例中的糖尿病患者。在无 EMF 暴露的环境中，1 型糖尿病患者的胰岛素需求量下降，而 2 型糖尿病患者的血糖能够维持在较低水平。此外，多发性硬化症患者的平衡感增强，震颤的发生频率也降低了。[18]

EMF 暴露来源

事实上，EMF 暴露正随着新发明的出现而逐渐加剧。大部分 EMF 暴露源自数字通信设备发出的脉冲数字射频 EMF，由于暴露量巨大，这种 EMF 对健康的危害较大。就 EMF 暴露而言，人类实际上正在"被电磁污染的游泳池中游泳"。20 世纪 70 年代，人们担心的只有电视机和电子表，随后台式电脑、非智能手机笔记本电脑和智能手机也加入其中。因此，我们有理由认为，我们的后代将面临更加严重的 EMF 暴露。目前，可造成 EMF 暴露的设备或产品包括：

- 锂电池
- 汽车、摩托车、火车、飞机
- 手机
- 手机信号塔
- 电脑
- 电视机
- 高、低压电缆
- 室内电线
- 微波炉
- 收音机
- 电视信号发射器
- 智能表（发出无线电信号的电表和燃气表）
- 可穿戴设备（监测心率、睡眠和步数的设备）
- 婴儿无线监测设备及其控制器
- 无线游戏机及其控制设备

远离手机

在全球 70 亿人口中有 60 亿人拥有手机。手机辐射可导致儿童和青少年患脑癌的风险增加 5 倍。首届手机与健康国际会议公布了英国皇家医学会（Royal Society of Medicine）的一项研究成果。这项大型研究由医学、哲学博士伦纳特·哈德尔（Lennart Hardell）教授牵头，旨在揭秘手机辐射与癌症的关系。哈德尔教授在会议上称，20 岁前开始使用手机可使人患神经胶质瘤（一种恶性脑癌）的风险增加 5 倍以上。

上文曾提及男性精子数量减少的问题。手机辐射不仅会降低精子的活力和功能，还会破坏其中的 DNA，从而影响男性的生殖功能。[19]

通过对早期未发表的数据进行分析，研究人员发现 5 岁和 10 岁儿童大脑的 EMR 吸收率比成年人高得多。数据显示，EMR 几乎能穿透 5 岁儿童的整个大脑！儿童的头骨厚度远低于成年人，所以其屏蔽能力更弱。那么，EMR 为何会对儿童造成如此巨大的影响呢？

· 穿过儿童头骨的手机辐射越强，儿童受到的辐射越大；

· 儿童正处于生长发育阶段，身体组织中的含水量比成年人丰富，而手机电磁波具有对水分多的器官危害大的特点；

· 相对于成年人，儿童的免疫系统（为其提供保护）尚未发育完全。

此外，如果母亲在怀孕期间受到手机辐射影响，其子女患行为障碍的风险会增加 80% 以上。母亲在妊娠期每天使用无线耳机两三次，足以使其子女在学龄时更容易患注意缺陷多动障碍等行为障碍、情感障碍和人际关系障碍。如果这些孩子后来继续使用手机，那么他们将存在以下风险：

· 患行为障碍的风险增加 80%；

· 患情感障碍的风险增加 25%；

· 患人际关系障碍的风险增加 34%；

· 患其他障碍的风险增加 35%～49%。[20]

唯一能称得上好消息的是手机辐射对成年人的穿透力较低。但鉴于打电话时手机电池离大脑非常近，手机辐射无须较强的穿透力即可影响人体。如果将手机放在距离身体 1 厘米的地方，其电磁穿透力会下降 50%，而距离身体 2 厘米时会下降 66%。[21] 将手机放在衬衫口袋中，出现心脏功能障碍的风险会增加。[22] 男性将手机放在裤子口袋中，出现精液质量差、不育症、前列腺功能障碍和前列腺癌的风险会增加。[23]

虽然研究人员很难直接证明手机辐射可以致病，但其中的某些关联你不可不知。很多报告基于明确的证据指出，长期接受手机辐射与下列健康问题存在联系，我们有理由怀疑手机辐射会带来健康风险。[24]

· 脑细胞过度兴奋。意大利研究人员发现，手机辐射能使大脑皮质（靠近使用手机的一侧）中的一些细胞兴奋约 1 个小时，而其他细胞的活动会受到抑制。

· DNA 损伤。一个名为韦鲁姆（Verum）的德国研究小组考察了手机辐射对人类和动物细胞的影响。暴露在手机辐射之下的细胞 DNA 发生了更多的断裂。有些断裂的 DNA 无法修复，而将损伤传递给未来细胞，使其更容易发生癌变。

· 脑细胞损伤。一项关于手机辐射对动物大脑影响的研究显示，手机辐射可对大脑的不同部位造成损伤，包括大脑皮质（大脑的外层或表层）、海马体（在信息整合中起着重要作用，如长时记忆及与导航有关的空间记忆）和基底神经节（控制随意运动、程序性学习、日常行为或"习惯"，如磨牙、眼球运动、认知、情感等）。

· 患脑瘤的风险增加。11 个研究团队发布的报告均表明，贴近耳朵使用手机10 年以上，可使人患脑瘤的风险增加 1 倍以上。[25]

· 患抑郁症、焦虑症和癌症的风险增加。有 8 篇报告称，居住环境距离手机基站不足 500 米可导致精神障碍（如抑郁和焦虑）或癌症发病率升高。此外，这些报告检测出的暴露水平均低于公认的国际标准，这说明国际标准不足以保证人体健康。[26]

虽然我们不愿意相信，但以上这些都是事实。如果你正在努力改善自身的健康状况，那么可以考虑做出一些哪怕微小的改变，如改用有线耳机，而非蓝牙耳机或直接将手机听筒放在耳朵上。从长远来看，你在努力增强大脑功能、延缓大脑功能衰退和炎症反应过程中的"每一垒安打"都会给你带来巨大回报。

下列建议是全球领域的研究人员倡议提出的。虽然有些建议稍显苛刻，可能还需要经济投入，但与孩子的大脑健康相比，二者孰轻孰重？所以，我建议你阅读这些建议，积极制订解决方案，做出必要的改变，从而让家人享受健康的生活。在此引用阿尔伯特·爱因斯坦的名言："我们今天所面临的问题无法以昨天的思维方式解决。"

·使用手机保护套。我使用的手机保护套可以降低90%以上的辐射。只需在网上搜索就能找到大量的防辐射手机保护套。

·儿童不得使用手机或电话手表。

·孕妇应尽量避免使用没有保护套的电子产品，也应避免接触使用没有保护套的电子产品的人。

·避免住在手机信号塔或大功率电缆附近。

·避免在使用无线网络（电脑连接网线）的学校上学。

·避免使用无线（蓝牙）耳机。

·提倡在不使用手机时关机。

·尽可能使用固定电话。

·限制使用手机等无线设备、无线操控玩具、无线婴儿监护器、无线网、无线安保系统等。

你可能会说："等等，我一辈子都在使用这些电子产品。"

没错，这正是要害之处。

避免 EMF 暴露的方法

你受到的大部分 EMF 暴露很可能源自自己家中。你家中在用电器设备吗？你身边或身上有什么电子产品吗？这些产品对你或家人有什么影响？如果你发现自己周围存在强 EMF 来源，可随时关闭或远离该来源，从而减少 EMF 暴露。如果该来源是某种无线设备，可用有线设备代替。

EMF 检测

我过去常要求患者使用 EMF 检测器在家做一天的 EMF 暴露检测。强度达到3.0以上的任何 EMF 暴露都能被检测到。你可以对电源插座、电灯开关、厨房电器等所有使用电源或电池的产品进行检测。还可以检测自己的汽车，尤其是电动汽车或混合动力汽车。EMF 暴露是电动汽车带来的一个潜在问题，但这并不意味着电动车比汽油车差，关键在于如何安全地使用电动汽车。

为手机配置防辐射保护套

每当我走到离我的车不到 3 米的地方时，外后视镜下的迎宾灯和车内顶灯就会自动亮起（起照明作用）。车灯为什么会自动亮起呢？因为我的车钥匙发出的电磁波信号会被车接收到（"注意，主人回来了"）。但它的工作范围只有 3 米，如果我按下警报按钮，在 6 米外就能找到我的车，说明寻车功能的工作距离更远，这意味着车钥匙能够发出不同频率的电磁波。当我将车钥匙和手机放在一起时，即使我走到车跟前，车灯也不会自动亮起；当我触摸车门把手时，也无法打开车门。此时，我必须将钥匙与手机分开才能打开车门，这是为什么？因为我的手机保护套扰乱了所有的电磁频率，包括车钥匙的"提醒"信息。人会基于各种目的为手机购买保护套，包括美化手机外观、防止手机摔坏或在不影响信号接收的前提下降低手机辐射。显然，我最在乎的是最后一条。

使手机远离头部

无论是智能手机还是非智能手机，你在打电话时都应使用有线耳机或外置扬声器，从而确保手机电池远离头部。不建议使用蓝牙耳机，因为那相当于在大脑附近放置了一颗小电池。

小心电子手表

手表使用电池的历史可以追溯到约 20 世纪 70 年代，所以人们可能认为这很正常。手表使用电池的确是一种常见现象，却不是正常现象。如今几乎所有的电子手表都有电池，智能手表甚至还配备了 EMF 监测仪和健康追踪器。所以，我们有必要检查手表是不是 EMF 暴露的元凶。

睡前养成好习惯

晚上睡觉前关闭家中的无线路由器，因为晚上不需要使用。此外，你还应将电子闹钟和手机放在远离床头的位置。

可以将电子闹钟放在房间的另一侧，确保你在闹铃响起时必须起床才能关掉它，以免频繁按闹铃，而且你的大脑也不会受到辐射。

第十一周行动方案：了解更多有关 EMF 暴露的知识

学习更多有关 EMF 暴露的知识。有些网站会不断发布有关 EMF 的最新研究。当你抱着"安打是赢得比赛的关键"的想法，逐渐了解更多有关手机辐射造成的危害，你才能掌握消除这一风险因素的方法，营造无辐射的家庭环境。

第十二章

持续探索　脱离"水潭"

你是否还记得我在第六章曾写过一段祷词？这段祷词出自我的导师乔治·古德哈特博士之口。每周日早上，他都会以相同的祷词为讲座开场。在接下来的 1 个小时里，他会向我们阐述他的行医理念。每个周末他都会像第一次给我们授课一样不断地重复着同一套理论："你们要自问，为什么患者会出现某种症状？为什么患者会有如此特殊的症状表现？"

说这些话时他总是跺着脚，右手握拳在空中挥舞着。每次讲座他都会重复完全相同的动作，试图将这套理论印入我们的脑海。他所强调的是跳出思维定式，而不是依赖于一成不变的规则，这些规则并不是对每位患者都有效。

我从这种示例观察法中获益颇多：从祷词到随后长达 1 小时的理论讲解，他将自己的智慧毫无保留地分享给我们，并为我的行医理念打下了基础。就像本书一直强调的那样，你必须找出原因，穿上副作用最小且效果最好的"救生衣"，脱离"水潭"。逆流而上，来到水流的源头，找出导致自己落入水中、滑向下游并最终跌落水潭的原因。在医学实践中，我也经常不断自问，为什么患者会出现这种症状，要先找到病因，再着手消除病因、扭转病情。在功能医学中，我们将这种诊疗方法称为追根溯源（逆流而上）。

我在职业生涯的早期就意识到，如果我们有机会接触各个领域的伟大人物，了解他们的行为或行为方式固然重要，但了解他们的思维方式更重要。我的女儿同样继承了这一理念。她在决定读法学院后申请了很多学校，包括一些一流学府。幸运的是她被所有的学校录取了，为此她不得不做出艰难的抉择以选择最适合她的学校。她曾在华盛顿特区工作过 8 年，所以她打电话咨询一位在政府部门颇有威望的朋友。那位朋友建议她阅读自己喜欢的教授发表的研究论文，以判断自己的研究方向是否与之契合，并观察这些人是如何表达自己的观点的。

女儿听从了建议，将那些教授的所有论文看了一遍，并根据其研究成果确定了她最希望追随的教授。她对自己的决定充满了自信，所以放弃了常春藤名校的就读机会，而选择了位于芝加哥的德保罗大学（DePaul University），最终以优异的成绩毕业。她刚毕业就在 10 000 多名申请者中脱颖而出，获得了第七巡回上诉法院的工作机会。如今，她已经成为一名助理律师。

和我女儿通过众多论文确定其所追随的教授一样，我希望你接受数百个研究团队的建议——逆流而上。我的目标是分享这些研究人员在大脑再生科学领域的研究成果，帮你建立完整的认知体系。希望本书能启发你的智慧，激励你更多地了解影响自身思维和感受的因素与机制。

读到此处，你会发现我建议的方案并不是千篇一律的，因为影响大脑的许多病症的治疗方案都不是单一的。阿尔茨海默病没有单一的治疗方法，而且永远不会有。就像没有哪种药物能够治愈糖尿病一样，我们也不应指望单靠某一种药物就能治愈阿尔茨海默病。这两种疾病以及其他数百种疾病都受到多种因素影响。但幸运的是你现在已经知道，这些因素能够被你逐一消除并最终赢得"这场球赛"。

你知道我的导师乔治·古德哈特博士在周日早上祷后会说什么吗？他说："如果有人不喜欢我的祷词，那就太不应该了，因为现在'球'在你自己手中。"掌控好你手中的"球"就相当于掌控了自己的健康。

每周一垒安打，恢复最佳大脑功能

第一周：学会倾听自己的身体，从而在各种变化演变为病症之前发现它们。即使你的症状十分轻微（如睡眠不佳），并未严重影响你的日常生活，也要认真对待。

第二周：阅读戴尔·布来得森博士的研究成果及其新作《阿尔茨海默病终结者》（*The End of Alzheimer's*），将书中的理论与布来得森博士的发现相互印证。

第三周：对 3 类炎性食物（麸质、乳制品和糖）的摄入情况进行记录。每次食用一种问题食物都用纸笔或智能手机记录下来。此外，还应仔细阅读食品标签。

好消息是你可能只需记录几天就会发现自己的睡眠质量、工作效率和记忆力有所改善。

第四周：学习更多有关健康食品的知识，以及选择有机食品的重要性，从而更好地避免毒素暴露。

第五周：使用免费线上工具制作完整、全面的生命矩阵时间轴，为重获大脑健康做准备。

第六周：寻找一位有资质又会使用生命矩阵时间轴的功能医学医生。和医生预约体检时间，并就是否需要服用下列营养补剂向医生进行咨询：叶酸（维生素 B_9）、钴胺素（维生素 B_{12}）、维生素 D_3、维生素 C、维生素 E、鱼油、适应原草本制剂，以及富含植物性营养素或多酚的补剂。

第七周：加强对身体核心肌肉（支撑脊柱结构的肌肉）的锻炼。建议按照第七章的指导方案锻炼，也可适当增加腹部锻炼项目。

第八周：建议采用佩德拉姆·肖贾伊（Pedram Shojai's）博士研发的有意识的呼吸练习法。

第九周：按要求排除麸质、乳制品和糖，尽量避免摄入这 3 类食物，同时选择本地有机农产品、畜肉和鱼肉，以停止"火上浇油"的行为。此外，建议你每天饮用一杯绿茶，通过适应原草本制剂激活基因，重新生成更健康、更有活力和韧性的细胞。

第十周：采用本书中的食谱并排除麸质、乳制品和糖后将自己的想法、感受及病情变化情况记录下来。

第十一周：了解更多有关 EMF 暴露的知识。有些网站会持续发布有关 EMF 暴露的最新研究。

第十二周：肯定自己在改善大脑健康之路上的每一次胜利（安打），而且你能记起这些事件本身就是进步的表现。

参考文献

绪论

1. Calder ó n-Garcidueñas L, Franco-Lira M, Mora-Tiscareño A, Medina- Cortina H, Torres-Jardón R, Kavanaugh M. Early Alzheimer's and Parkin-son's disease pathology in urban children: Friend versus Foe responses—it is time to face the evidence. *BioMed Research International* 2013; 2013:161687. doi: 10.1155/2013/161687. Epub 2013 Feb7.

自身免疫对大脑功能的影响

1. Dobbs SM, Dobbs RJ, Weller C, Charlett A, Augustin A, Taylor D, Ibrahim MA, Bjarnason I. Peripheral aetiopathogenic drivers and mediators of Parkin-son's disease and co-morbidities: role of gastrointestinal microbiota. *Journal of Neurovirology* 2016 Feb; 22(1): 22-32.

2. Mez J, Daneshvar DH, Kiernan PT et al. Clinicopathological evaluation of chronic traumatic encephalopathy in players of American football. *JAMA* 2017; 318(4): 360-70. doi:10.1001/jama. 2017. 8334.

3. Dantzer R, O'Connor JC, Freund GG, Johnson RW, Kelley KW. From inflam-mation

to sickness and depression: when the immune system subjugates the brain. *Nature Reviews. Neuroscience* 2008 Jan; 9(1):46-56.

4. http://www. alz. org/facts.

5. Eisenmann A, Murr C, Fuchs D, Ledochowski M. Gliadin IgG antibodies and circulating immune complexes. *Scandinavian Journal of Gastroenterology* 2009; 44(2):168-71.

6. Watad A, Bragazzi NL, Adawi M, Amital H, Kivity S, Mahroum N, Blank M, Shoenfeld Y. Is autoimmunology a discipline of its own? A big data-based bibliometric and scientometric analyses. *Autoimmunity* 2017 Jun; 50(4):269-74. doi: 10.1080/08916934.2017.1305361. Epub 2017 Mar 23.

脑漏

1. Schubert CR, Fischer ME, Pinto AA, Klein BEK, Klein R, Tweed TS, Cruick-shanks KJ. Sensory impairments and risk of mortality in older adults. *The Journals of Gerontology. Series A, Biological Sciences and Medical Sciences* 2017 May 1; 72(5):710-5. doi:10.1093/gerona/glw036.

2. Lafaille-Magnan ME, Poirier J, Etienne P, Tremblay-Mercier J, Frenette J, Rosa-Neto P,Breitner JCS; PREVENT-AD Research Group.Odor identification as a biomarker of preclinical AD in older adults at risk.*Neurology*2017 Jul 25; 89(4): 327-35.

3. Vojdani A. Brain-reactive antibodies in traumatic brain injury. *Functional Neurology, Rehabilitation, and Ergonomics* 2013; 3(2-3): 173-81.

4. Koh SX, Lee JK. S100B as a marker for brain damage and blood-brain barrier disruption following exercise. *Sports Medicine* 2014 Mar; 44(3): 369-85. doi: 10.1007/s40279-013-0119-9. Review. Erratum in: *Sports Medicine* 2014 Jun; 44(6): 867.

5. Wolff G, Davidson SJ, Wrobel JK, Toborek M. Exercise maintains blood-brain barrier integrity during early stages of brain metastasis formation. *Biochemical and Biophysical Research Communications* 2015 Aug 7; 463(4): 811-7.

6. Hemmings WA. The entry into the brain of large molecules derived from dietary protein. *Proceedings of the Royal Society of London. Series B, Biological Sciences* 1978 Feb 23; 200(1139): 175-92.

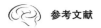
7. Wan W, Chen H, Li Y. The potential mechanisms of A β -receptor for advanced glycation end-products interaction disrupting tight junctions of the blood- brain barrier in Alzheimer's disease. *International Journal of Neuroscience* 2014 Feb; 124(2): 75-81.

8. Varatharaj A, Galea I. The blood-brain barrier in systemic inflammation. *Brain, Behavior, and Immunity* 2017 Feb; 60: 1-12.

9. Thelin EP, Nelson DW, Bellander BM. A review of the clinical utility of serum S100B protein levels in the assessment of traumatic brain injury. *Acta Neurochirurgica (Wien)* 2017 Feb; 159(2): 209-25.

10. Cheng F, Yuan Q, Yang J, Wang W, Liu H. The prognostic value of serum neuron-specific enolase in traumatic brain injury: systematic review and meta-analysis. *PLoS One* 2014 Sep4; 9(9): e106680.

11. Hadjivassiliou M, Sanders DD, Aeschlimann DP. Gluten-related disorders: glu-ten ataxia. *Digestive Diseases* 2015; 33(2): 264-8.

12. Kharrazian D, Vojdani A. Correlation between antibodies to bisphenol A, its target enzyme protein disulfide isomerase and antibodies to neuron-specific an-tigens. *Journal of Applied Toxicology* 2017 Apr; 37(4): 479-84.

13. Vojdani A, Mukherjee PS, Berookhim J, Kharrazian D. Detection of antibodies against human and plant aquaporins in patients with multiple sclerosis. *Auto-immune Diseases* 2015; 2015.

14. Chen X, Threlkeld SW, Cummings EE, Juan I, Makeyev O, Besio WG, Gai-tanis J, Banks WA, Sadowska GB, Stonestreet BS. Ischemia-reperfusion impairs blood-brain barrier function and alters tight junction protein expression in the ovine fetus. *Neuroscience* 2012 Dec 13; 226: 89-100.

15. Niederhofer H, Pittschieler K. A preliminary investigation of ADHD symptoms in persons with celiac disease. *Journal of Attention Disorders* 2006 Nov; 10(2): 200-4.

16. Rossignol DA, Rossignol LW, Smith S et al. Hyperbaric treatment for children with autism: a multicenter, randomized, double-blind, controlled trial. *BMC Pe-diatrics* 2009; 9: 21.

17. Addolorato G, Di Giuda D, De Rossi G, Valenza V, Domenicali M, Caputo F, Gasbarrini A, Capristo E, Gasbarrini G. Regional cerebral hypoperfusion in pa-

tients with celiac disease. *American Journal of Medicine* 2004 Mar 1; 116(5): 312-7.

18. Ballabh P, Braun A, Nedergaard M. The blood-brain barrier: an overview: structure, regulation, and clinical implications. *Neurobiology of Disease* 2004 Jun; 16(1): 1-13.

19. Lerner A, Aminov R, Matthias T. Transglutaminases in dysbiosis as potential environmental drivers of autoimmunity. *Frontiers in Microbiology* 2017 Jan 24; 8: 66.

20. Vojdani A. Lectins, agglutinins, and their roles in autoimmune reactivities. *Alternative Therapies in Health and Medicine* 2015; 21 (Suppl) 1: 46-51.

21. Ravnskov U, McCully KS. How macrophages are converted to foam cells. *Journal of Atherosclerosis and Thrombosis* 2012; 19(10): 949-50.

22. Ravnskov U, McCully KS. Review and hypothesis: vulnerable plaque formation from obstruction of Vasa vasorum by homocysteinylated and oxidized lipopro-tein aggregates complexed with microbial remnants and LDL autoantibodies. *Annals of Clinical and Laboratory Science* 2009 Winter; 39(1): 3-16.

23. Marinho AC, Martinho FC, Zaia AA, Ferraz CC, Gomes BP. Monitoring the effectiveness of root canal procedures on endotoxin levels found in teeth with chronic apical periodontitis. *Journal of Applied Oral Science* 2014 Nov-Dec; 22(6): 490-5.

24. Silverman MH, Ostro MJ. Bacterial endotoxin in human disease. Princeton, NJ: KPMG 35 (1999).

25. Banks WA, Gray AM, Erickson MA et al. Lipopolysaccharide-induced blood-brain barrier disruption: roles of cyclooxygenase, oxidative stress, neuroinflam-mation, and elements of the neurovascular unit. *Journal of Neuroinflammation* 2015 Nov 25; 12: 223. doi: 10. 1186/s12974-015-0434-1.

26. Klatt NR, Harris LD, Vinton CL et al. Compromised gastrointestinal integrity in pigtail macaques is associated with increased microbial translocation, immune activation, and IL-17 production in the absence of SIV infection. *Mucosal Immunology* 2010 Jul; 3(4): 387-98.

27. Bredesen DE. Reversal of cognitive decline: a novel therapeutic program. *Aging* (Albany, NY), 2014 Sep; 6(9): 707-17.

28. D'Andrea MR. Add Alzheimer's disease to the list of autoimmune diseases.

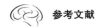

Medical Hypotheses 2005; 64(3): 458-63.

29. Harris SA, Harris EA. Herpes simplex virus type 1 and other pathogens are key causative factors in sporadic Alzheimer's disease. *Journal of Alzheimer's Disease* 2015; 48(2): 319-53.

30. Bredesen DE. Reversal of cognitive decline.

肠道健康是大脑健康的基础

1. Flowers SA, Ellingrod VL. The microbiome in mental health: potential contri-bution of gut microbiota in disease and pharmacotherapy management. *Pharma-cotherapy* 2015 Oct; 35(10): 910-6.

2. König J, Wells J, Cani PD, Garc í a-R ó denas CL, MacDonald T, Mercenier A, Whyte J, Troost F, Brummer RJ. Human intestinal barrier function in health and disease. *Clinical and Translational Gastroenterology* 2016 Oct 20; 7(10): e196.

3. Marlicz W, Loniewski I, Grimes DS, Quigley EM. Nonsteroidal anti-inflam-matory drugs, proton pump inhibitors, and gastrointestinal injury: contrasting interactions in the stomach and small intestine. *Mayo Clinic Proceedings* 2014 Dec; 89(12): 1699-709.

4. Round JL, Mazmanian SK. The gut microbiota shapes intestinal immune re-sponses during health and disease. *Nature Reviews: Immunology* 2009 May; 9(5): 313-23.

5. Kelly JR, Kennedy PJ, Cryan JF, Dinan TG, Clarke G, Hyland NP. Breaking down the barriers: the gut microbiome, intestinal permeability and stress-related psychiatric disorders. *Frontiers in Cellular Neuroscience* 2015 Oct 14; 9: 392.

6. Smythies LE, Smythies JR. Microbiota, the immune system, black moods and the brain-melancholia updated. *Frontiers in Human Neuroscience* 2014 Sep 15; 8: 720.

7. Maes M, Coucke F, Leunis JC. Normalization of the increased translocation of endotoxin from gram negative enterobacteria (leaky gut) is accompanied by a remission of chronic fatigue syndrome. *Neuroendocrinology Letters* 2007 Dec; 28(6): 739-44.

8. Vojdani A, Kharrazian D, Mukherjee P. The prevalence of antibodies against wheat and milk proteins in blood donors and their contribution to neuroimmune

reactivities. *Nutrients* 2014 Jan; 6(1): 15-36.

9. Vojdani A, O'Bryan T, Green JA, McCandless J, Woeller KN, Vojdani E, Nourian AA, Cooper EL. Immune response to dietary proteins, gliadin and cerebellar peptides in children with autism. *Nutritional Neuroscience* 2004 Jun; 7(3): 151-61.

10. https: //www. nimh. nih. gov/health/statistics/prevalence/any-mental-illness-ami-among-us-adults. shtml.

11. Wildmann J, Vetter W, Ranalder UB, Schmidt K, Maurer R, Möhler H. Occurrence of pharmacologically active benzodiazepines in trace amounts in wheat and potato. *Biochemical Pharmacology* 1988 Oct 1; 37(19): 3549-59.

12. Hollon J, Puppa EL, Greenwald B, Goldberg E, Guerrerio A, Fasano A. Effect of gliadin on permeability of intestinal biopsy explants from celiac disease patients and patients with non-celiac gluten sensitivity. *Nutrients* 2015 Feb 27; 7(3): 1565-76.

13. Rodrigo L, Hern á ndez-Lahoz C, Lauret E, Rodriguez-Pel á ez M, Soucek M, Ciccocioppo R, Kruzliak P. Gluten ataxia is better classified as non-celiac gluten sensitivity than as celiac disease: a comparative clinical study. *Immunologic Research* 2016 Apr; 64(2): 558-64.

14. Volta U, Bardella MT, Calabr ò A, Troncone R, Corazza GR; Study Group for Non-Celiac Gluten Sensitivity. An Italian prospective multicenter survey on pa-tients suspected of having non-celiac gluten sensitivity. *BMC Medicine* 2014 May 23; 12: 85. doi: 10. 1186/1741-7015-12-85.

15. Van Hees NJM, Giltay EJ, Tielemans SMAJ, Geleijnse JM, Puvill T, Janssen N, van der Does W. Essential amino acids in the gluten-free diet and serum in relation to depression in patients with celiac disease. *PLOS One* 2015; 10(4): n. pag. Web.

16. M. Finizio, Quaremba G, Mazzacca G, Ciacci C. Large forehead: a novel sign of undiagnosed coeliac disease. *Digestive and Liver Disease* 2005 Sep; 37(9): 659-64.

17. Lionetti E, Leonardi S, Franzonello C, Mancardi M, Ruggieri M, Catassi C. Gluten psychosis: confirmation of a new clinical entity. *Nutrients* 2015 Jul 8; 7(7): 5532-9.

18. Bressan P, Kramer P. Bread and other edible agents of mental disease. *Frontiers in Human Neuroscience* 2016 Mar 29; 10: 130.

19. Sun Z, Zhang Z, Wang X, Cade R, Elmir Z, Fregly M. Relation of beta-

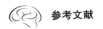
casomorphin to apnea in sudden infant death syndrome. *Peptides* 2003 Jun; 24(6): 937-43.

20. Ramabadran K, Bansinath M. Opioid peptides from milk as a possible cause of sudden infant death syndrome. *Medical Hypotheses* 1988 Nov; 27(3): 181-7.

21. Bell SJ, Grochoski GT, Clarke AJ. Health implications of milk containing β -casein with the A2 genetic variant. *Critical Reviews in Food Science and Nutri-tion* 2006; 46(1): 93-100.

22. Wasilewska J, Sienkiewicz-Szlapka E, Kuzbida E, Jarmolowska B, Kaczmarski M, Kostyra E. The exogenous opioid peptides and DPPIV serum activity in in-fants with apnoea expressed as apparent life threatening events (ALTE). *Neuro-peptides* 2011 Jun; 45(3): 189-95. doi: 10. 1016/j. npep. 2011. 01. 005.

23. de la Monte SM, Wands JR. Alzheimer's disease is type 3 diabetes—evidence reviewed. *Journal of Diabetes Science and Technology* 2008 Nov; 2(6): 1101-13.

24. Wang D, Ho L, Faith J et al. Role of intestinal microbiota in the generation of polyphenol-derived phenolic acid mediated attenuation of Alzheimer's dis-ease β -amyloid oligomerization. *Molecular Nutrition & Food Research* 2015 Jun; 59(6): 1025-40.

25. Pistollato F, Sumalla Cano S, Elio I, Masias Vergara M, Giampieri F, Battino M. Role of gut microbiota and nutrients in amyloid formation and pathogenesis of Alzheimer disease. *Nutrition Reviews* 2016 Oct; 74(10): 624-34.

毒素对大脑功能的影响

1. Light TD, Choi KC, Thomsen TA et al. Long-term outcomes of patients with necrotizing fasciitis. *Journal of Burn Care & Research* 2010 Jan-Feb; 31(1): 93-9. doi: 10. 1097/BCR. 0b013e3181cb8cea.

2. Høgsberg T, Saunte DM, Frimodt-Møller N, Serup J. Microbial status and prod-uct labelling of 58 original tattoo inks. *Journal of the European Academy of Derma-tology and Venereology* 2013 Jan; 27(1): 73-80.

3. Serup J. Individual risk and prevention of complications: doctors' advice to per-sons wishing a new tattoo. *Current Problems in Dermatology* 2017; 52: 18-29. Novel Agents and Drug Targets to Meet the Challenges of Resistant Fungi. McCarthy MW, Kontoyiannis DP, Cornely OA, Perfect JR, Walsh TJ. *J Infect Dis.*

2017 Aug 15; 216(suppl 3): S474-S483.

4. Sepehri M, Sejersen T, Qvortrup K, Lerche CM, Serup J. Tattoo pigments are observed in the Kupffer cells of the liver indicating blood-borne distribution of tattoo ink. *Dermatology* 2017; 233(1): 86-93. doi: 10. 1159/000468149. Epub 2017 May 10.

5. Adler BL, Kim GH, Haden AD. Ulcerating nodules within tattoos revealing pulmonary sarcoidosis. *Arthritis & Rheumatology* 2017 Sep 7.

6. Jafari S, Buxton JA, Afshar K, Copes R, Baharlou S. Tattooing and risk of hepa-titis B: a systematic review and meta-analysis. *Canadian Journal of Public Health* 2012 May-Jun; 103(3): 207-12.

7. Fray J, Lekieffre A, Parry F, Huguier V, Guillet G. Rose necrosis: necrotizing granulomatous reaction with infected node at red pigment of a tattoo. *Annales de Chirurgie Plastique et Esthetique* 2014 Apr; 59(2): 144-9.

8. Lehner K, Santarelli F, Vasold R, König B, Landthaler M, Bäumler W. Black tat-too inks are a source of problematic substances such as dibutyl phthalate. *Contact Dermatitis* 2011 Oct; 65(4): 231-8.

9. https: //www. worldwildlife. org/pages/living-planet-report-2014.

10. Levine H, Jørgensen N, Martino-Andrade A, Mendiola J, Weksler-Derri D, Mindlis I, Pinotti R, Swan SH. Temporal trends in sperm count: a systematic review and meta-regression analysis. *Human Reproduction Update* 2017 Nov 1; 23(6): 646-59. https: //doi. org/10. 1093/humupd/dmx022.

11. UCL Institute for Global Health. UCL-Lancet Commission on managing the health effects of climate change. 2014. www. ucl. ac. uk/igh/research/projects/all-projects/lancet-1.

12. Intergovernmental Panel on Climate Change. Working Group I contribution to the IPCC fifth assessment report climate change 2013: the physical science basis summary for policymakers. 2013. www. ipcc. ch/report/ar5/wg1/#. UlJ6rNI3vTo.

13. American Association for the Advancement of Science. What we know: the re-ality, risks, and response to climate change. 2014. http: //whatweknow. aaas. org/.

14. McCoy D, Montgomery H, Arulkumaran S, Godlee F. Climate change and human

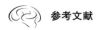
survival. *BMJ* 2014 Mar 26; 348: g2351.

15. Olshansky SJ, Passaro DJ, Hershow RC, Layden J, Carnes BA, Brody J, Hayflick L, Butler RN, Allison DB, Ludwig DS. A potential decline in life expectancy in the United States in the 21st century. *New England Journal of Medicine* 2005 Mar 17; 352(11): 1138-45.

16. Environmental Working Group analysis of tests of 10 umbilical cord blood samples conducted by AXYS Analytical Services (Sydney, BC) and Flett Research Ltd. (Winnipeg, MB). https: //www. ewg. org/research/body-burden-pollution-newborns#. Wixct7pFxtQ.

17. Bredesen DE. Inhalational Alzheimer's disease: an unrecognized—and treatable—epidemic. *Aging* 2016; 8(2): 304-13. Web.

18. https: //www. cdc. gov/ncbddd/autism/data. html, accessed Oct 2, 2017.

19. http: //themindunleashed. com/2014/10/mit-researchers-new-warning-todays-rate-half-u-s-children-will-autistic-2025. html.

20. Song P, Wu L, Guan W. Dietary nitrates, nitrites, and nitrosamines intake and the risk of gastric cancer: a meta-analysis. *Nutrients* 2015 Dec 1; 7(12): 9872-95.

21. Park KA, Kweon S, Choi H. Anticarcinogenic effect and modification of cyto-chrome P450 2E1 by dietary garlic powder in diethylnitrosamine-initiated rat hepatocarcinogenesis. *Journal of Biochemistry and Molecular Biology* 2002; 35(6): 615-22.

22. Farombi EO, Shrotriya S, Na HK, Kim SH, Surh YJ. Curcumin attenuates di-methylnitrosamine-induced liver injury in rats through Nrf2-mediated induction of heme oxygenase-1. *Food and Chemical Toxicology* 2008; 46(4): 1279-87.

23. Hwang YP, Choi JH, Yun HJ et al. Anthocyanins from purple sweet potato attenuate dimethylnitrosamine-induced liver injury in rats by inducing Nrf2-mediated antioxidant enzymes and reducing COX-2 and iNOS expression. *Food and Chemical Toxicology*, 2011 Jan; 49(1): 93-9.

24. Hodges RE, Minich DM. Modulation of metabolic detoxification pathways using foods and food-derived components: a scientific review with clinical appli-cation. *Journal of Nutrition and Metabolism* 2015; 2015: 760689.

25. Vojdani A, O'Bryan T. The immunology of immediate and delayed hypersensitiv-ity reaction to gluten. *European Journal of Inflammation* 2008 Jan; 6(1): 1-10.

26. Toppari J, Larsen JC, Christiansen P et al. Male reproductive health and environ-mental xenoestrogens. *Environmental Health Perspectives* 1996 Aug; 104 (Suppl) 4: 741-803.

27. Horan TS, Marre A, Hassold T, Lawson C, Hunt PA. Germline and reproductive tract effects intensify in male mice with successive generations of estrogenic expo-sure. *PLOS Genetics* 2017 Jul 20; 13(7): e1006885. doi: 10. 1371/journal. pgen. 1006885. eCollection 2017 Jul.

28. Ohlsson C, Barrett-Connor E, Bhasin S, Orwoll E, Labrie F, Karlsson MK, Ljunggren O, Vandenput L, Mellström D, Tivesten A. High serum testoster-one is associated with reduced risk of cardiovascular events in elderly men. The MrOS (Osteoporotic Fractures in Men) study in Sweden. *Journal of the American College of Cardiology* 2011 Oct 11; 58(16): 1674-81.

29. Longnecker MP, Rogan WJ. Persistent organic pollutants in children. *Pediatric Research* 2001 Sep; 50(3): 322-3.

30. Ohtani N, Iwano H, Suda K, Tsuji E, Tanemura K, Inoue H, Yokota H. Ad-verse effects of maternal exposure to bisphenol F on the anxiety-and depression-like behavior of offspring. *Journal of Veterinary Medical Science* 2017 Feb 28; 79(2): 432-9.

31. Ritter R, Scheringer M, MacLeod M, Moeckel C, Jones KC, Hungerb ü hler K. Intrinsic human elimination half-lives of polychlorinated biphenyls derived from the temporal evolution of cross-sectional biomonitoring data from the United Kingdom. *Environmental Health Perspectives* 2011 Feb; 119(2): 225-31. doi: 10. 1289/ ehp. 1002211. Epub 2010 Oct 7.

32. Cheek AO, Kow K, Chen J, McLachlan JA. Potential mechanisms of thyroid disruption in humans: interaction of organochlorine compounds with thyroid receptor, transthyretin, and thyroid-binding globulin. *Environmental Health Per-spectives* 1999 Apr; 107(4): 273-8.

33. Saal FS, Myers JP. Bisphenol A and risk of metabolic disorders. *JAMA* 2008 Sep

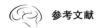
17; 300(11): 1353-5.

34. Kharrazian D, Vojdani A. Correlation between antibodies to bisphenol A, its target enzyme protein disulfide isomerase and antibodies to neuron-specific an-tigens. *Journal of Applied Toxicology* 2017 Apr; 37(4): 479-84.

35. Tiwari SK, Agarwal S, Chauhan LK, Mishra VN, Chaturvedi RK. Bisphenol-A impairs myelination potential during development in the hippocampus of the rat brain. *Molecular Neurobiology* 2015; 51(3): 1395-416. doi: 10. 1007/s12035-014-8817-3. Epub 2014 Aug 2.

36. Bielefeldt AØ, Danborg PB, Gøtzsche PC. Precursors to suicidality and violence on antidepressants: systematic review of trials in adult healthy volunteers. *Journal of the Royal Society of Medicine* 2016 Oct; 109(10): 381-92.

37. Biedermann S, Tschudin P, Grob K. Transfer of bisphenol A from thermal printer paper to the skin. *Analytical and Bioanalytical Chemistry* 2010 Sep; 398(1): 571-6. doi: 10. 1007/s00216-010-3936-9. Epub 2010 Jul 11.

38. Adapted from American Academy of Pediatrics, Shelov SP, ed. *Caring for Your Baby and Young Child: Birth to Age Five* (Bantam, 2009).

39. Kang KW, Park WJ. Lead poisoning at an indoor firing range. *Journal of Korean Medical Science* 2017 Oct; 32(10): 1713-6.

40. WHO, 2002; Prüss-Ustün et al. , 2004.

41. World Health Organization fact sheet. "Mercury and Health," March 2017, http: //www. who. int/mediacentre/factsheets/fs361/en/.

42. Vimy MJ, Lorscheider FL. Dental amalgam mercury daily dose estimated from intra-oral vapor measurements: a predictor of mercury accumulation in human tissues. *Journal of Trace Elements in Experimental Medicine* 1990 Jan; 3: 111-23.

43. Goniewicz ML, Knysak J, Gawron M et al. Levels of selected carcinogens and tox-icants in vapour from electronic cigarettes. *Tobacco Control* 2014 Mar; 23(2): 133-9.

44. Hecht EM, Arheart K, Lee DJ, Hennekens CH, Hlaing WM. A cross-sectional survey of cadmium biomarkers and cigarette smoking. *Biomarkers* 2016 Jul; 21(5): 429-35.

45. Barton H. Predicted intake of trace elements and minerals via household drinking

water by 6-year-old children from Krak ó w, Poland. Part 2: Cadmium, 1997-2001. *Food Additives and Contaminants* 2005 Sep; 22(9): 816-28.

46. Viala Y, Laurette J, Denaix L, Gourdain E, M é l é ard B, Nguyen C, Schneider A, Sappin-Didier V. Predictive statistical modelling of cadmium content in durum wheat grain based on soil parameters. *Environmental Science and Pollution Research International* 2017 Sep; 24(25): 20641-54. doi: 10. 1007/s11356-017-9712-z. Epub 2017 Jul 15.

47. Xie LH, Tang SQ, Wei XJ, Shao GN, Jiao GA, Sheng ZH, Luo J, Hu PS. The cadmium and lead content of the grain produced by leading Chinese rice culti-vars. *Food Chemistry* 2017 Feb 15; 217: 217-24.

48. Kumar P, Mahato DK, Kamle M, Mohanta TK, Kang SG. Aflatoxins: a global concern for food safety, human health and their management. *Frontiers in Microbiology* 2017 Jan 17; 7: 2170.

49. McCarthy MW, Kontoyiannis DP, Cornely OA, Perfect JR, Walsh TJ. Novel agents and drug targets to meet the challenges of resistant fungi. *Journal of Infec-tious Diseases* 2017 Aug 15; 216(suppl 3): S474-83.

50. Murakami A, Tutumi T, Watanabe K. Middle ear effusion and fungi. *Annals of Otology, Rhinology, and Laryngology* 2012 Sep; 121(9): 609-14.

51. Brewer J, Thrasher JD, Hooper D. Reply to comment on detection of mycotoxins in patients with chronic fatigue syndrome. *Toxins* 2013; 5: 605-17 by John W. Os-terman, MD. *Toxins* (Basel). 2016 Nov 7; 8(11).

52. Gratz SW, Duncan G, Richardson AJ. The human fecal microbiota metabo-lizes deoxynivalenol and deoxynivalenol-3-glucoside and may be responsible for urinary deepoxy-deoxynivalenol. *Applied and Environmental Microbiology* 2013 Mar; 79(6): 1821-5.

53. Francino MP. Antibiotics and the human gut microbiome: dysbioses and accu-mulation of resistances. *Frontiers in Microbiology* 2016 Jan 12; 6: 1543.

54. Costelloe C, Metcalfe C, Lovering A, Mant D, Hay AD. Effect of antibiotic prescribing in primary care on antimicrobial resistance in individual patients: systematic review and meta-analysis. *BMJ* 2010 May 18; 340: c2096. doi: 10. 1136/

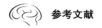

bmj. c2096.

55. https: //www. cdc. gov/drugresistance/threat-report-2013/pdf/ar-threats-2013-508. pdf.

56. Stensballe LG, Simonsen J, Jensen SM, Bønnelykke K, Bisgaard H. Use of anti-biotics during pregnancy increases the risk of asthma in early childhood. *Journal of Pediatrics* 2013 Apr; 162(4): 832-8.

57. Slykerman RF, Thompson J, Waldie KE, Murphy R, Wall C, Mitchell EA. Antibiotics in the first year of life and subsequent neurocognitive outcomes. *Acta Paediatrica* 2017 Jan; 106(1): 87-94.

58. Zhang C, Li S, Yang L et al. Structural modulation of gut microbiota in life-long calorie-restricted mice. *Nature Communications* 2013; 4: 2163.

59. Kim JA, Kim JY, Kang SW. Effects of the dietary detoxification program on serum γ -glutamyltransferase, anthropometric data and metabolic biomarkers in adults. *Journal of Lifestyle Medicine* 2016 Sep; 6(2): 49-57. Epub 2016 Sep 30.

60. Horne BD, Muhlestein JB, Anderson JL. Health effects of intermittent fasting: hormesis or harm? A systematic review. *American Journal of Clinical Nutrition* 2015 Aug; 102(2): 464-70.

61. Chaix A, Zarrinpar A, Miu P, Panda S. Time-restricted feeding is a preventative and therapeutic intervention against diverse nutritional challenges. *Cell Metabo-lism* 2014 Dec 2; 20(6): 991-1005.

62. Heurung AR. Adverse reactions to sunscreen agents: epidemiology, responsible irritants and allergens, clinical characteristics, and management. *Dermatitis* 2014 Nov-Dec; 25(6): 289-326.

63. http: //www. ewg. org/sunscreen/report/executive-summary/#. WdO3KLpFxtQ.

64. Factor-Litvak P, Insel B, Calafat AM, Liu X, Perera F, Rauh VA, Whyatt RM. Persistent associations between maternal prenatal exposure to phthalates on child IQ at age 7 years. *PLOS One* 2014 Dec 10; 9(12): e114003. doi: 10. 1371/journal. pone. 0114003. eCollection 2014.

65. Scherf KA, Brockow K, Biedermann T, Koehler P, Wieser H. Wheat-depen-dent exercise-induced anaphylaxis. *Clinical and Experimental Allergy* 2016 Jan; 46(1):

10-20.

66. Thompson T, Grace T. Gluten in cosmetics: is there a reason for concern? *Journal of the Academy of Nutrition and Dietetics* 2012 Sep; 112(23): 1316-23.

67. Teshima R. Food allergen in cosmetics. *Yakugaku Zasshi* 2014; 134(1): 33-8.

68. Kwangmi K. Influences of environmental chemicals on atopic dermatitis. *Toxicological Research* 2015 Jun; 31(2): 89-96.

生物指标

1. Hauser PS, Ryan RO. Impact of apolipoprotein E on Alzheimer's disease. *Cur-rent Alzheimer Research* 2013 Oct; 10(8): 809-17.

2. Sepehrnia B, Kamboh MI, Adams-Campbell LL, Bunker CH, Nwankwo M, Majumder PP, Ferrell RE. Genetic studies of human apolipoproteins. X. The effect of the apolipoprotein E polymorphism on quantitative levels of lipoproteins in Nigerian blacks. *American Journal of Human Genetics* 1989 Oct; 45(4): 586-91.

3. Boscolo S, Passoni M, Baldas V, Cancelli I, Hadjivassiliou M, Ventura A, Tongiorgi E. Detection of anti-brain serum antibodies using a semi-quantitative immunohistological method. *Journal of Immunological Methods* 2006 Feb 20; 309 (1-2): 139-49.

4. Lanzini A, Lanzarotto F, Villanacci V et al. Complete recovery of intestinal mucosa occurs very rarely in adult coeliac patients despite adherence to gluten-free diet. *Alimentary Pharmacology and Therapeutics* 2009 Jun 15; 29(12): 1299-308. doi: 10. 1111/j. 1365-2036. 2009. 03992. x. Epub 2009 Mar 3.

5. Hadjivassliou M, Sanders DS, Grünewald RA, Woodroofe N, Boscolo S, Aeschlimann D. Gluten sensitivity: from gut to brain. *Lancet Neurology* 2010 Mar; 9(3): 318-30.

6. Fasano A, Catassi C. Current approaches to diagnosis and treatment of celiac disease: an evolving spectrum. *Gastroenterology* 2001 Feb; 120(3): 636-51.

7. Addolorato G, Mirijello A, D'Angelo C, Leggio L, Ferrulli A, Vonghia L, Car-done S, Leso V, Miceli A, Gasbarrini G. Social phobia in coeliac disease. *Scandi-navian Journal of Gastroenterology* 2008; 43(4): 410-5.

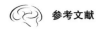

8. Zelnik N, Pacht A, Obeid R, Lerner A. Range of neurologic disorders in patients with celiac disease. *Pediatrics* 2004 Jun; 113(6): 1672-6.

9. Ibid.

10. Lichtwark IT, Newnham ED, Robinson SR, Shepherd SJ, Hosking P, Gibson PR, Yelland GW. Cognitive impairment in coeliac disease improves on a gluten-free diet and correlates with histological and serological indices of disease sever-ity. *Alimentary Pharmacology & Therapeutics* 2014; 40: 160-70.

11. Skowera A, Peakman M, Cleare A, Davies E, Deale A, Wessely S. High prev-alence of serum markers of coeliac disease in patients with chronic fatigue syn-drome. *Journal of Clinical Pathology* 2001 Apr; 54(4): 335-6.

12. Yelland GW. Gluten-induced cognitive impairment ("brain fog") in coeliac dis-ease. *Journal of Gastroenterology and Hepatology* 2017 Mar; 32 (Suppl 1): 90-3.

13. Delvecchio M, De Bellis A, Francavilla R et al. Italian Autoimmune Hypophysitis Network Study. Anti-pituitary antibodies in children with newly diagnosed celiac disease: a novel finding contributing to linear-growth impairment. *Amer-ican Journal of Gastroenterology* 2010 Mar; 105(3): 691-6. doi: 10. 1038/ajg. 2009. 642. Epub 2009 Nov 10.

14. Daulatzai MA. Non-celiac gluten sensitivity triggers gut dysbiosis, neuroinflam-mation, gut-brain axis dysfunction, and vulnerability for dementia. *CNS & Neu-rological Disorders—Drug Targets* 2015; 14(1): 110-31.

15. Challacombe DN, Wheeler EE. Are the changes of mood in children with coeliac disease due to abnormal serotonin metabolism? *Nutrition and Health* 1987; 5(3-4): 145-52.

16. Salur L, Uibo O, Talvik I, Justus I, Metsk ü la K, Talvik T, Uibo R. The high frequency of coeliac disease among children with neurological disorders. *Euro-pean Journal of Neurology* 2000 Nov; 7(6): 707-11.

17. Gobbi G. Coeliac disease, epilepsy and cerebral calcifications. *Brain & Develop-ment* 2005 Apr; 27(3): 189-200. Review.

18. Iughetti L, De Bellis A, Predieri B, Bizzarro A, De Simone M, Balli F, Bellastella A, Bernasconi S. Growth hormone impaired secretion and antipituitary anti-bodies in

patients with coeliac disease and poor catch-up growth after a long gluten-free diet period: a causal association? *European Journal of Pediatrics* 2006 Dec; 165(12): 897-903. Epub 2006 Aug 3.

19. Perlmutter D, Vodjani A. Association between headache and sensitivities to gluten and dairy. *Integrative Medicine* 2013 Apr; 12(2): 18-23.

20. Zelnik N et al. Range of neurologic disorders. *Pediatrics*.

21. Ziderhofer H. Association of attention-deficit/hyperactivity disorder and celiac disease: a brief report. *Primary Care Companion for CNS Disorders* 2011; 13(3).

22. Gibbons CH, Fbroeeman R. Autonomic neuropathy and coeliac disease. *Journal of Neurology, Neurosurgery, and Psychiatry* 2005 Apr; 76(4): 579-81.

23. Lionetti E, Leonardi S, Franzonello C, Mancardi M, Ruggieri M, Catassi C. Gluten psychosis: confirmation of a new clinical entity. *Nutrients* 2015 Jul 8; 7(7): 5532-9. doi: 10. 3390/nu7075235.

24. Isasi C, Tejerina E,morán LM. Non-celiac gluten sensitivity and rheumatic diseases. *Reumatologia Clinica* 2016 Jan-Feb; 12(1): 4-10.

25. Lichtwark IT, Newnham ED, Robinson SR, Shepherd SJ, Hosking P, Gibson PR, Yelland GW. Cognitive impairment in coeliac disease improves on a gluten-free diet and correlates with histological and serological indices of disease severity. *Alimentary Pharmacology & Therapeutics* 2014 Jul; 40(2): 160-70.

26. Zylberberg HM, Demmer RT, Murray JA, Green PHR, Lebwohl B. Depression and insomnia among individuals with celiac disease or on a gluten-free diet in the USA: results from a national survey. *European Journal of Gastroenterology & Hepatology* 2017 Sep; 29(9): 1091-6.

27. Al Nimer F, Thelin E, Nyström H, Dring AM, Svenningsson A, Piehl F, Nelson DW, Bellander BM. Comparative assessment of the prognostic value of bio-markers in traumatic brain injury reveals an independent role for serum levels of neurofilament light. *PLOS One* 2015 Jul 2; 10(7): e0132177.

28. Kobeissy F, Moshourab RA. Autoantibodies in CNS trauma and neuropsy-chiatric disorders: a new generation of biomarkers. In: Kobeissy FH, editor. *Brain Neurotrauma: Molecular, Neuropsychological, and Rehabilitation Aspects* (Boca

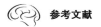

Raton, FL: CRC Press/Taylor & Francis, 2015). Chapter 29.

29. Pollak TA, Drndarski S, Stone JM, David AS, McGuire P, Abbott NJ. The bloodbrain barrier in psychosis. *Lancet Psychiatry* 2017 Aug 3. pii: S2215-0366(17)30293-6.

30. Lionetti E, Leonardi S, Franzonello C, Mancardi M, Ruggieri M, Catassi C. Gluten psychosis: confirmation of a new clinical entity. *Nutrients* 2015 Jul 8; 7(7): 5532-9.

31. Blyth BJ, Farahvar A, He H, Nayak A, Yang C, Shaw G, Bazarian JJ. Elevated serum ubiquitin carboxy-terminal hydrolase L1 is associated with abnormal blood-brain barrier function after traumatic brain injury. *Journal of Neurotrauma* 2011 Dec; 28(12): 2453-62.

32. Vojdani A. Brain-reactive antibodies in traumatic brain injury. *Functional Neurology, Rehabilitation, and Ergonomics* 2013; 3(2-3): 173-81.

33. Mercier E, Boutin A, Shemilt M et al. Predictive value of neuron-specific enolase for prognosis in patients with moderate or severe traumatic brain injury: a sys-tematic review and meta-analysis. *CMAJ Open* 2016 Jul 22; 4(3): E371-82.

34. Cascella NG, Santora D, Gregory P, Kelly DL, Fasano A, Eaton WW. Increased prevalence of transglutaminase 6 antibodies in sera from schizophrenia patients. *Schizophrenia Bulletin* 2013 Jul; 39(4): 867-71.

35. Baba H, Daune GC, Ilyas AA, Pestronk A, Cornblath DR, Chaudhry V, Griffin JW, Quarles RH. Anti-GM1 ganglioside antibodies with differing fine specific-ities in patients with multifocal motor neuropathy. *Journal of Neuroimmunology* 1989; 25: 143-50.

36. Jamieson GA, Maitland NJ, Wilcock GK, Yates CM, Itzhaki RF. Herpes simplex virus type 1 DNA is present in specific regions of brain from aged people with and without senile dementia of the Alzheimer type. *Journal of Pathology* 1992 Aug; 167(4): 365-8.

37. Berger T, Rubner P, Schautzer F, Egg R, Ulmer H, Mayringer I, Dilitz E, Deisenhammer F, Reindl M. Antimyelin antibodies as a predictor of clinically definite multiple sclerosis after a first demyelinating event. *New England Journal of Medicine* 2003 Jul 10; 349(2): 139-45.

38. Ashwood P, Van de Water J. Is autism an autoimmune disease? *Autoimmunity Reviews* 2004 Nov; 3(7-8): 557-62.

39. Gorgan JL, Kramer A, Nogai A, Dong L, Ohde M, Schneider-Mergener J, Kam-radt T. Cross-reactivity of myelin basic protein-specific T cells with multiple mi-crobial peptides: experimental autoimmune encephalomyelitis induction in TCR transgenic mice. *Journal of Immunology* 1999 Oct 1; 163(7): 3764-70.

40. Roy A, Hooper DC. Lethal silver-haired bat rabies virus infection can be prevented by opening the blood-brain barrier. *Journal of Virology* 2007 Aug; 81(15): 7993-8.

41. Vojdani A, Vojdani E, Cooper E. Antibodies to myelin basic protein, myelin oligodendrocytes peptides, alpha-beta-crystallin, lymphocyte activation and cy-tokine production in patients with multiple sclerosis. *Journal of Internal Medicine* 2003 Oct; 254(4): 363-74.

42. Gobbi G, Bouquet F, Greco L, Lambertini A, Tassinari CA, Ventura A, Zani-boni MG. Coeliac disease, epilepsy and cerebral calcifications. *Lancet* 1992 Aug 22; 340(8817): 439-43.

身体结构

1. Ormos G, Mehrishi JN, Bak á cs T. Reduction in high blood tumor necrosis factor-alpha levels after manipulative therapy in 2 cervicogenic headache patients. *Jour-nal of Manipulative and Physiological Therapeutics* 2009 Sep; 32(7): 586-91.

2. Kolberg C, Horst A, Moraes MS, Kolberg A, Bell ó -Klein A, Partata WA. Effect of high-velocity, low-amplitude treatment on superoxide dismutase and gluta-thione peroxidase activities in erythrocytes from men with neck pain. *Journal of Manipulative and Physiological Therapeutics* 2012 May; 35(4): 295-300.

3. Kolberg C, Horst A, Moraes MS, Duarte FC, Riffel AP, Scheid T, Kolberg A, Partata WA. Peripheral oxidative stress blood markers in patients with chronic back or neck pain treated with high-velocity, low-amplitude manipulation. *Jour-nal of Manipulative and Physiological Therapeutics* 2015 Feb; 38(2): 119-29.

4. Lambert GP, Schmidt A, Schwarzkopf K, Lanspa S. Effect of aspirin dose on gastrointestinal permeability. *International Journal of Sports Medicine* 2012 Jun;

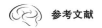

33(6): 421-5. doi: 10. 1055/s-0032-1301892. Epub 2012 Feb 29.

5. Bakhtadze MA, Vernon H, Karalkin AV, Pasha SP, Tomashevskiy IO, Soave D. Cerebral perfusion in patients with chronic neck and upper back pain: prelim-inary observations. *Journal of Manipulative and Physiological Therapeutics* 2012 Feb; 35(2): 76-85. doi: 10. 1016/j. jmpt. 2011. 12. 006. Epub 2012 Jan 16.

6. Browning JE. Mechanically induced pelvic pain and organic dysfunction in a pa-tient without low back pain. *Journal of Manipulative and Physiological Therapeutics* 1990 Sep; 13(7): 406-11.

7. Spielman LJ, Little JP, Klegeris A. Physical activity and exercise attenuate neu-roinflammation in neurological diseases. *Brain Research Bulletin* 2016; 125: 19-29.

8. Nijs J, Clark J, Malfliet A et al. In the spine or in the brain? Recent advances in pain neuroscience applied in the intervention for low back pain. *Clinical and Ex-perimental Rheumatology* 2017 Sep-Oct; 35 Suppl 107(5): 108-15. Epub 2017 Sep 29.

9. Grant LK, Cain SW, Chang AM, Saxena R, Czeisler CA, Anderson C. Impaired cognitive flexibility during sleep deprivation among carriers of the Brain Derived Neurotrophic Factor (BDNF) Val66Met allele. *Behavioural Brain Research* 2017 Sep 22. pii: S0166-4328(17)30807-0. doi: 10. 1016/j. bbr. 2017. 09. 025. [Epub ahead of print].

10. Grob D, Frauenfelder H, Mannion AF. The association between cervical spine curvature and neck pain. *European Spine Journal* 2007 May; 16(5): 669-78.

11. Gracia MC. Exposure to nicotine is probably a major cause of inflammatory diseases among non-smokers. *Medical Hypotheses* 2005; 65(2): 253-8.

12. Bakhtadze MA, Vernon H, Karalkin AV, Pasha SP, Tomashevskiy IO, Soave DJ. Cerebral perfusion in patients with chronic neck and upper back pain: pre-liminary observations. *Journal of Manipulative and Physiological Therapeutics* 2012 Feb; 35(2): 76-85.

13. Garc í a DV, Doorduin J, Willemsen AT, Dierckx RA, Otte A. Altered regional cerebral blood flow in chronic whiplash associated disorders. *EBioMedicine* 2016 Aug; 10: 249-57.

14. Linnman C, Appel L, Söderlund A, Frans O, Engler H, Furmark T, Gordh T,

Långström B, Fredrikson M. Chronic whiplash symptoms are related to altered regional cerebral blood flow in the resting state. *European Journal of Pain* 2009 Jan; 13(1): 65-70.

15. Colcombe S, Kramer AF. (2003) Fitness effects on the cognitive function of older adults: a meta-analytic study. *Psychological Science* 2003 Mar; 14(2): 125-30.

16. Weuve J, Kang JH, Manson JE, Breteler MM, Ware JH, Grodstein F. Physical activity, including walking, and cognitive function in older women. *JAMA* 2004 Sep 22; 292(12): 1454-61.

17. Heyn P, Abreu BC, Ottenbacher KJ. The effects of exercise training on elderly persons with cognitive impairment and dementia: a meta-analysis. *Archives of Physical Medicine and Rehabilitation* 2004 Oct; 85(10): 1694-704.

18. Larson EB, Wang L, Bowen JD, McCormick WC, Teri L, Crane P, Kukull W. Exercise is associated with reduced risk for incident dementia among persons 65 years of age and older. *Annals of Internal Medicine* 2006 Jan 17; 144(2): 73-81.

19. Podewils LJ, Guallar E, Kuller LH, Fried LP, Lopez OL, Carlson M, Lyketsos CG. Physical activity, APOE genotype, and dementia risk: findings from the Cardiovascular Health Cognition Study. *American Journal of Epidemiology* 2005 Apr 1; 161(7): 639-51.

20. Rovio S, Kareholt I, Helkala EL, Viitanen M, Winblad B, Tuomilehto J, Soininen H, Nissinen A, Kivipelto M. Leisure-time physical activity at midlife and the risk of dementia and Alzheimer's disease. *Lancet. Neurology* 2005 Nov; 4(11): 705-11.

21. Trejo JL, Carro E, Torres-Aleman I. Circulating insulin-like growth factor I mediates exercise-induced increases in the number of new neurons in the adult hippocampus. *Journal of Neuroscience* 2001 Mar 1; 21(5): 1628-34.

22. Sugai E, Pedreira SC, Smecuol EG, Vazquez H, Niveloni SI, Mazure R, Kogan Z, Maurino E, Bai JC. High titers of anti-bone autoantibody are associated with osteoporosis of patients with celiac disease. *Gastroenterology* 2000 Apr; 118(4, Pt 2).

心态的力量

1. National Academies of Sciences, Engineering, and Medicine; Health and Med-icine

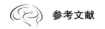

Division; Board on Health Sciences Policy; Forum on Neurosciences and Nervous System Disorders. Therapeutic Development in the Absence of Predic-tive Animal Models of Nervous System Disorders: Proceedings of a Workshop. Washington (DC): National Academies Press (US); 2017 Mar.

2. Sudo N. Role of microbiome in regulating the HPA axis and its relevance to allergy. *Chemical Immunology and Allergy* 2012; 98: 163-75. doi: 10. 1159/000336510. Epub 2012 Jun 26.

3. Booth C. The rod of Aesculapios: John Haygarth (1740-1827) and Perkins' metal-lic tractors. *Journal of Medical Biography* 2005 Aug; 13(3): 155-61. doi: 10. 1258/j. jmb. 2005. 04-01.

4. Wootton David. *Bad Medicine: Doctors Doing Harm Since Hippocrates* (Oxford University Press, 2006).

5. Yapko Michael D. *Trancework: An Introduction to the Practice of Clinical Hypnosis* (Routledge, 2012).

6. Kaptchuk TJ, Miller FG. Placebo effects in medicine. *New England Journal of Medicine* 2015; 373: 8-9.

7. Crum AJ, Langer EJ. Mind-set matters: exercise and the placebo effect. *Psychological Science* 2007; 18(2): 165-71.

8. Kirsch I, Deacon BJ, Huedo-Medina TB, Scoboria A, Moore TJ, Johnson BT. Initial severity and antidepressant benefits: a meta-analysis of data submitted to the Food and Drug Administration. *PLOS Medicine* 2008 Feb; 5(2): e45.

9. https: //www. health. harvard. edu/newsletter_article/what-are-the-real-risks-of-antidepressants.

10. Grossman P, Niemann L, Schmidt S, Walach H. Mindfulness-based stress reduction and health benefits. A meta-analysis. *Journal of Psychosomatic Research* 2004 Jul; 57(1): 35-43.

11. Rosenkranz MA, Davidson RJ, Maccoon DG, Sheridan JF, Kalin NH, Lutz A. A comparison of mindfulness-based stress reduction and an active control in modulation of neurogenic inflammation. *Brain, Behavior, and Immunity* 2013 Jan; 27(1): 174-84. doi: 10. 1016/j. bbi. 2012. 10. 013. Epub 2012 Oct 22.

12. Gerbarg PL, Jacob VE, Stevens L et al. The effect of breathing, movement, and meditation on psychological and physical symptoms and inflammatory bio-markers in inflammatory bowel disease: a randomized controlled trial. *Inflamma-tory Bowel Diseases* 2015 Dec; 21(12): 2886-96.

生物化学因素

1. Wang Y, Mao L-H, Jia E-Z et al. Relationship between diagonal earlobe creases and coronary artery disease as determined via angiography. *BMJ Open* 2016; 6(2): e008558.

2. Mercola J. 8 sickening facts about flame retardants. Mercola. com, articles. mercola. com/sites/articles/archive/2013/12/11/8-flame-retardant-facts. aspx.

3. Rittirsch D, Flierl MA, Nadeau BA, Day DE, Huber-Lang MS, Grailer JJ, Ze-toune FS, Andjelkovic AV, Fasano A, Ward PA. Zonulin as prehaptoglobin2 reg-ulates lung permeability and activates the complement system. *American Journal of Physiology. Lung Cellular and Molecular Physiology* 2013 Jun 15; 304(12): L863-72. doi: 10. 1152/ajplung. 00196. 2012. Epub 2013 Apr 5.

4. Calder ó n-Garcidueñas L, Vojdani A, Blaurock-Busch E et al. Air pollution and children: neural and tight junction antibodies and combustion metals, the role of barrier breakdown and brain immunity in neurodegeneration. *Journal of Alzhei-mer's Disease* 2015; 43(3): 1039-58. doi: 10. 3233/JAD-141365.

5. Hoffman JB, Hennig B. Protective influence of healthful nutrition on mecha-nisms of environmental pollutant toxicity and disease risks. *Annals of the New York Academy of Sciences* 2017 Jun; 1398(1): 99-107. doi: 10. 1111/nyas. 13365. Epub 2017 Jun 2.

6. Egner PA, Chen JG, Zarth AT et al. Rapid and sustainable detoxication of air-borne pollutants by broccoli sprout beverage: results of a randomized clinical trial in China. *Cancer Prevention Research* (Philadelphia, Pa.) 2014 Aug; 7(8): 813-23. doi: 10. 1158/1940-6207. CAPR-14-0103. Epub 2014 Jun 9.

7. Tong H, Rappold AG, Diaz-Sanchez D, Steck SE, Berntsen J, Cascio WE, Devlin RB, Samet JM. Omega-3 fatty acid supplementation appears to attenu-

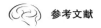
ate particulate air pollution-induced cardiac effects and lipid changes in healthy middle-aged adults. *Environmental Health Perspectives* 2012 Jul; 120(7): 952-7. doi: 10. 1289/ehp. 1104472. Epub 2012 Apr 19.

8. Zhong J, Karlsson O, Wang G et al. B vitamins attenuate the epigenetic effects of ambient fine particles in a pilot human intervention trial. *Proceedings of the National Academy of Sciences of the United States of America* 2017 Mar 28; 114(13): -3503-8.

9. Romieu I, Sienra-Monge JJ, Ram í rez-Aquilar M et al. Antioxidant supplementation and lung functions among children with asthma exposed to high levels of air pollutants. *American Journal of Respiratory and Critical Care Medicine* 2002 Sep 1; 166(5): 703-9.

10. Trayhurn P, Beattie JH. Physiological role of adipose tissue: white adipose tis-sue as an endocrine and secretory organ. *Proceedings of the Nutrition Society* 2001 Aug; 60(3): 329-39.

11. Costantini LC. Hypometabolism as a therapeutic target in Alzheimer's disease. *BMC Neuroscience* 2008 Dec 3; 9 Suppl 2: S16. doi: 10. 1186/1471-2202-9-S2-S16.

12. McCarty MF, DiNicolantonio JJ, O'Keefe JH. Ketosis may promote brain macroautophagy by activating Sirt1 and hypoxia-inducible factor-1. *Medical Hypoth-eses* 2015 Nov; 85(5): 631-9. doi: 10. 1016/j. mehy. 2015. 08. 002. Epub 2015 Aug 10.

13. Xu K, Ye L, Sharma K, Jin Y, Harrison MM, Caldwell T, Berthiaume JM, Luo Y, LaManna JC, Puchowicz MA. Diet-induced ketosis protects against focal cerebral ischemia in mouse. *Advances in Experimental Medicine and Biology* 2017; 977: 205-13.

14. VanItallie TB. Biomarkers, ketone bodies, and the prevention of Alzheimer's dis-ease. *Metabolism* 2015 Mar; 64(3 Suppl 1): S51-7. doi: 10. 1016/j. metabol. 2014. 10. 033. Epub 2014 Oct 30.

15. Henderson ST. Study of the ketogenic agent AC-1202 in mild to moderate Alzheimer's disease: a randomized, double-blind, placebo-controlled, multicenter trial. *Nutrition & Metabolism (London)* 2009 Aug 10; 6: 31. doi: 10. 1186/1743-7075-6-31.

16. USDA Economic Research Service. Recent trends in GE Adoption. http: //www. ers. usda. gov/data-products/adoption-of-genetically-engineered-crops-in-the-us/ recent-trends-in-ge-adoption. aspx.

17. Mesnage R, Clair E, Gress S, Then C, Sz é k á cs A, S é ralini GE. Cytotoxic- ity on human cells of cry1Ab and cry1Ac Bt insecticidal toxins alone or with aglyphosate-based herbicide. *Journal of Applied Toxicology* 2013 Jul; 33(7): 695-9.

18. Cattani D, de Liz Oliveira Cavalli VL, Heinz Rieg CE, Domingues JT, Dal-Cim T, Tasca CI, Mena Barreto Silva FR, Zamoner A. Mechanisms underlying the neurotoxicity induced by glyphosate-based herbicide in immature rat hippocam-pus: involvement of glutamate excitotoxicity. *Toxicology* 2014 Jun 5; 320: 34-45. doi: 10. 1016/j. tox. 2014. 03. 001. Epub 2014 Mar 15.

19. Hugel HM. Brain food for Alzheimer-free ageing: focus on herbal medicines. *Advances in Experimental Medicine and Biology* 2015; 863: 95-116.

20. Subash S, Essa MM, Braidy N, Awlad-Thani K, Vaishnav R, Al-Adawi S, Al-Asmi A, Guillemin GJ. Diet rich in date palm fruits improves memory, learn-ing and reduces beta amyloid in transgenic mouse model of Alzheimer's disease. *Journal of Ayurveda and Integrative Medicine* 2015; 6: 111-20.

21. https: //www. ewg. org/foodnews/?gclid=Cj0KCQjwvabPBRD5ARIsAIwFX Bl QuUBwIFRWJcMMNdGsamiRR9BfY0lI0mS-m-nccnR6KEd0yWFSiKsa Al2uEALw_wcB#. Wenm0rpFxtQ.

22. Vidart d'Egurbide Bagazgoïtia N, Bailey HD, Orsi L et al. Maternal residential pesticide use during pregnancy and risk of malignant childhood brain tumors: a pooled analysis of the ESCALE and ESTELLE studies (SFCE). *International Journal of Cancer* 2017 Sep 26. doi: 10. 1002/ijc. 31073. [Epub ahead of print.]

23. Zacharasiewicz A. Maternal smoking in pregnancy and its influence on childhood asthma. *ERJ Open Research* 2016 Jul 29; 2(3). pii: 00042-2016. eCollection 2016 Jul.

24. Svanes C, Koplin J, Skulstad SM et al. Father's environment before conception and asthma risk in his children: a multi-generation analysis of the Respiratory Health in Northern Europe study. *International Journal of Epidemiology* 2017 Feb 1; 46(1): 235-45. doi: 10. 1093/ije/dyw151.

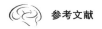
25. Pizzorno J. *The Toxin Solution: How Hidden Poisons in the Air, Water, Food, and Products We Use Are Destroying Our Health—And What We Can Do to Fix It* (HarperCollins, 2017).

26. Bergamo P, Maurano F, D'Arienzo R, David C, Rossi M. Association between activation of phase 2 enzymes and down-regulation of dendritic cell maturation by c9, t11-conjugated linoleic acid. *Immunology Letters* 2008 May 15; 117(2): 181-90.

27. Bassaganya-Riera J, Hontecillas R, Horne WT, Sandridge M, Herfarth HH, Bloomfeld R, Isaacs KL. Conjugated linoleic acid modulates immune responses in patients with mild to moderately active Crohn's disease. *Clinical Nutrition* 2012 Oct; 31(5): 721-7.

28. Gaullier JM, Halse J, Høye K, Kristiansen K, Fagertun H, Vik H, Gudmundsen O. Conjugated linoleic acid supplementation for 1 y reduces body fat mass in healthy overweight humans. *American Journal of Clinical Nutrition* 2004 Jun; 79(6): 1118-25.

29. Kvalem HE, Knutsen HK, Thomsen C et al. Role of dietary patterns for dioxin and PCB exposure. *Molecular Nutrition & Food Research* 2009 Nov; 53(11): 1438-51.

30. Patandin S, Dagnelie PC, Mulder PG, Op de Coul E, van der Veen JE, Weisglas-Kuperus N, Sauer PJ. Dietary exposure to polychlorinated biphe-nyls and dioxins from infancy until adulthood: a comparison between breast-feeding, toddler, and long-term exposure. *Environmental Health Perspectives* 1999 Jan; 107(1): 45-51.

31. Caspersen IH, Aase H, Biele G et al. The influence of maternal dietary expo-sure to dioxins and PCBs during pregnancy on ADHD symptoms and cogni-tive functions in Norwegian preschool children. *Environment International* 2016 Sep; 94: 649-60.

32. Caspersen IH, Haugen M, Schjølberg S, Vejrup K, Knutsen HK, Brantsæter AL, Meltzer HM, Alexander J, Magnus P, Kvalem HE. Maternal dietary exposure to dioxins and polychlorinated biphenyls (PCBs) is associated with language delay in 3 year old Norwegian children. *Environment International* 2016 May; 91: 180-7.

33. Hites RA, Foran JA, Carpenter DO, Hamilton MC, Knuth BA, Schwager SJ. Global assessment of organic contaminants in farmed salmon. *Science* 2004 Jan 9; 303(5655): 226-9.

34. Seierstad SL, Seljieflot I, Johansen O, Hansen R, Haugen M, Rosenlund G, Frøyland L, Arnesen H. Dietary intake of differently fed salmon: the influence on markers of human atherosclerosis. *European Journal of Clinical Investigation* 2005 Jan; 35(1): 52-9.

35. Foran JA, Good DH, Carpenter DO, Hamilton MC, Knuth BA, Schwager SJ. Quantitative analysis of the benefits and risks of consuming farmed and wild salmon. *Journal of Nutrition* 2005 Nov; 135(11): 2639-43.

36. National Resources Defense Council. The Smart Seafood Buying Guide. Au-gust 25, 2015,https: //www. nrdc. org/stories/smart-seafood-buying-guide.

37. Fernando WM, Martins IJ, Goozee KG, Brennan CS, Jayasena V, Martins RN. The role of dietary coconut for the prevention and treatment of Alzheimer's disease: potential mechanisms of action. *British Journal of Nutrition* 2015 Jul 14; 114(1): 1-14.

38. Jin JS, Touyama M, Hisada T, Benno Y. Effects of green tea consumption on human fecal microbiota with special reference to *Bifidobacterium* species. *Micro-biology and Immunology* 2012 Nov; 56(11): 729-39.

39. Walker AW, Ince J, Duncan SH et al. Dominant and diet-responsive groups of bacteria within the human colonic microbiota. *ISME Journal* 2011 Feb; 5(2): 220-30.

40. Thompson T. Gluten contamination of commercial oat products in the United States. *New England Journal of Medicine* 2004 Nov 4; 351(19): 2021-2.

41. Sharma GM, Pereira M, Williams KM. Gluten detection in foods available in the United States—a market survey. *Food Chemistry* 2015 Feb 15; 169: 120-6. [Epub 2014 Aug 5.]

42. Bellioni-Businco B, Paganelli R, Lucenti P, Giampietro PG, Perborn H, Businco L. Allergenicity of goat's milk in children with cow's milk allergy. *Jour-nal of Allergy and Clinical Immunology* 1999 Jun; 103(6): 1191-4.

43. Jenkins J, Breiteneder H, Mills EN. Evolutionary distance from human homo-logs reflects allergenicity of animal food proteins. *Journal of Allergy and Clinical Immunology* 2007 Dec; 120(6): 1399-405.

44. Restani P, Gaiaschi A, Plebani A, Beretta B, Cavagni G, Fiocchi A, Poiesi C, Ve-

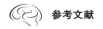
lon à T, Ugazio AG, Galli CL. Cross-reactivity between milk proteins from different animal species. *Clinical and Experimental Allergy* 1999 Jul; 29(7): 997-1004.

45. Suutari TJ, Valkonen KH, Karttunen TJ, Ehn BM, Ekstrand B, Bengtsson U, Virtanen V, Nieminen M, Kokkonen J. IgE cross reactivity between reindeer and bovine milk beta-lactoglobulins in cow's milk allergic patients. *Journal of Investigational Allergology and Clinical Immunology* 2006; 16(5): 296-302.

46. Iacono G, Carroccio A, Cavataio F, Montalto G, Soresi M, Balsamo V. Use of ass' milk in multiple food allergy. *Journal of Pediatric Gastroenterology and Nutrition* 1992 Feb; 14(2): 177-81.

47. Vojdani A, Vojdani C. Immune reactivities against gums. *Alternative Therapies in Health and Medicine* 2015; 21 Suppl 1: 64-72.

48. Moneret-Vautrin DA, Morisset M, Flabbee J, Beaudouin E, Kanny G. Epidemiology of life-threatening and lethal anaphylaxis: a review. *Allergy* 2005 Apr; 60(4): 443-51.

49. Finkel AV, Yerry JA, Mann JD. Dietary considerations in migraine management: does a consistent diet improve migraine? *Current Pain and Headache Reports* 2013 Nov; 17(11): 373. doi: 10. 1007/s11916-013-0373-4.

50. Popkin BM, Hawkes C. The sweetening of the global diet, particularly beverages: patterns, trends, and policy responses. *Lancet Diabetes and Endocrinology* 2016 Feb; 4(2): 174-86.

51. USDA. Profiling Food Consumption in America, http: //www. usda. gov/factbook/chapter2. pdf.

52. Singh A, Lal UR, Mukhtar HM, Singh PS, Shah G, Dhawan RK. Phytochem-ical profile of sugarcane and its potential health aspects. *Pharmacognosy Reviews* 2015 Jan-Jun; 9(17): 45-54.

53. Bokulich NA, Blaser MJ. A bitter aftertaste: unintended effects of artificial sweeteners on the gut microbiome. *Cell Metabolism* 2014 Nov 4; 20(5): 701-3.

54. James J, Thomas P, Cavan D, Kerr D. Preventing childhood obesity by reduc-ing consumption of carbonated drinks: cluster randomised controlled trial. *BMJ* 2004

May 22; 328(7450): 1237. doi: 10. 1136/bmj. 38077. 458438. EE.

55. Purohit V, Bode JC, Bode C et al. Alcohol, intestinal bacterial growth, intestinal permeability to endotoxin, and medical consequences: summary of a symposium. *Alcohol* 2008 Aug; 42(5): 349-61.

56. The Harvard Mahoney Neuroscience Institute Newsletter, 2017, Sugar and the Brain, On the Brain, http: //neuro. hms. harvard. edu/harvard-mahoney-neuro science-institute/brain-newsletter/and-brain-series/sugar-and-brain, accessed 2017 Oct 12.

57. Kaushik M, Reddy P, Sharma R, Udameshi P, Mehra N, Marwaha A. The ef-fect of coconut oil pulling on *Streptococcus mutans* count in saliva in comparison with chlorhexidine mouthwash. *Journal of Contemporary Dental Practice* 2016 Jan 1; 17(1): 38-41.

58. Ogbolu DO, Oni AA, Daini OA, Oloko AP. In vitro antimicrobial properties of coconut oil on Candida species in Ibadan, Nigeria. *Journal of Medicinal Food* 2007 Jun; 10(2): 384-7.

59. Bieschke J, Russ J, Friedrich RP, Ehrnhoefer DE, Wobst H, Neugebauer K, Wanker EE. EGCG remodels mature alpha-synuclein and amyloid-beta fibrils and reduces cellular toxicity. *Proceedings of the National Academy of Sciences of the United States of America* 2010 Apr 27; 107(17): 7710-5.

60. Ehrnhoefer DE, Bieschke J, Boeddrich A, Herbst M, Masino L, Lurz R, Enge-mann S, Pastore A, Wanker EE. EGCG redirects amyloidogenic polypeptides into unstructured, off-pathway oligomers. *Nature Structural & Molecular Biology* 2008 Jun; 15(6): 558-66.

61. Grelle G, Otto A, Lorenz M, Frank RF, Wanker EE, Bieschke J. Black tea theaflavins inhibit formation of toxic amyloid-beta and alpha-synuclein fibrils. *Biochemistry* 2011 Dec 13; 50(49): 10624-36.

62. Bastianetto S, Yao ZX, Papadopoulos V, Quirion R. Neuroprotective effects of green and black teas and their catechin gallate esters against beta-amyloid-induced toxicity. *European Journal of Neuroscience* 2006 Jan; 23(1): 55-64.

63. Panossian A. Understanding adaptogenic activity: specificity of the pharmaco-

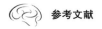
logical action of adaptogens and other phytochemicals. *Annals of the New York Academy of Sciences* 2017 Aug; 1401(1): 49-64. Epub 2017 Jun 22.

64. Kongkeaw C, Dilokthornsakul P, Thanarangsarit P, Limpeanchob N, Norman Scholfield C. Meta-analysis of randomized controlled trials on cognitive effects of *Bacopa monnieri* extract. *Journal of Ethnopharmacology* 2014; 151(1): 528-35.

65. Calabrese C. Effects of a standardized *Bacopa monnieri* extract on cognitive performance, anxiety, and depression in the elderly: a randomized, double-blind, placebo-controlled trial. *Journal of Alternative and Complementary Medicine* 2008 Jul; 14(6): 707-13. doi: 10. 1089/acm. 2008. 0018.

66. Hota SK, Barhwal K, Baitharu I, Prasad D, Singh SB, Ilavazhagan G. *Bacopa monniera* leaf extract ameliorates hypobaric hypoxia induced spatial memory impairment. *Neurobiology of Disease* 2009 Apr; 34(1): 23-39.

67. Zhou Y, Qu ZQ, Zeng YS, Lin YK, Li Y, Chung P, Wong R, Hägg U. Neu-roprotective effect of preadministration with *Ganoderma lucidum* spore on rat hippocampus. *Experimental and Toxicologic Pathology* 2012 Nov; 64(7-8): 673-80.

68. Choudhary D, Bhattacharyya S, Bose S. Efficacy and safety of ashwagandha (*Withania somnifera* (L.) Dunal) root extract in improving memory and cognitive functions. *Journal of Dietary Supplements* 2017 Nov 2; 14(6): 599-612.

69. Manchanda S, Kaur G. *Withania somnifera* leaf alleviates cognitive dysfunction by enhancing hippocampal plasticity in high fat diet induced obesity model. *BMC Complementary and Alternative Medicine* 2017 Mar 3; 17(1): 136.

70. Jamshidi N, Cohen MM. The clinical efficacy and safety of tulsi in humans: a systematic review of the literature. *Evidence-Based Complementary and Alternative Medicine* 2017; 2017: 9217567.

71. Gohil KJ, Patel JA, Gajjar AK. Pharmacological review on *Centella asiatica:* a poten-tial herbal cure-all. *Indian Journal of Pharmaceutical Sciences* 2010 Sep; 72(5): 546-56.

72. Heo HJ, Kim DO, Choi SJ, Shin DH, Lee CY. Potent inhibitory effect of fla-vonoids in *Scutellaria baicalensis* on amyloid-beta-protein-induced neurotoxicity. *Journal of Agricultural and Food Chemistry* 2004 Jun 30; 52(13): 4128-32.

大脑修复食谱

1. https://www.ncbi.nlm.nih.gov/pubmed/21110905.

2. Ibid.

3. https://www.ncbi.nlm.nih.gov/pubmed/23748211.

4. https://academic.oup.com/nutritionreviews/article-abstract/72/9/605/1860232.

5. https://www.ncbi.nlm.nih.gov/pubmed/19685255.

6. https://www.ncbi.nlm.nih.gov/pmc/articles/PMC2782876/.

7. https://www.ncbi.nlm.nih.gov/pubmed/29263222.

8. https://academic.oup.com/jn/article/136/3/810S/4664377.

9. https://www.ncbi.nlm.nih.gov/pmc/articles/PMC5071963/.

10. https://www.ncbi.nlm.nih.gov/pubmed/28098514.

11. https://www.ncbi.nlm.nih.gov/pmc/articles/PMC1702408/.

12. https://www.ncbi.nlm.nih.gov/pubmed/15534434.

13. https://www.sciencedirect.com/science/article/pii/S0278691509005912?via%3Dihub.

14. https://www.hindawi.com/journals/ecam/2013/946298/.

15. https://link.springer.com/chapter/10.1007/978-3-319-28383-8_12.

16. Ibid.

17. https://www.ncbi.nlm.nih.gov/pubmed/?term=honey+brain+health+benefits.

18. http://onlinelibrary.wiley.com/doi/10.1111/j1541-4337.2008.00047.x/full.

19. https://www.sciencedirect.com/science/article/pii/S0273230003001004.

20. https://www.ncbi.nlm.nih.gov/pubmed/26092628.

21. https://www.ncbi.nlm.nih.gov/pubmed/20443063.

22. https://pdfs.semanticscholar.org/1044/1b1f37d7329ad57eed745fcd91fe14b76fae.pdf.

23. https://www.ncbi.nlm.nih.gov/pubmed/29263222.

24. http://onlinelibrary.wiley.com/doi/10.1111/1750-3841.12434/full.

25. https://www.ncbi.nlm.nih.gov/pubmed/29263222.

26. https://www.ncbi.nlm.nih.gov/pubmed/19685255.

27. https://benthamopen.com/contents/pdf/TOOBESJ/TOOBESJ-2-101.pdf.

28. https://pdfs.semanticscholar.org/1044/1b1f37d7329ad57eed745fcd91fe14b76fae.pdf.

29. https://www.ncbi.nlm.nih.gov/pubmed/25553449.

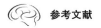
30. https://www.ncbi.nlm.nih.gov/pmc/articles/PMC4375225/.

31. https://www.hindawi.com/journals/ecam/2012/193496/abs/.

电磁场暴露的危害

1. Morris ZS, Wooding S, Grant J. The answer is 17 years, what is the question: understanding time lags in translational research. *Journal of the Royal Society of Medicine* 2011 Dec; 104(12): 510-20.

2. Wertheimer N, Leeper E. Electrical wiring configurations and childhood cancer. *American Journal of Epidemiology* 1979 Mar; 109(3): 273-84.

3. Wertheimer N, Leeper E. Adult cancer related to electrical wires near the home. *International Journal of Epidemiology* 1982 Dec; 11(4): 345-55.

4. Vena JE, Graham S, Hellmann R, Swanson M, Brasure J. Use of electric blankets and risk of postmenopausal breast cancer. *American Journal of Epidemiology* 1991 Jul 15; 134(2): 180-5.

5. Gundestrup M, Storm HH. Radiation-induced acute myeloid leukemia and other cancers in commercial jet cockpit crew: a population-based cohort study. *Lancet* 1999 Dec 11; 354(9195): 2029-31.

6. Djordjevic NZ, Paunović MG, Peulić AS. Anxiety-like behavioural effects of extremely low-frequency electromagnetic field in rats. *Environmental Science and Pollution Research International* 2017 Sep; 24(27): 21693-9.

7. Sage C, Burgio E. Electromagnetic fields, pulsed radiofrequency radiation, and epigenetics: how wireless technologies may affect childhood development. *Child Development* 2017 May 15. [Epub ahead of print.]

8. Belyaev I, Dean A, Eger H et al. EUROPAEM EMF Guideline 2016 for the prevention, diagnosis and treatment of EMF-related health problems and ill-nesses. *Reviews on Environmental Health* 2016 Sep 1; 31(3): 363-97.

9. Schoeni A, Roser K, Bürgi A, Röösli M. Symptoms in Swiss adolescents in relation to exposure from fixed site transmitters: a prospective cohort study. *Environmental Health* 2016 Jul 16; 15(1): 77.

10. Mohammadianinejad SE, Babaei M, Nazari P. The effects of exposure to low-

frequency electromagnetic fields in the treatment of migraine headache: a cohort study. *Electronic Physician* 2016 Dec 25; 8(12): 3445-9.

11. Heuser G, Heuser SA. Functional brain MRI in patients complaining of electro hypersensitivity after long-term exposure to electromagnetic fields. *Reviews on Environmental Health* 2017 Sep 26; 32(3): 291-9.

12. Pall ML. Microwave frequency electromagnetic fields (EMFs) produce wide-spread neuropsychiatric effects, including depression. *Journal of Chemical Neuro-anatomy* 2016 Sep; 75(Pt B): 43-51.

13. Gobba F. Subjective non-specific symptoms related with electromagnetic fields: description of 2 cases. *Epidemiologia e Prevenzione* 2002 Jul-Aug; 26(4): 171-5.

14. Danker-Hopfe H, Dorn H, Bolz T, Peter A, Hansen ML, Eggert T, Sauter C. Effects of mobile phone exposure (GSM 900 and WCDMA/UMTS) on poly-somnography based sleep quality: An intra-and inter-individual perspective. *En-vironmental Research* 2016 Feb; 145: 50-60.

15. Havas M. Radiation from wireless technology affects the blood, the heart, and the autonomic nervous system. *Reviews on Environmental Health* 2013; 28(2-3): 75-84. doi: 10. 1515/reveh-2013-0004.

16. Johansson O. Disturbance of the immune system by electromagnetic fields: a potentially underlying cause for cellular damage and tissue repair reduction which could lead to disease and impairment. *Pathophysiology* 2009 Aug; 16(2-3): 157-77.

17. Havas M. Dirty electricity elevates blood sugar among electrically sensitive diabetics and may explain brittle diabetes. *Electromagnetic Biology and Medicine* 2008; 27(2): 135-46.

18. Havas M. Electromagnetic hypersensitivity: biological effects of dirty electricity with emphasis on diabetes and multiple sclerosis. *Electromagnetic Biology and Medicine* 2006; 25(4): 259-68.

19. De Iuliis GN, Newey RJ, King BV, Aitken RJ. Mobile phone radiation induces reactive oxygen species production and DNA damage in human spermatozoa in vitro. *PLOS One* 2009 Jul 31; 4(7): e6446.

20. The Independent September 21, 2008: EMF & Health: A Global Issue. Septem-ber

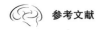

8-9, 2008, The Royal Society of London.

21. Gupta M, Khanna R, Rhangra K. Penetration of cell phone and cell tower radiation in human body: a comprehensive study. *International Journal of Recent Trends in Engineering & Research* 2017 Jul 1; 3(7).

22. Roggeveen S, van Os J, Viechtbauer W, Lousberg R. EEG changes due to experimentally induced 3G mobile phone radiation. *PLOS One* 2015 Jun 8; 10(6): e0129496.

23. Tas M, Dasdag S, Akdag MZ, Cirit U, Yegin K, Seker U, Ozmen MF, Eren LB. Long-term effects of 900 MHz radiofrequency radiation emitted from mobile phone on testicular tissue and epididymal semen quality. *Electromagnetic Biology and Medicine* 2014 Sep; 33(3): 216-22.

24. Kesari KK, Siddiqui MH, Meena R, Verma HN, Kumar S. Cell phone radiation exposure on brain and associated biological systems. *Indian Journal of Experimental Biology* 2013 Mar; 51(3): 187-200.

25. Khurana VG, Teo C, Kundi M, Hardell L, Carlberg M. Cell phones and brain tumors: a review including the long-term epidemiologic data. *Surgical Neurology* 2009 Sep; 72(3): 205-14.

26. Khurana VG, Hardell L, Everaert J, Bortkiewicz A, Carlberg M, Ahonen M. Epidemiological evidence for a health risk from mobile phone base stations. *International Journal of Occupational and Environmental Health* 2010 Jul-Sep; 16(3): 263-7.

致谢

随着我对功能医学研究和实践的日渐深入，我逐渐明白自己读过的绝大多数文献其实是为了一群极其特殊的受众——科研人员而写，而且他们并未研修过英语专业。但如果没有这些研究，本书以及我为恢复大脑健康提出的实践方案便失去了理论基础。

我很庆幸自己拥有一个出色的出版团队。感谢罗代尔出版社的编辑玛丽莎·维吉兰特（Marisa Vigilant）及其助手丹妮尔·柯蒂斯（Danielle Curtis），本书的成功出版离不开他们的付出。感谢企鹅兰登集团的阿里斯·戴蒙德（Alyse Diamond），是他主管并最终完成了该项目。感谢我的两位经纪人塞莱斯特·法恩（Celeste Fine）和约翰·马斯（John Maas）能够将本书托付给这样的专业人士，我很放心。

感谢帕梅拉·利夫兰德（Pamela Liflander），她提供的强大编辑支持仿佛为我的思想插上了翅膀。帕梅拉总是不厌其烦地为我组织语言，随时与我电话沟通，将我断断续续诉说的"古怪"想法转化为流畅的思路。如果没有她的妙笔生花，本书中的知识便不可能清晰呈现。

最重要的是，我必须对我美丽的妻子马尔齐（Marzi）道一声感谢。在我写书的两年时间里，无论我带着何种情绪，她都不厌其烦地听我倾诉。感谢马尔齐容忍我在度蜜月期间阅读上百篇有关血脑屏障的研究论文。

最后，我要感谢亲爱的读者们。感谢你们购买并阅读本书。祈愿你们彻底消除脑部疾患，重塑一个充满活力的大脑，愿健康与幸福萦绕每一个人。